董氏奇穴医案整理

王 敏 主编

U0198479

辽宁科学技术出版社

·沈阳·

图书在版编目（CIP）数据

董氏奇穴医案整理 ／ 王敏主编 . — 沈阳 ：辽宁科学技术出版社，2020.5（2024.7 重印）
ISBN 978-7-5591-1222-4

Ⅰ．①董… Ⅱ．①王… Ⅲ．①奇穴-穴位疗法-医案-汇编-中国 Ⅳ．① R224.2

中国版本图书馆 CIP 数据核字 (2019) 第 127730 号

出版发行：辽宁科学技术出版社
　　　　　（地址：沈阳市和平区十一纬路 25 号 邮编：110003）
印 刷 者：辽宁新华印务有限公司
经 销 者：各地新华书店
幅面尺寸：170mm×240mm
印　　张：22.25
插　　页：2
字　　数：460 千字
出版时间：2020 年 5 月第 1 版
印刷时间：2024 年 7 月第 3 次印刷
责任编辑：寿亚荷
封面设计：刘冰宇
版式设计：袁　舒
责任校对：徐　跃
书　　号：ISBN 978-7-5591-1222-4
定　　价：90.00 元

邮购热线：024-23284370　13904057705
编辑电话：024-23284502
E-mail：1114102913@qq.com

编 委 会

作者简介

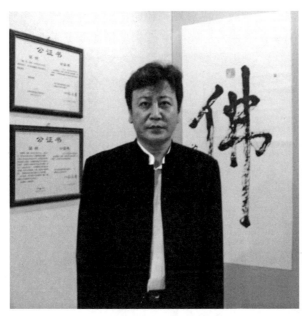

效华佗之行，仿观音之道，精研医术针法，悬壶济世，乃吾平生之夙愿。

王敏，世界中医药联合会A级针灸医师，中国健康促进协会健康教育专家，"5维全息疗法"研发人，中国养生保健专家委员会首席专家，世界中医药协会传承导师，"董氏奇穴弘扬人""中华百业功勋人物"，世界针灸学会联合会北京国际医药卫生研究院客座教授。王敏祖籍河北省定州市，1969年出生于内蒙古赤峰市元宝山区，自幼随家族学医，从医近30年，先后在赤峰市医药集团医院、辽宁省朝阳市中医院骨伤科、前列腺科、针灸科，朝阳县中医院中医科，北京玉林中医院针灸科，北京维多利亚医院中医疑难病科做中医临床工作。曾多次受邀到泰国、韩国、新加坡、瑞典、俄罗斯等国家行医。发明的"5维全息疗法"于2007年8月被"全国健康产业工作委员会""医药养生康复专业委员会"认证为"继承创新优秀项目成果"，同时被授予"中华名医"及"中华名针"荣誉称号，并且被该委员会聘为终生客座教授。

2009年，在韩国举办的国际医学博览会上，"5维全息疗法"被评为高新医疗技术并获金奖，研发人也因此被韩国国际医学会聘为终生客座教授。2009年12月19日，王敏入编中国国家人才网专业人才库。2010年1月16日，王敏被中国医疗保健国际交流促进会中老年保健专业委员会授予"中医特技人才"荣誉称号。2010年1月,"5维全息疗法"被中国中医药发展论坛授予"中医特色疗法"称号。2010年12月18日,王敏入编《中国当代名医名院珍集》。2012年8月,王敏被中医药发展论坛授予"中医药事业发展特殊贡献奖"。2015年11月,王敏被中国科技创新与战略发展研究中心授予"中华名医名针"荣誉称号,并享受该中心"终生特殊贡献奖"。2018年7月,王敏被世界中医药协会国际名中医专家委员会授予"传承导师"荣誉称号。2019年12月,王敏被中国养生保健专家委员会授予"首席专家"荣誉称号。

王敏现运用"5维全息疗法"治疗失眠、脑血栓后遗症、偏瘫、脑瘫、截瘫、单肢瘫、面瘫、面肌痉挛、面瘫后遗症、糖尿病、颈椎病、腰椎病、腰椎间盘脱出症、肩周炎、风湿性关节炎、各类疑难杂症及各种软组织损伤引起的痛证10 000余例,治愈率达90%以上;治疗前列腺炎、前列腺增生、前列腺肥大等泌尿系统疾病10 000余例,治愈率达90%以上。

自2011年起,王敏先后撰写了《董氏奇穴精要整理》《董氏奇穴精要整理挂图》《便携式董氏奇穴、经穴对照挂图》《中华董氏奇穴临床整理》《董氏奇穴按摩刮痧法》《中国针术:董氏奇穴秘要整理》等专著。

书赠：王敏医师

继承传统文化

弘扬外治疗法

中国针灸学会

会长：李维衡

二〇〇八年元月十一日

整理董氏針灸
发展针灸事业

世針联 沈志祥
二〇一六十一月二日

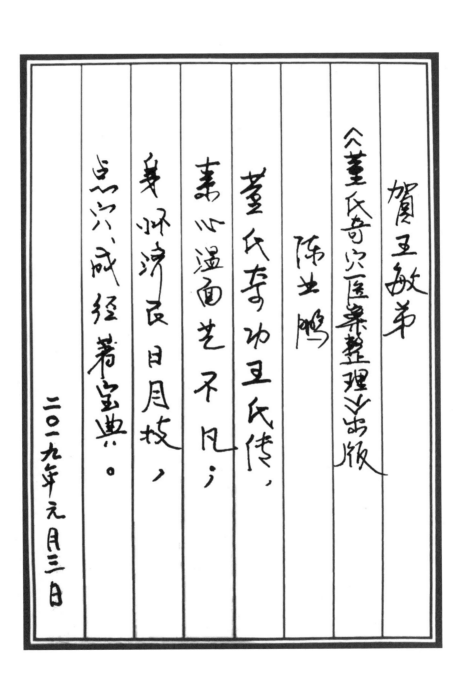

贺王敏弟

《董氏奇穴医案整理》出版

陈业鹏

董氏夺功王氏传，

素心温面艺不凡；

争怀济民日月枝，

点穴、成经著宝典。

二〇一九年元月三日

序
岐黄仁术越千载，董氏奇穴精髓传

"中华名医名针"王敏的针灸学著作《董氏奇穴精要整理》《董氏奇穴精要整理挂图》《中华董氏奇穴临床整理》《董氏奇穴速查手册》《经穴与董氏奇穴对照挂图》《董氏奇穴按摩刮痧法》，是2011年以来陆续出版的一系列弘扬中华优秀文化遗产的力作，可喜可贺。

王敏执业中医多年，从内蒙古走出，先后在辽宁、北京从事中医针灸临床和研究。"效华佗之行，仿观音之道；精研医术针法，悬壶济世，乃吾平生之夙愿。"王敏的这种职业理想，使得他倾尽毕生精力用其高超的医术治病救人，解除患痛，还万众以健康。

在长期的临床治疗工作中，王敏以白求恩精神鞭策自己，努力做一个医术高明、医德高尚的人，把全心全意为患者服务视为天职。他在名医冯丽华教授、史玉林教授的全力配合下，研发了"5维全息疗法"。这个辨证施治疗法依据全息理论，结合针灸疗法、火龙疗法、皮下给药疗法、刮痧疗法、子午流注疗法，对患者进行多维全方位的综合调理补益，从而激活细胞活性、调节神经、调节内脏、调节平衡、舒通经络、活血化瘀、祛腐生新，增强细胞的分化增殖，修复增强机体免疫系统，恢复机体健康。它的显著特点是弥补了传统单一疗法的治标而治本不足的缺陷，不仅注重近期效果，更加注重远期疗效，给广大患者带来福音。

继承和创新是中医科学发展的主题。王敏的"5维全息疗法"被全国健康委员会和医药养生康复专业委员会认证为"继承创新优秀项目成果"，王敏也被授予"中华名医"及"中华名针"荣誉称号。

《董氏奇穴医案整理》荟萃了王敏近年来在临床实践中总结的各类常见病和疑难杂症的病例分析，诊断精到，施治科学，效果明显。该书是一部交流探讨用针灸术解除患痛的好教材，也是传承光大针灸术这一中华优秀文化遗产的鼎新典章。

董氏奇穴针灸学是董公景昌先生创立的独具特色的针灸体系，内容博大精深，包含针法甚广，诸如耳针、头皮针、手针、倒马针、放血疗法等。内容不但丰富并异于传统，且治法简便而疗效显著，殊为针灸学者所推崇。王敏秉承这一奇特针法用以临床，并不断加以创新，取得新的成果。《董氏奇穴医案整理》就是这一研究成果的集成，他把针灸术这一具有民族文化与地域特征的宝贵医学遗产发扬光大，其功不仅造福当代，而且必将福荫未来。

针灸是在中国特定的自然与社会环境中生长起来的科学文化知识，蕴含着中华民族特有的精神、思维和文化精华，涵纳着历代医学工作者大量的临床观察、实践探索，凝聚着中华民族强大的生命力与创造力。在中华传统医学中，针灸是一种"内病外治"的医术，早在《黄帝内经》中就有记载，其医治功效尤为神奇。它是传遍西方的中国文化精粹，也是中国真正对西方科学技术产生影响的一个领域。作为中华民族智慧的结晶，它也被视为全人类文明的瑰宝。早在16世纪，中国针灸术就被介绍到欧洲，如今，已有140多个国家和地区开展了针灸医疗，针灸成为世界医疗体系中的一部分。2006年5月20日，经国务院批准针灸被列入第一批国家级非物质文化遗产名录。2010年11月16日，中医针灸被列入《人类非物质文化遗产代表作名录》。

中医运用四诊八纲诊断和归纳分析、辨别疾病，整体观念和辨证施治是中医的精髓，其中深奥的哲学思想与源远流长的中华传统文化主体一脉相承。王敏深得其中奥妙，并运用董氏奇穴针灸疗法加以施治，为提高全民健康水平做出一个白衣天使应有的贡献，的确值得称道。他正值人生壮年，经验和精力都成为他继续在攀登医学高峰的漫漫征程上的强大能量储备。我由衷祝愿王敏医师在针灸医学的临床和研究上不断探索求新，在为广大患者解除病痛的同时，也为中医医学宝库创作出新的传世之作。

我对中医不甚了了，承蒙王敏先生不弃浅陋，嘱以为新作说点儿话，也就感怀抖笔涂抹以上，是为序。

中华人民共和国公安部警卫局 李书琪

2015年仲夏于北京

编 委 语 一

　　我，出生于湖南益阳，2017年毕业于湖南中医药大学。大伯是村里有名的乡村医生，小时候去串门，经常能看见他给人治病，有时是左邻右舍，有时是开着车远道而来的人。每次看着那些人满面愁容而来，最后都喜笑颜开而走，我深受触动。直到后来母亲经历一场大病，我更是深刻体会到了生命的珍贵和那些病人家属的急切心理，而这也坚定了我选择医学道路的初衷。当我迈进湖南中医药大学的校门时，我知道，我的医学生涯才刚刚拉开帷幕。大学五年，我丝毫不敢怠惰，因为我知道，此时若马虎，日后可能会给一个家庭带来无法磨灭的伤痛。因缘际会，在一次暑假见习中，我的带教老师向我推荐了《董氏奇穴精要整理》一书，阅完全书，感叹于董氏奇穴运用于临床的见效之速，心中暗叹：此乃真名师矣！临毕业之际，我深感自身临床的缺乏，遂大着胆子联系了作者——也就是我现在的师父王敏医生。师父为人和善，有着北方人典型的豪爽性格，同时又具备着医者的细腻敏感。我自2018年9月跟随师父临床学习，切身领略到了师父的精湛医术。那些我们头脑中形成的中医急症无可施、重症无可施、外伤无可施的传统观念在这儿都被一一打破。师父曾说，中医是一门很高深的学问，当你迈进这个门槛时你必须知道，你要成为的已不再是一名单纯的医生，而是于宇宙，能感天地万物变化、能晓自然化传之理的传达者；于患者，能聊心中烦忧、能解病痛折磨的朋友。一个优秀的中医师，于岐黄之术灵素之学必得有所悟，要懂得以全息理论、阴阳五行、子午流注、天干地支、二十四节气、星宿与经络穴位等相互熟练为用，方能辨证而治。临床这段时间，我印象最深的一个病例，有一次来了一个腿疼的患者，恰逢当时正在参悟师父所讲述的河图洛书在医学上的运用，索性决定当下就来印证一下。当我用洛书针法为患者施完针后，询问感受，患者自述感觉有股气流正从腹部往腿部方向蔓延，起完针后再下地活动，病人高兴地说腿已经不疼了。至此我才亲自感受到了中医与阴阳五行术数的紧密关联。越是深入临床，就越能感受到老祖宗留下的中医瑰宝之魅力所在，让人不由得沉醉其中。得此机遇，遇此良师，吾无时不深感幸运。吾师于吾，不单是传道授业解惑，更像是人生的指路灯。唯愿以吾之赤子拳心、勤读苦学能聊报师恩。师曾赠言：针以德修。在此与君共勉。

曾倩文

2018年12月14日写于北京善苑

编 委 语 二

　　家父久病经多方治疗不愈，心急！经友介绍王敏师予以施针治疗，妙手回春，救父于病患之中。父病愈，甚是欢喜。我自幼喜欢中医，正好有此机缘，使我一心要师从于先生门下之信念弥坚，语甚殷殷，王敏师欣然答应。王师说：学中医修针法不单要看《内经》、学《伤寒》、明五行、识经络，更要知八恩。我问：哪八恩？师答：①父母养育之恩。父母是世界上最无私的人，他们抚养我们长大，教育我们做人，从十月怀胎到一朝分娩，呕心沥血，任劳任怨。他们把一生都奉献给了我们。出门在外，衣食冷暖，都在他们的惦记之中。孩子就如同父母的债主，一味地讨债，直到自己有了孩子，明白了"不养儿不知父母恩"的道理后，父母已是白发苍苍了，而我们自己也因忙于事业而无暇顾及年迈的父母了。对于他们简单的要求也总是找出无数的借口，无法陪在他们身边，最终留着心里的却是深深地遗憾！父母恩情大于一切，我们要终身回报，莫要不孝。②遇险救命之恩。人生有很多难以预料的意外，不管是危及生命，还是殃及财物，只要有人在关键时刻伸出援手，这个人就是你的救命恩人，救命之恩重如山，应当以涌泉相报。③良师培养之恩。一个人的品行好坏，思想好坏，都和良师有密切的关系。一个良师能培养出一个优秀的人，不管是学习上，还是工作上，如果有良师指点一二，你将终身受益。良师，是我们成长道路上的引路人，我们要感恩老师是他们用纯洁无私的奉献和付出，启迪着我们，一次次给予了我们慰藉和鼓励，老师之恩一定要衔环相报，俗话说：一日为师，终身为父。④伯乐推荐之恩。千里马，只有遇到伯乐，才会发挥所长。人亦如此，只有被人推荐，被人发现，才能让你的技能和才华无限放大，得到充分发挥。伯乐的大恩，此生要好好回报。⑤指点迷津之恩。人生疑惑，生活疑难，小至迷路，大至无助，若有人在你身边给你指点，细说方法，让你茅塞顿开，找到正确方向，端正思想态度，避免误入歧途，从此前途无量，一片光明。指点迷津之恩，当没齿难忘，要加倍相报。⑥急难相助之恩。紧急时刻，走投无路时，有人倾囊相助，身处绝境，遇到麻烦时，有人全力以赴。急难相助之恩让你绝处逢生，柳暗花明。这样的恩情，若不报，如何立足于天地之间？⑦上司提携之恩。遇到一个好的上司，就像遇到一个好的导师。不遮挡你的才华，不嫉妒你的贤能，还用心提拔，让你有机会大展宏图。把此恩放心上，切不可忘！⑧兄弟手足之恩。身上流着相同的血，都有父母的基因，同在一个家庭中成长，同是父母心中的宝，兄弟如手足，此生要团结互助，不要因为钱财利益翻脸无情，不要因为物质利益断了关系，兄弟情深，手足之恩，切记要珍惜此情。只有存一颗感恩的心，去看待我们正在经历的生命，学会包容，学会付出，学会担当，才能真正地学好中医，才能普度众生、救苦救难，医者佛心也，明于阴阳，法于数术。

　　师嘱寥寥数语，如惑解之，不仅让我识得中医之博大，更让我懂得作为医者当知感恩，应以德医人，以仁术治病，方能治病救疾，故暗下决心专心向吾师悉心求教，修身修己，遵循本心做一名知恩、感恩、有道德的医者。

崔玉美

2020年4月16日

前　言

　　董氏奇穴既源于传统的经络系统和针灸方法，又有所创新，独具特色，是目前行之有效的众多针法中的新体系，具有重要的研究和推广价值。

　　董公景昌先生（1916—1975），祖籍山东省平度县。其父董森公，身怀绝技，以针术名噪乡里。董公幼承庭训，少衍祖学，18岁即独立行医，曾悬壶青岛数载，怀救世之心，挟济人之术，未几，医名鹊起。1949年，董公举家迁往台湾，1953年，蛰居台北。数十年来，董公临诊40万人次，活人无算。其医术日见精进，造诣更为深厚。董门独派针灸绝学，在其手中运用如神，功至臻境。1971年，董公以奇穴针灸治愈高棉总统龙诺之半身不遂，其针术之神奇震撼台湾地区，时人盛誉其为"当代针圣"。

　　本书不仅对董氏奇穴的定位、取穴方法、主治和用法进行了详细的论述，还首次提出了董氏奇穴指压按摩法。为了便于读者的记忆，笔者还把董氏奇穴重要的穴位编成了歌诀，并列举了大量的临床和治疗方法，是广大针灸医师、中医院校学生、外国留学生、针灸爱好者及亚健康群体自我保健的参考用书。

　　本人因家族和师承关系得到董氏奇穴真传并临床总结数年，对其穴性、定位做了深入的研究。为感念董公为祖国针灸所做出的杰出贡献，现把多年之研究成果整理成书，以表对董公的缅怀。

　　感恩董公景昌老师，感谢董氏奇穴传人及为本书提供素材的所有老师，感谢你们为祖国医学做出的突出贡献，感谢你们为了弘扬董氏奇穴所付出的心血和努力，感谢董氏奇穴的支持者和爱好者，我作为董氏奇穴的一个弘扬人向你们说声：谢谢。

　　董氏奇穴是祖国中医针灸的重要组成部分，是中华民族优秀文化的瑰宝，也是全人类的共同财富，历经各代医家的不断补充和完善，在中华民族的繁衍过程中具有重要的医疗和保健价值。如今，中医事业出现了前所未有的繁荣景象，随着现代科技的日新月异，这门传统的学科也在不断地吸收着新的知识，因此董氏奇穴已形成了较完整的理论体系。尤其是近年来，董氏奇穴已经作为祖国医学的代表，首先走出国门并为世界上大部分国家和地区所接受，成为世界医学的组成部分。董氏奇穴在国内外风行的原因，就是疗效显著，易学、易懂、易记、易用。

　　本人自执业起，精研医术、针法，尤以董氏奇穴为主，集各家所长，总结创立了

"5维全息疗法"，并得到国家各有关部门的认证和奖励。现以此疗法治愈无数患者，甚感祖国中医针灸之伟大；并谨遵祖训：医者仁术也。

王 敏

2018年12月3日写于北京

目 录

第一章　穴位篇

第一节　——部位（手指部位）

　　——部位即手指部位，不论阴掌（掌心）及阳掌（掌背）皆属之，《董氏正经奇穴学》原载27个穴道，其中有些穴道又由好几个穴位组成，因此总计有52个穴点之多，这些穴道与所传"28手针点"的位置与功效均不相同，董师能在手指上研究发现这些穴道确属不易。

　　这些穴道均有其独特疗效，仅在手指部位即有半百穴道（加上董师常用，原书未载，如加以补充，当属更多），着实令一般人及初学者不易寻找正确穴位。其实，手指部位之穴道，分布颇有规律，以下就几点找穴方法加以说明，以便寻找应用。

　　1. 阴掌五线：阴掌指三阴所经之掌心而言，靠大指侧称为外侧，靠小指侧称为内侧，以下阴掌皆如此称之。试以中央线为C线，外侧（近大指侧）赤白肉际为A线，A与C之中央线为B线，内侧（近小指侧）赤白肉际为E线，E与C之中央线为D线，了解此五线之分布位置，对于寻找阴掌手指部位之穴位，关系甚为重要（图1-1）。

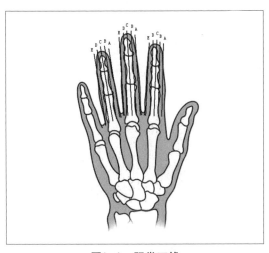

图1-1　阴掌五线

　　2. 阳掌三线：手指阳掌部位之奇穴分布较阴掌简单，仅呈三线分列，即外侧（近小指之骨侧，简称小侧，或称尺侧）、内侧（近大指之掌侧，简称大侧，或称桡侧）及中央，内外两侧均贴靠骨缘下针，中央则刺以皮下针。

3.四项分点：依穴道之位置，不论阴阳掌，其分布不外下列4项：

（1）一穴（二分点法）：在两指节间仅有1穴者，概以中点（即1/2处）取穴（如中间穴）。

（2）二穴（三分点法）：两指节间若有2穴，则以两指节间距之1/3处各取1穴（如木穴）。

（3）三穴（四分点法）：两指节间若有3穴，则先就两指节之中点取穴，再以此中点穴距两边之中点各取1穴（整体而言，即两指间之1/4处各取1穴）。

（4）五穴（六分点法）：连续5穴之穴位不多，仅有"五虎穴"，然"五虎穴"应用之机会很多，取穴法便很重要。取穴时先取上指节与下指节前之骨头前缘之中点为五虎三穴，次就五虎三穴距上下指节各1/3处取1穴，计5穴（整体而言，即于其间六等分，每隔1/6各取1穴）。

以上为手指部位寻穴规律，是寻找——部位穴道的主要原则，若能熟记上述原则，那么寻找手指部位的穴道不但不会困难，而且是极为容易的。

大　间

【位置】食指第一节正中央外开3分，即第一节B线中点处（图1-2）。

【主治】心悸、心脏性喘息、心内膜炎、疝气（特效）、扁桃腺炎、腹胀、膝盖痛、眼痛、三叉神经痛、小儿气喘、疳积、肠炎（特效）。

【针法】5分针，直刺法入针1~4分。直刺1~2分治心脏疾病，直刺2~3分治小肠疾病、疝气及膝痛，或以三棱针扎出血。

【指法】指按、指压或用硬物点按刺激，7~15分钟。

【取穴方法】左病取右，右病取左，不宜双手取穴。

【经验】①据经验，大间为治疗疝气的特效穴。②治疗急慢性肠炎也有特效。

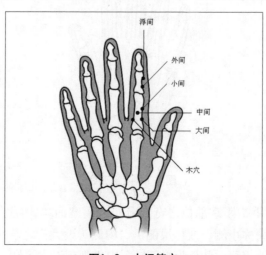

图1-2　大间等穴

小 间

【位置】食指第一节 B 线上,大间穴上 2 分处(图 1-2)。

【取穴】掌心向上,掌面食指第一节正中央外侧 2/3 处。

【主治】胸闷心悸、膝盖疼痛、肠炎、支气管喘息、膝盖痛、小肠胀气、疝气(特效)、角膜炎、扁桃腺炎、小儿气喘、疳积、肠炎(特效)。

【针法】5 分针,直刺 2~4 分或以三棱针扎出血,治气喘、支气管炎、小儿肺炎特效。直刺 1~2 分治心肺疾病,直刺 2.0~2.5 分治小肠疾病、疝气及膝痛。

【指法】指按、指压或用硬物点按刺激,7~15 分钟。

【取穴方法】左病取右,右病取左,双手取穴不忌。

【经验】①据经验,小间、大间为治疗疝气的特效穴。②治疗急慢性肠炎也有特效。

【说明】大间、小间两穴均位于阴掌食指 B 线上,为方便取穴,以两指节距离上下 1/3 处各取 1 穴,在上者为小间,在下者为大间。

外 间

【位置】食指第二节 B 线上,第二指节下 1/3 处(图 1-2)。

【主治】疝气、膀胱炎、尿道炎、牙痛、胃脘痛、小肠胀气。

【针法】5 分针,直刺 2~4 分或以三棱针点刺出血,如刺出黄水神效。

【指法】指按、指压或用硬物点按刺激,7~15 分钟。

【经验】外间通常与浮间一起取用效果佳,治疗尿道炎、膀胱炎。

浮 间

【位置】食指第二节 B 线上,第二指节上 1/3 处(图 1-2)。

【主治】疝气、膀胱炎、尿道炎、牙痛、胃脘痛、小肠胀气。

【针法】5 分针,直刺 2~4 分或以三棱针点刺出血,如刺出黄水神效。

【指法】指按、指压或用硬物点按刺激,7~15 分钟。

【经验】浮间与外间一起取用效果佳,治疗尿道炎、膀胱炎。

中 间

【位置】食指第一节正中央(图 1-2)。

【主治】疝气、心悸、胸部发闷、膝盖痛、头晕眼花、眼睛酸痛、背痛。

【针法】5 分针,直刺 2~3 分,治气喘、支气管炎、小儿肺炎特效。

【指法】指按、指压或用硬物点按刺激,7~15 分钟。

【取穴方法】左病取右,右病取左,双手取穴不忌。

【经验】笔者以大间、小间、浮间、外间、中间配伍金门穴治疗肠炎疗效确切。

侧　间

【位置】掌面食指第一节正中央外侧3分下2.5分，即大间穴下2.5分处。

【主治】支气管扩张、支气管炎、吐黄痰、喉炙喑、角膜炎、麦粒肿、心悸、胸闷、膝盖痛、腹胀气、小儿气喘、疳积、扁桃腺炎、肠炎（特效）、疝气、心悸、胸部发闷、膝盖痛、头晕眼花、眼睛酸痛、背痛。

【针法】5分针，直刺2~3分。

【指法】指按、指压或用硬物点按刺激，7~15分钟。

【取穴方法】左病取右，右病取左，双手取穴不忌。

【经验】侧间穴以三棱针扎出血（有特效）。

【运用】大间、小间、外间、浮间、中间、侧间这6穴针深1~2分可治疗心肺病变。针深2~3分治疗下焦诸症。上述诸穴不宜双手同时取穴。一般来说，单手取穴以男左女右为准。

【详解】各间穴联用为治疗疝气特效针，据杨维杰老师经验，若配合三棱针在内踝及内踝周围点刺放血效果更佳。依据董师对应针法（手躯顺对法）手指与阴部相对，董师以各间穴治疗疝气，具有一定的道理，间穴均在食指上，与大肠经有关，通过肝与大肠通的理论，治疗疝气当然有效。通过大肠与肝通及手躯逆对法能治头晕眼花。董师极为注重心与膝之关系，凡能治心脏病变之穴位，也常用于治膝部疼痛。本穴再次强调针浅治近，针深治远。针深1分、2分治头面心胸病，针深2.5分治疝气及膝痛。

【综论】大间、小间、外间、浮间、中间、侧间这6个穴均在手阳明大肠经，通过多年的临床，证明了此穴对男性前列腺疾病效果很好，如加配重子、重仙两穴对男性阴囊疾病疗效显著。笔者也曾用此6个穴治疗过喘证，效果也非常不错。

【病例】王先生，男，57岁，哮喘8年，中西医结合治疗多年，病情起起伏伏，未能彻底治愈，且反复发作，2003年通过朋友介绍来医院针灸治疗。

处方：重子、重仙、大间、小间、浮间、外间，坐位取穴，每日1次，治疗30次，已根治。2011年8月28日来医院道谢，至今终未发作。

木　一

【位置】食指内侧D线上，掌面食指第一节正中央内侧3分上2.5分处。

【主治】肝火旺盛、脾气急躁、胃痛、皮肤瘙痒。

【针法】5分针，针深2~3分。

【指法】指按、指压或用硬物点按刺激，7~15分钟。

木　二

【位置】食指内侧 D 线上，掌面食指第一节正中央内侧 3 分处。

【主治】肝火旺盛、脾气急躁、胃痛、皮肤瘙痒。

【针法】5 分针，针深 2~3 分。

【指法】指按、指压或用硬物点按刺激，7~15 分钟。

木　三

【位置】食指内侧 D 线上，掌心向上食指第一节正中央（即中间穴）内侧 3 分下 2.5 分处。

【主治】肝火旺盛、脾气急躁、胃痛、皮肤瘙痒。

【针法】5 分针，针深 2~3 分。

【指法】指按、指压或用硬物点按刺激，7~15 分钟。

【运用】对于眼睛干涩、眼球疼痛、见风流泪等皆有卓效。若以此穴治疗诸如手癣、手掌皲裂等皮肤病尤具特效。治疗鼻涕过多，尤其是感冒流涕立见疗效。治疗皮肤病以患侧穴位为主，其他各病则以对侧穴位为主。此穴对外感引起的头痛也有效。

【经验】笔者以木一穴、木二穴、木三穴配伍镇静穴治疗失眠效果不错。木穴在临床应用上可任取 1~2 穴使用，以三棱针点刺出血，治胃肠胀气、肋痛甚效，双手取穴效果更佳。

【详解】

1. 木穴为掌面常用穴道之一，对于眼睛发干、眼易流泪、手汗、感冒、手皮发硬等皆有疗效。

2. 木穴治疗手掌皲裂、手部皮肤病尤具特效。以此穴治疗数十例富贵手（易干裂），平均 3~4 次即愈。

3. 木穴治疗鼻涕多，不论清涕、浓涕皆有效，胆热移于脑则为鼻渊，本穴能清肝胆火。

4. 木穴治疗感冒流涕可止于顷刻。因木主风之故，本穴也有经络通于鼻，治鼻病甚效。

5. 木穴治疗手皮肤病及手掌皲裂，以患侧为主。治其他各病以对侧为主。

6. 木穴对外感风邪所致之皮肤瘙痒亦有显著疗效。

7. 木穴具有清利头目、开窍疏肝的作用，位于食指上，也系通过肝与大肠通之关系治疗多种疾病。其治鼻病，一系经络作用，一则与疏肝亦有关。通过大肠与肺表里，故治手皮肤病及皮肤瘙痒有效。

【综论】杨维杰老师曾治一严重手足干燥翻裂出血的妇人，已在数家医院治疗 3 个月无效，手不能触物，足不能着地，经其子背负而来，仅在木一、木二及委中三棱针点刺出血，治疗 2 次皮肤即收口而愈，见者无不称叹刺血之妙。

综上所述，食指之穴位，看来皆与木有关，印证了肝与大肠通的理论。此穴能治心脏诸疾，或为木生火之故吧。

心常一

【位置】中指第一节 D 线上，距离该指节上 1/3 处（图 1–3）。

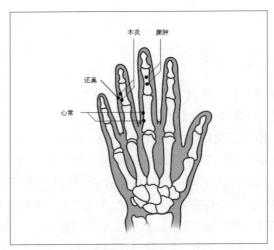

图1–3　心常等穴

【主治】心悸、风湿性心脏病、心肌梗死、肺癌、肺结核。

【针法】5 分针，直刺 2~4 分或以三棱针点刺出血。

【指法】指按、指压或用硬物点按刺激，7~15 分钟。

心常二

【位置】中指第一节 D 线上，距离该指节下 1/3 处（图 1–3）。

【主治】心悸、风湿性心脏病、心肌梗死、肺癌、肺结核。

【针法】5 分针，直刺 2~4 分或以三棱针点刺出血。

【指法】指按、指压或用硬物点按刺激，7~15 分钟。

【运用】心常一穴、心常二穴配灵骨穴、大白穴治肺癌、肺气肿特效。曾用上述穴道治愈 6 位肺癌 2~3 期患者。

【经验】笔者常用心常穴配伍对侧灵骨穴、大白穴治疗心律不齐，疗效显著。

【详解】心常穴从穴名看是心脏恢复正常之意，因此穴位于心包经上，心包与胃通，所以能治疗胃部疾病。董师常以与心有关的穴位治疗膝痛，笔者在临床中也用过此穴，效果不错。

【病例】笔者于 2005 年 12 月在泰国被请去看一位病得很重的女士。李女士，67 岁，中国台湾人，她多年前因事业及其他原因导致精神出现了严重的问题，给她吃药时她直接将药倒在地上。但她好像不知道她做了什么，这是标准的痰阻心窍的病例，是多年的压抑所致。笔者了解她的情况后用心常穴开了她的心窍，用木穴消了她的燥气，用上三黄舒了她的肝气，用鬼门十三针调解她的情绪。治疗 7 次后，李女士的精神有明显的改善，治疗 15 次后完全治愈。

处方：木穴、心常穴、上三黄。

脾肿一

【位置】掌心向上，掌面中指第二节中央线（C线），距离该指节上 1/3 处（图 1-3）。

【主治】脾肿大、脾脏发炎、胃肠胀气、胸痛、背痛、脚趾酸麻肿痛。

【针法】5 分针，直刺 2~4 分。

【指法】指按、指压或用硬物点按刺激，7~15 分钟。

脾肿二

【位置】掌心向上，掌面中指第二节中央线（C线），距离该指节下 1/3 处（图 1-3）。

【主治】脾肿大、脾脏发炎、胃肠胀气、胸痛、背痛、脚趾酸麻肿痛。

【针法】5 分针，直刺 2~4 分。

【指法】指按、指压或用硬物点按刺激，7~15 分钟。

【经验】治疗脾肿大，可用脾肿一穴、脾肿二穴，配三重一穴、三重二穴、三重三穴效果显著。

【详解】

1.脾肿大、脾炎、脾硬化皆为脾病。脾肿穴在（手厥阴心包经）中指，属火，有补火生土之效，但其效不如上三黄、三重、木斗、木留等穴。

2.脾肿穴配通关、通山治消化不良腹胀。

3.脾肿穴治呃逆甚效，系胃与胞络别通也。

【综论】脾肿穴位于手厥阴心包经上，依据脏腑别通之理论脾通小肠，正经理论心与小肠相表里，故脾肿穴对肠系疾病在临床中也有很好的疗效。

【病例】赵女士，67 岁，北京人，经医院确诊为脾肿大，曾在多家医院治疗，疗效不大，经人介绍于 2008 年 7 月来医院接受针灸治疗。

处方：脾肿穴、三重穴、灵骨穴、大白穴隔日 1 次，脾胃区刺络，治疗15次后患者腹胀、便秘症状得以改善，经B超检查脾有明显的回缩。

双灵（董氏七十二绝针之一）

【位置】掌面中指第一节与第二节之间，横纹中央（四缝穴）内侧、外侧2.5分处。

【主治】肺癌、骨癌、肾炎水肿、肝癌、肝硬化、血癌、白癜风、口腔炎、喉癌、百日咳、小儿疳积、小儿消化不良、心肌肥厚、心律不齐、胃炎及重症急救。

【针法】5分针，直刺1~2分或以三棱针刺出黄色液体特效，或刺出黑血也佳。

【指法】指按、指压或用硬物点按刺激，7~15分钟。

【经验】左病取右，右病取左，病在中者则左右随意取之。治疗肝癌用双灵穴配木灵穴、木华穴，效佳。

【综论】曾以双灵穴配灵骨穴、大白穴、驷马3个穴治愈肺气肿5人、肺癌3人。

木炎一

【位置】无名指第二节D线上，距离该指节上1/3处（图1-3）。

【主治】各种肝炎、肝硬化、腹水、两胁痛、脚抽筋、气喘。

【针法】5分针，直刺2~3分。

【指法】指按、指压或用硬物点按刺激，7~15分钟。

木炎二

【位置】无名指第二节D线上，距离该指节下1/3处（图1-3）。

【主治】各种肝炎、肝硬化、腹水、两胁痛、脚抽筋、气喘。

【针法】5分针，直刺2~3分。

【指法】指按、指压或用硬物点按刺激，7~15分钟。

【运用】本穴治疗肝火旺盛之症颇佳。治疗口苦、易怒、烦躁诸症，皆一次而效，舌燥也可针到而病情立缓。

【经验】木炎一穴、木炎二穴与上三黄穴功效相同，但一般习惯以腿部上三黄穴为主，而少取用木炎穴。它在治疗肝脏疾病上也有很好的疗效。木炎穴配合耳针肝区治疗乙型肝炎，效果显著。以木炎穴配上三黄穴、耳区肝炎点治疗传染性肝炎、肝硬化，效果显著。

【详解】
1. 木炎穴在手少阳三焦经，董师认为无名指上的穴位皆能作用于肝。
2. 木炎穴名为木炎，顾名思义能治肝火旺之病，如口苦、易怒、烦躁之病。
3. 木炎穴能疏肝清火，除治上病外，治胁痛也有效，也能治失眠。

【综论】木炎穴从穴名来讲是木有了炎症之意，木在东方，五行属木，五脏属肝，理所当然是治疗肝炎的主穴。笔者曾以此穴配合上三黄穴治疗过多例肝病患者，疗效显著。

【病例】赵先生，55 岁，脂肪肝，曾在多家医院治疗效果不明显，经其弟介绍来医院针灸科，并同意接受针灸治疗。

处方：木炎穴、上三黄穴针灸30次后经B超检查，肝区回声均匀，肝部脂肪消失。

还　巢

【位置】无名指第二节外侧正中央，赤白肉际处（图 1-3。杨维杰老师对此穴定位是在尺侧，也就是无名指第二节正中央向小指侧外开 5 分赤白肉际处）。

【主治】子宫痛、子宫肌瘤、盆腔炎、月经不调、赤白带下、输卵管不通、子宫不正、小便频数、阴门发肿，安胎。

【针法】5 分针，针深 2~3 分，忌双手同时取穴。

【指法】指按、指压或用硬物点按刺激，7~15 分钟。

【运用】还巢穴为治疗妇科疾病之要穴，且疗效显著。其穴多与妇科穴相伍，左右交替，即左妇科伍右还巢，右妇科伍左还巢。治疗不孕症亦有特效。

【经验】还巢穴配妇科穴治妇科百病。

【详解】

1. 还巢穴在无名指三焦经上，三焦与胃通，本穴能调理三焦，补肾。

2. 董师认为无名指之经穴皆能作用于肝。

3. 还巢穴因能补肝肾、理三焦、疏肝理气，故治妇科症甚效。

4. 还巢穴配妇科穴，左右交替（即针左妇科配右还巢，针右妇科则配左还巢），治不孕症有极佳疗效。

【综论】笔者曾以还巢穴配合妇科穴及姐妹三穴治疗过上千例妇科疾病，疗效非常好。

【病例】张女士，30 岁，功能性子宫出血 1 个月未止，经其友介绍来医院，同意接受针灸治疗。

处方：妇科、还巢、水曲，次日即止血。后针妇科、还巢1周，月经规律，一直正常，至今没有复发。

凤巢一

【位置】掌心向上，掌面无名指第一节中央偏桡侧 5 分处，从上至下四分法取第一穴（图 1-4）。

【主治】子宫癌、子宫肌瘤、子宫炎、月经不调、赤白带下、崩漏、输卵管不通、子宫前倾或后屈、不孕症、阴门肿痛、肩周炎、卵巢炎。

【针法】5 分针，直刺 2~3 分。

【指法】指按、指压或用硬物点按刺激，7~15 分钟。

凤巢二

【位置】掌心向上，掌面无名指第一节中央偏桡侧5分处，从上至下四分法取第二穴（图1-4）。

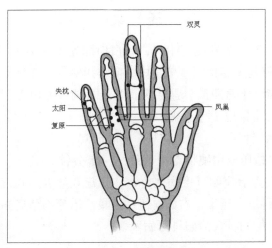

图1-4　凤巢等穴

【主治】子宫癌、子宫肌瘤、子宫炎、月经不调、赤白带下、崩漏、输卵管不通、子宫前倾或后屈、不孕症、阴门肿痛、肩周炎、卵巢炎。

【针法】5分针，直刺2~3分。

【指法】指按、指压或用硬物点按刺激，7~15分钟。

【经验】凤巢一穴、凤巢二穴、凤巢三穴配妇科穴治疗子宫炎、子宫肌瘤、卵巢炎特效。

凤巢三

【位置】掌心向上，掌面无名指第一节中央偏桡侧5分处，从上至下四分法取第三穴（图1-4）。

【主治】子宫癌、子宫肌瘤、子宫炎、月经不调、赤白带下、崩漏、输卵管不通、子宫前倾或后屈、不孕症、阴门肿痛、肩周炎、卵巢炎。

【针法】5分针，直刺2~3分。

【指法】指按、指压或用硬物点按刺激，7~15分钟。

【经验】凤巢一穴、凤巢二穴、凤巢三穴配妇科穴治疗子宫炎、子宫肌瘤、卵巢炎特效。

【详解】凤巢一穴、凤巢二穴、凤巢三穴配妇科穴、姐妹三穴治疗妇科百病（特效）。笔者以凤巢一穴、凤巢二穴、凤巢三穴配妇科穴、木妇穴、水晶穴、重子穴、重仙穴治疗子宫炎、子宫瘤、卵巢炎，以针灸 15 次统计，在 3127 个案例中，有 3076 人痊愈，其余的人病情皆有减轻。

复原一

【位置】掌面无名指第一节正中央内侧（D线），从上至下四分法取第一穴（图1-4）。

【主治】骨骼肿大、骨膜炎、筋肿痛、脊椎骨癌、骨刺、坐骨神经痛、腰痛。

【针法】5 分针，直刺 2~3 分或以三棱针刺出黄水特效。

【指法】指按、指压或用硬物点按刺激，7~15 分钟。

复原二

【位置】掌面无名指第一节正中央内侧（D线），从上至下四分法取第二穴（图1-4）。

【主治】骨骼肿大、骨膜炎、筋肿痛、脊椎骨癌、骨刺、坐骨神经痛、腰痛。

【针法】5 分针，直刺 2~3 分或以三棱针刺出黄水特效。

【指法】指按、指压或用硬物点按刺激，7~15 分钟。

复原三

【位置】掌面无名指第一节正中央内侧（D线），从上至下四分法取第三穴（图1-4）。

【主治】骨骼肿大、骨膜炎、筋肿痛、脊椎骨癌、骨刺、坐骨神经痛、腰痛。

【针法】5 分针，直刺 2~3 分或以三棱针刺出黄水特效。

【指法】指按、指压或用硬物点按刺激，7~15 分钟。

【经验】复原一穴、复原二穴、复原三穴配五虎穴、上三黄穴治全身骨肿。

【详解】

1. 复原穴在无名指三焦经上，通过三焦与肾通的原理，能治骨病。

2. 复原者使已肿胀之骨复原也，此处之消骨头胀大，系指关节胀大，复原穴针入骶骨疗效较佳。

【综论】复原穴从穴名来讲有恢复原样之意，所以董师以它来治疗骨病，笔者曾用此穴结合正筋、正土、灵骨、大白穴治疗过数例颈椎病，效果很好。

【病例】刘先生，男，37 岁，颈椎连双肩皆痛，后头重沉。

处方：委中刺血，取正筋、正宗、正土、复原穴施针，嘱患者活动患处，留针50分钟。1次即愈。

太阳一（原名眼黄穴）

【位置】掌心向上，掌面小指第一节正中央处。

【主治】太阳头痛、偏头痛、黄疸、头晕、头昏、低血压、三叉神经痛、眼病、手指痛、眉棱骨痛。

【针法】5分针，直刺2~3分或以三棱针点刺出血。

【指法】指按、指压或用硬物点按刺激，7~15分钟。

太阳二

【位置】掌心向上，掌面小指第二节正中央处（图1-4）。

【主治】太阳头痛、偏头痛、黄疸、眼黄、头晕、头昏、低血压、三叉神经痛、眼病、手指痛、眉棱骨痛。

【针法】5分针，直刺2~3分或以三棱针点刺出血。

【指法】指按、指压或用硬物点按刺激，7~15分钟。

【经验】太阳一穴、太阳二穴配灵骨穴治偏头痛、太阳头痛、头晕效果极佳。

【详解】

1. 太阳穴原名眼黄穴，眼发黄多系脾湿之故，或为黄疸，或为便溏，皆易见眼黄之症。

2. 太阳穴在小肠经上，根据脾与小肠通的原理，具有祛湿功能，理同脆骨穴之祛黄也在小肠经上，皆能祛湿之故。

3. 配肝门可治急性黄疸；配上三黄能治慢性黄疸。

【综论】笔者在临床中此穴运用得较少，但对董师所提之治疗之症，笔者也曾用过此穴，效果不错，还望同人及董针爱好者多多总结此穴之疗效。

失　枕

【位置】掌心向上，掌面小指第二节中央偏内侧2分上2分处（图1-4）。

【主治】颈项痛（特效）、落枕、用脑过度致头昏脑涨。

【针法】5分针，直刺2分或由上往下斜刺2~3分，左病取右，右病取左。

【指法】指按、指压或用硬物点按刺激，7~15分钟。

【经验】失枕穴为治疗落枕之特效穴，效果神速，针下立除。其效果与人皇穴、中九里穴相同，尤其对临时性落枕效果更佳。

【综论】笔者在临床中曾用失枕穴配承浆穴、灵骨穴治疗过76例落枕患者，67例效果很好，9例症状减轻。单用此穴治疗上述疾病笔者很少用，还望同人及董针爱好者总结此穴对上述疾病之疗效是否确切。

定喘一

【位置】掌面无名指第二节正中央偏外侧（B线上），从上至下四分法取第一穴（图1-5）。

【主治】支气管喘息、右心衰竭。

【针法】5分针，直刺1~2分。

【指法】指按、指压或用硬物点按刺激，7~15分钟。

定喘二

【位置】掌面无名指第二节正中央偏外侧（B线上），从上至下四分法取第二穴（图1-5）。

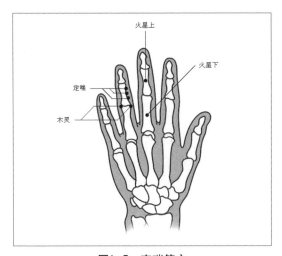

图1-5　定喘等穴

【主治】支气管喘息、右心衰竭。

【针法】5分针，直刺1~2分。

【指法】指按、指压或用硬物点按刺激，7~15分钟。

【经验】定喘穴配木炎穴治喘息效佳。

定喘三

【位置】掌面无名指第二节正中央偏外侧（B线上），从上至下四分法取第三穴（图1-5）。

【主治】支气管喘息、右心衰竭。

【针法】5分针，直刺1~2分。

【指法】指按、指压或用硬物点按刺激，7~15分钟。

【经验】定喘穴配木炎穴治喘息效佳。

【综论】定喘，顾名思义有止住气喘之意，笔者在临床中治疗支气管疾病、哮喘时，常用定喘穴配天士穴、地士穴、人士穴、灵骨穴、大白穴及驷马三穴效果确切，有针到病轻之功，望同人参考。

木灵（董氏七十二绝针之一）

【位置】掌心向上，掌面无名指第一节与第二节间之横纹中央内、外侧 2.5 分处（图 1-5）。

【主治】肝硬化、肝炎、肝癌、两胁痛、胆囊炎、胆道蛔虫症、痿证、半身不遂。

【针法】5 分针，直刺 2~3 分或以三棱针刺出黄色液体或刺出黑血均效。

【指法】指按、指压或用硬物点按刺激，7~15 分钟。

【经验】木灵穴配上三黄穴、木黄穴治疗肝脏疾病特效。

【综论】木者东方也，五行为木，五脏为肝，穴义有木之病用之灵也，所以董师命名为木灵穴。本穴在临床中以三棱针刺出黄白色液体或刺出黑血均有很好的疗效。笔者在临床中用此穴配合上三黄穴及木炎穴治疗肝系疾病均收到好的疗效。

火星上

【位置】掌心向上，掌面中指第一节正中央处（图 1-5）。

【主治】心悸、头晕、心脏性喘息、心脏瓣膜症、肩胛骨痛、胸痛、肺癌、多发性骨癌、腿痛、肩周炎、呃逆、胃溃疡、十二指肠溃疡。

【针法】5 分针，直刺 2~3 分。

【指法】指按、指压或用硬物点按刺激，7~15 分钟。

火星下

【位置】掌心向上，掌面中指第二节正中央处（图 1-5）。

【主治】心悸、头晕、心脏性喘息、心脏瓣膜症、肩胛骨痛、胸痛、肺癌、多发性骨癌、腿痛、肩周炎、呃逆、胃溃疡、十二指肠溃疡。

【针法】5 分针，直刺 2~3 分。

【指法】指按、指压或用硬物点按刺激，7~15 分钟。

【经验】使用火星上、火星下穴，治疗打嗝特效，有立止胸痛之效果。治疗心脏疾病时，若火星上、火星下穴配合地宗穴、心灵一穴、心灵二穴、心灵三穴特效。

【综论】笔者用此穴结合四华上穴治疗打嗝，在 177 例患者中，有 167 例患者消除症状，其余均有所减轻。

木华一

【位置】掌心向上，位于掌面中指第二节中央外侧 5 分处（图 1-6）。

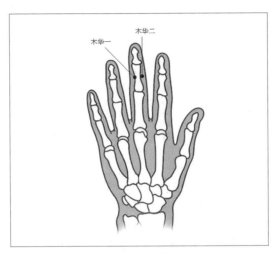

图1-6　木华穴

【主治】小腿胀痛、胃肠胀气（肝病引致）、脾脏肿大、腿部抽筋。

【针法】5 分针，斜刺，由外向中指中央方向针 2~4 分。左病取右，右病取左，治疗脾胃病双手取穴。

【指法】指按、指压或用硬物点按刺激，7~15 分钟。

木华二

【位置】掌心向上，位于掌面中指第二节中央偏内侧 5 分处（图 1-6）。

【主治】小腿胀痛、胃肠胀气（肝病引致）、脾脏肿大、腿部抽筋。

【针法】5 分针，斜刺，由外向中指中央方向针 2~4 分。左病取右，右病取左，治疗脾胃病双手取穴。

【指法】指按、指压或用硬物点按刺激，7~15 分钟。

【经验】木华一穴、木华二穴中任取 1 穴，治疗小腿胀痛有立解之效。

【综论】木华一穴、木华二穴中任取 1 穴，配灵骨穴、曲池穴治疗小腿胀痛有立解之效。笔者临床于 78 例中，76 例效果神速，另 2 例症状减轻。

人　阳

【位置】掌心向上，掌面食指第二节中央外侧 5 分处（图 1-7）。

【主治】睾丸炎、睾丸瘤、阴囊水肿、阴茎痛、疝气痛、前列腺肿大、隐睾症。

【针法】5 分针，与肌肉垂直下针，直刺针深 2~3 分。

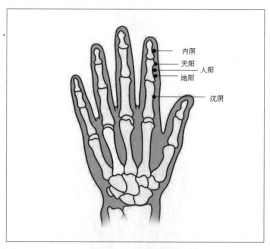

内阴
天阳
人阳
地阳
沈阴

图1-7　人阳等穴

【指法】指按、指压或用硬物点按刺激，7~15分钟。

【经验】天阳、地阳、人阳、内阴、沈阴这5穴，为治疗睾丸疾病包括睾丸癌的特效穴，对疝气、前列腺肿、阴茎肿痛也有很好的疗效。

地　阳

【位置】掌心向上，当人阳穴下2.5分处（图1-7）。

【主治】睾丸癌、睾丸瘤、阴囊水肿、阴茎痛、疝气痛、前列腺肿大、隐睾症。

【针法】5分针，与肌肉垂直下针，直刺针深2~3分。

【指法】指按、指压或用硬物点按刺激，7~15分钟。

【经验】天阳、地阳、人阳、内阴、沈阴这5穴，为治疗睾丸疾病包括睾丸癌的特效穴，对疝气、前列腺肿、阴茎肿痛也有很好的疗效。

天　阳

【位置】掌心向上，当人阳穴直上2.5分处（图1-7）。

【主治】睾丸炎、睾丸瘤、阴囊水肿、阴茎痛、疝气痛、前列腺肿大、隐睾症。

【针法】5分针，与肌肉垂直下针，直刺针深2~3分。

【指法】指按、指压或用硬物点按刺激，7~15分钟。

【经验】天阳、地阳、人阳、内阴、沈阴这5穴，为治疗睾丸疾病包括睾丸癌的特效穴，对疝气、前列腺肿、阴茎肿痛也有很好的疗效。

内　阴

【位置】掌面食指第三节中央偏外侧4分下2.5分处，即第三节横纹上2.5分外4分处（图1-7）。

【主治】睾丸炎、睾丸痛、阴茎痛、疝气痛。

【针法】5分针，与肌肉垂直下针，直刺针深2~3分。

【指法】指按、指压或用硬物点按刺激，7~15分钟。

【经验】天阳、地阳、人阳、内阴、沈阴这5穴，为治疗睾丸疾病包括睾丸癌的特效穴，对疝气、前列腺肿大、阴茎肿痛也有很好的疗效。

沈阴（又称沉阴穴）

【位置】掌面食指第一节中央外侧5分上2分处，即小间穴外2分处（图1-7）。

【主治】睾丸癌、睾丸瘤、疝气痛、前列腺肿大、阴茎痛、阴门肿痛。

【针法】5分针，与肌肉垂直下针，直刺针深2~3分。

【指法】指按、指压或用硬物点按刺激，7~15分钟。

【经验】天阳、地阳、人阳、内阴、沈阴这5穴，为治疗睾丸疾病包括睾丸癌的特效穴，对疝气、前列腺肿大、阴茎肿痛也有很好的疗效。

【综论】此5穴为治疗男性睾丸疾病、前列腺疾病的要穴，笔者曾用此5穴治愈7岁男孩睾丸受伤。

【处方】妇科、还巢配此5穴3次治愈一名7岁男孩的睾丸受伤，效果之好难以想象。另外，笔者曾以此5穴治疗过多例前列腺肿大患者，证明了此5穴对男科疾病确有很好的疗效。

膝灵（2穴）

【位置】手背，中指指甲内、外两侧下2分处，共2个穴（图1-8）。

【主治】膝关节炎、风湿性心脏病、脚趾神经痛。

【针法】5分针，由上往下斜刺1~2分。

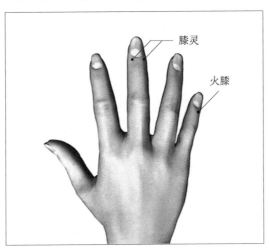

图1-8　膝灵、火膝穴

【指法】指按、指压或用硬物点按刺激，7~15分钟。

【经验】膝灵穴的临床效果同火膝穴，配肩中穴治疗膝盖风湿性关节炎特效。

【综论】膝灵穴在临床中确有疗效，笔者曾以此2穴配心膝穴、胆穴、膝三针治愈多例膝关节炎患者，疗效确切。单一使用此2穴笔者没有临床经验，望业内人士总结。

火 膝

【位置】小指甲外侧角后2分（图1-8）。

【主治】膝盖痛、关节痛、膝扭伤、眼球痛。

【针法】5分针，针深1~2分。

【指法】指按、指压或用硬物点按刺激，7~15分钟。

【运用】火膝穴治疗郁证（肝气横逆型）颇佳。而用于手太阳经疼痛、肩臂不举、变形性膝关节炎颇有殊效。

【详解】

1. 火膝穴董师用于治痰迷心窍之精神病有效（生气所致）。

2. 火膝穴治肩臂不举、手太阳经疼痛有殊效。

3. 火膝穴在小肠井穴附近，亦具开窍作用，心与小肠表里，奇经之督脉与小肠亦相关，因此本穴治疗神志病作用极好（生气所致之疼痛也有效）。

4. 火膝穴用于治变形性膝关节炎也极有效。

5. 火膝穴在小指小肠经上（心与小肠表里），故治心脏病、神志病及膝痛。

6. 根据脏腑别通理论（小肠与脾通），所以火膝穴治疗肩不举也有很好的疗效。

【综论】笔者曾以火膝穴配鬼门十三针的鬼宫穴、鬼信穴、鬼心穴、鬼路穴、鬼枕穴，针刺6次治愈17岁女孩狂躁性精神病，至今未复发。以此穴配心膝穴、胆穴治疗膝关节疾病疗效确切。

心膝一

【位置】中指背面第二节中央内侧中点处（图1-9）。

【主治】膝盖痛、肩胛痛、颈项痛、小腿胀痛及酸痛。

【针法】5分针，由内向外斜刺2~3分。

【指法】指按、指压或用硬物点按刺激，7~15分钟。

【运用】心膝一穴治疗脊椎疼痛及膝关节炎，临床运用之效果极佳。配膻中治疗膝无力特效。

【经验】心膝一穴配肩中穴治疗膝痛效果更佳。

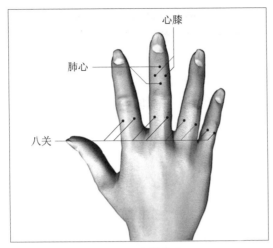

图1-9　心膝等穴

心膝二

【位置】中指背面第二节中央外侧中点处（图1-9）。

【主治】膝盖痛、肩胛痛、颈项痛、脊痛、小腿胀痛及酸痛。

【针法】5分针，由内向外斜刺2~3分。

【指法】指按、指压或用硬物点按刺激，7~15分钟。

【运用】心膝穴治疗脊椎疼痛及膝关节炎，临床运用之效果极佳。配膻中治疗膝无力特效。

【经验】心膝二穴配肩中穴治疗膝痛效果更佳。

【详解】

1. 心膝穴位于中指上，治脊柱痛亦有效，治膝无力及变形性膝关节炎疗效极佳。

2. 心膝穴为董师最常用的治膝痛之穴。

3. 心膝穴在心包经上，包络与胃通，胃经通过膝眼（犊鼻穴），与膝关系最密切，余以内关穴治膝痛特效，道理亦同。

【综论】心膝穴笔者在临床中经常结合胆穴使用，此2穴结合对上述疾病的治疗确有很好的疗效。

肺心（2穴）

【位置】中指背第二节中央线上，指节间距离上、下1/3处各取1穴，计2个穴（图1-9）。

【主治】脊椎疼痛、颈项痛、腓肠肌痉挛。

【针法】5分针，皮下针向小指方，横刺2~3分。

【指法】指按、指压或用硬物点按刺激，7~15 分钟。

【运用】肺心穴治疗腰椎疼痛极佳。

【详解】

1. 肺心穴治脊椎痛，尤其是腰椎及尾椎，疗效颇佳。

2. 肺心穴在中指之中节，对应于脊椎，故治脖颈痛、脊椎痛及尾椎痛，可说整个脊椎皆为主治范围。

3. 肺心穴亦能强心，故能治小腿胀痛。

八关（8穴）

【位置】手背食指、中指、无名指、小指第一节正中央偏内、外侧 5 分下 2.5 分处，共 8 个穴（图 1-9）。

【主治】中风、半身不遂、贫血、耳鸣。

【针法】5 分针，斜刺从下往上入针 2~3 分。

【指法】指按、指压或用硬物点按刺激，7~15 分钟。

【经验】八关一穴至八关八穴配正会穴为治疗中风、半身不遂的特效穴，且为董师常用之速效穴。如治疗肩周炎、手臂不举、腿痛、腿软无力更是针到病除，一般取八关三穴与四穴就足够了。

【综论】八关穴配灵骨穴、大白穴、正会穴、前会穴、后会穴、三重穴、肾关穴，笔者在临床中治疗中风患者疗效很好，单用八关四穴、五穴治疗面部肿痒疗效甚好。

胆穴（2穴）

【位置】中指第一节两侧中点，计 2 个穴（图 1-10）。

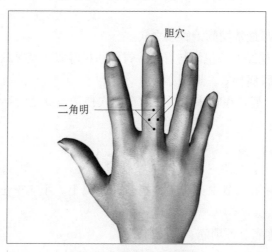

图1-10　胆穴、二角明穴

【主治】惊悸、怔忡、小儿夜啼。

【针法】5分针，针深1~2分。

【指法】指按、指压或用硬物点按刺激，7~15分钟。

【运用】本穴治疗惊悸、小儿夜啼确有疗效。本穴配伍内关穴治疗膝痛特效。

【详解】

1. 胆穴除治疗小儿夜哭、心惊外，用毫针治疗膝痛亦极特效。

2. 胆穴位于中指心经上，治膝痛极效。通过心与胆通的原理，尚能治胆虚之小儿夜哭及心惊。

3. 心包经之穴位皆有安神强心作用，心包与胃通，胃不和则卧不安，故治上病。董师认为作用于胆其意亦通。

【综论】此穴笔者经常配合心膝穴使用，在临床中用此穴来治疗膝关节疾病及胆虚和更年期综合征。

【病例】董女士，56岁，教师。2000年接诊，双膝疼痛一年半，X线片显示髌骨软化症、创伤性关节炎、骨质增生、半月板损伤。针刺小节、胆穴、心膝，令其活动10分钟，顿觉轻松，针20次后症状完全消失。

【处方】胆穴、心膝、小节、委中。

二角明（2穴）

【位置】中指第一节中央线上，距离两指节间上、下1/3处各取1穴，计2个穴（图1–10）。

【主治】闪腰岔气、肾痛、眉棱骨痛、鼻骨痛。

【针法】5分针，皮下针向小指方，横刺2~3分。

【指法】指按、指压或用硬物点按刺激，7~15分钟。

【运用】二角明穴治疗上述诸症，疗效颇佳。本穴与火串共享，治疗闪腰岔气者，莫不立时见效。而疗鼻骨疼痛，多与镇静穴共享，其疗效之佳，令人匪夷所思。

【详解】

1. 二角明穴治疗腰痛、闪腰岔气、眉棱骨痛、鼻骨痛（含前额痛），效果显著，针刺时向外沿皮刺。

2. 二角明穴董师认为能作用于肾，故治闪腰岔气及肾亏腰痛。

3. 二角明穴在中指心包经上，根据心包与胃通的原理，故能治面部之眉棱骨痛、鼻骨痛。还能治眼压高。

【综论】笔者临床使用二角明穴较多，经常用此穴配眼黄穴、灵骨穴治疗前额痛，单用二角明穴结合平衡针的腰痛穴治疗闪腰岔气有立竿见影之效。

指千金（3穴）

【位置】手背食指第一节中央偏尺侧3分处是第1个穴，上2.5分处是第2个穴，下2.5分处是第3个穴（第3个穴也叫指五金穴，图1–11）。

【主治】急慢性肠炎、下腹痛、鱼刺鲠喉、肺虚畏冷。

【针法】5分针，直刺1~2分。

【指法】指按、指压或用硬物点按刺激，7~15分钟。

【经验】指千金穴在食指大肠经上，大肠与肺表里，治疗肺及大肠病。肺主喉系，大肠主肠腹，故治肠炎、腹痛、鱼刺鲠喉、胃及十二指肠溃疡亦有效。

【详解】

1. 凡名五金、千金者皆能治肠腹喉病，唯手足之五金、千金疗效皆大于指之五金、千金。

2. 穴名为"金"，作用于肺、大肠。

3. 穴在食指大肠经上，大肠与肺表里，治疗肺及大肠病。

4. 肺主喉系，大肠主肠腹，故治上病——肠炎、腹痛、鱼刺鲠喉。治胃及十二指肠溃疡亦有效。

【综论】笔者曾用指千金、指五金穴治疗过几例鱼刺鲠喉患者，疗效还可，但并不确切，在治疗肠炎及腹部疾病时，笔者结合胃经的足三里穴、门金穴、灵骨穴疗效不错。

三仙（3穴）

【位置】手背食指第一节正中央及上、下各2.5分，共3个穴（图1–11）。

【主治】皮肤因挫伤而肿痛、过敏性皮肤病、疥疮、湿疹。

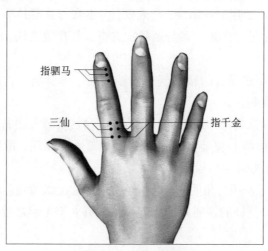

图1–11　指千金等穴

【针法】5 分针，由下往上斜刺 1 分。

【指法】指按、指压或用硬物点按刺激，7~15 分钟。

【综论】笔者曾用三仙穴结合木穴治疗湿疹，效果还可以，如配合委中穴、大椎穴刺络治疗湿疹疗效更好。

指驷马（3穴）

【位置】食指背第二节中点外侧（小指方向），指节间距离 1/2 处为 1 个穴，其上、下 1/3 处各 1 个穴，计 3 个穴（四分法取 3 穴，图 1–11）。

【主治】胸膜疾患、皮肤病、耳鸣耳痛、鼻炎、面部黑斑。

【针法】5 分针，针深 2~3 分。

【指法】指按、指压或用硬物点按刺激，7~15 分钟。

【运用】指驷马穴配木穴治疗掌指皮肤病特效。用于治脸面黑斑若与背后阳性点挑治同时进行，疗效甚佳。并治肩痛，退乳回奶皆效。

【经验】指驷马穴需贴骨下针。

【详解】

1. 指驷马穴配木穴治疗掌指之皮肤病极特效。

2. 指驷马穴治疗肩痛效果甚佳。

3. 指驷马穴也有退乳回奶之功效。

4. 指驷马穴在大肠经上，与肺表里，肺主皮肤，故治皮肤病。

5. 根据肝与大肠通的原理，本穴能疏肝，故能治胁痛，也能治乳病。

【综论】笔者用指驷马配木穴治疗手足干裂、皮肤病效果不错，对上述其他疾病的治疗有待于临床进一步验证。

七华（7穴）

【位置】手背食指、中指、无名指的第一、二节横纹内外侧及小指第一、二节横纹尺侧的尽头，共 7 个穴（图 1–12）。

【主治】头痛、头昏、三叉神经痛、脑鸣、脑涨痛、五脏不安、脑瘤（特效）、脑炎。

【针法】5 分针，直刺 1~3 分。

【指法】指按、指压或用硬物点按刺激，7~15 分钟。

【经验】七华穴治脑瘤特效。七华穴配少白穴名为八华穴，有提神醒脑的作用，对用脑过度、失眠引起的头昏、头涨、头痛确有奇效。

【综论】七华穴在临床中治疗上述疾病疗效确切，笔者曾以七华穴配灵骨穴、上瘤穴治疗脑瘤患者 67 例，其中 56 例经 CT 复查有明显回缩，其余病例临床症状减轻，对此穴还望同人总结其更好的临床疗效。

木火（4穴）

【位置】手背食指、中指、无名指、小指第二、三节间横纹正中央处，共4个穴（图1-12）。

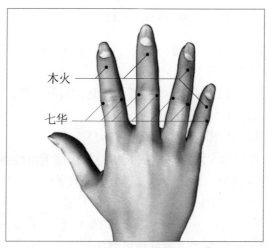

图1-12　七华等穴

【主治】半身不遂、腿痛、中风后遗症、草鞋风。单用治疗中风后遗症、下肢无力、膝内侧及腓肠肌痉挛颇效。

【针法】斜刺由上往下以15°入针1~2分，或以三棱针点刺出血奇效。左病取右，右病取左。

【指法】指按、指压或用硬物点按刺激，7~15分钟。

【经验】木火穴接近中冲穴，有强心活血作用。单用治中风后下肢无力颇有效，尚能治膝内侧痛及小腿肚酸痛。中风与风（木）、痰（火）关系最密切，木（肝）、火（心）两阴经皆上行至头，肝风与痰火为引起中风主因。木火穴为治疗半身不遂之特效穴，如配合八关穴效果加倍。临床上应用可任取一穴使用，一般习惯取木火二穴下针（董师曾用木火二穴治疗高棉总统龙诺元帅之半身不遂，奇效）。

【注意与禁忌】木火穴效果迅速，通常针1次以不超过5分钟为原则。连续取用5天，限用3分钟。

【综论】木火穴接近手厥阴心包经的中冲穴，有强心活血作用，治疗中风后遗症对其他各针有加强作用；单用治中风后下肢无力颇有效，尚能治膝内侧痛及小腿肚酸痛；中风与风（木）痰（火）关系最密切，木（肝）、火（心）两阴经皆上行至头，肝风与痰火为引起中风主因。本穴在火经（心包经）上，接近井木穴，也为其取名木火之理；或说本穴介于本经之井穴（属木穴与火穴）之间，故属木火，而名之木火穴；补木火即温阳（同理，补金水即养阴）；穴名木火，治半身不遂甚效，治四肢寒也甚效。笔者在临床中治疗中风后遗症患者，此穴为笔者首选穴，如配患侧八关穴令患者活动，也称动气针法，堪称神效。

指胃（3穴）

【位置】手背朝上，当食指第二节正中央点偏桡侧3分及上、下各2.5分处，共3个穴（图1-13）。

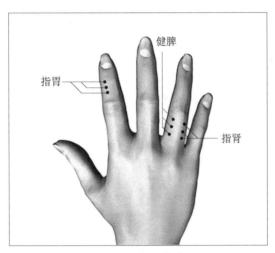

图1-13 指胃等穴

【主治】胃炎、胃溃疡、肺热咳嗽、肺虚、胃寒、皮肤病。

【针法】5分针，直刺1~2分。

【指法】指按、指压或用硬物点按刺激，7~15分钟。

【综论】指胃穴在手阳明大肠经，与足阳明胃经是交接经，依此理论所以能治疗上述疾病。本穴之命名是在手指治疗胃病之意，笔者在临床中曾使用此穴配合土水穴、四花上穴治疗过多例胃疾，疗效不错。

指肾（3穴）

【位置】手背，无名指第一节正中央外开（小指方向），以四分法定位3个穴（图1-13）。

【主治】肾虚、心脏衰弱、背痛、口干、心脏性气喘、胸痛。

【针法】5分针，直刺1~2分。

【指法】指按、指压或用硬物点按刺激，7~15分钟。

【经验】治胸背痛宜指肾3个穴同时取用。指肾穴配心灵穴治心脏停搏特效，配地宗穴治心脏肥厚、心脏积水神效。

【详解】

1.指肾穴通过三焦与肾通的原理，治口干、肾虚病有效。

2.指肾穴董师常用治背阔肌（膏肓穴附近）疼痛。

3.指肾穴作用与大腿部位之通肾穴相同，唯效果略小。

【综论】笔者曾用指肾穴治疗肾虚性腰痛、糖尿病之口干症，临床效果确切，但不如水通、水金效果明显，望同人总结更好的临床疗效。

健脾（3穴）

【位置】手背，无名指第一节正中央偏内侧 3 分处，以四分法定位 3 个穴（图 1-13）。

【主治】脾肿大、胰腺炎、脸部肿痒症、青春痘、气喘。

【针法】5 分针，直刺 2~3 分。

【指法】指按、指压或用硬物点按刺激，7~15 分钟。

【经验】此穴配驷马穴治疗皮肤病效佳。

指三重（3穴）

【位置】手背，无名指第二节正中央外侧 3 分处，以四分法定位 3 个穴（图 1-14）。

【主治】脸面神经麻痹、面瘫、乳腺肿瘤、乳头肿大、肌肉萎缩。

【针法】5 分针，斜刺 1~2 分。

【指法】指按、指压或用硬物点按刺激，7~15 分钟。

【经验】指三重穴配肩峰穴治乳癌、乳腺肿瘤特效。

【详解】

1.指三重本穴功同小腿部位之三重穴，效果稍小。

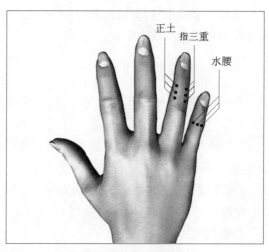

图1-14　指三重等穴

2.指三重穴治偏头痛有显效,也能治后项痛。

3.董氏奇穴无名指上之还巢、指三重皆作用于肝肾,还巢、指肾偏于肾,指三重、木炎偏于肝。

正土(3穴)

【位置】手背,无名指第二节中央点内侧3分处,以四分法定位3个穴(图1-14)。

【主治】腹痛、直肠癌、十二指肠炎、胃炎、呕吐、胰腺炎、皮肤过敏、气喘、偏头痛。

【针法】5分针,直刺1~2分。

【指法】指按、指压或用硬物点按刺激,7~15分钟。

【经验】正土穴配其门、其角、其正3个穴为治疗肠癌之特效穴,加配外三关穴、指三重穴效果更为显著。

【综论】正土这3个穴临床治疗胃肠系疾病确有疗效,尤其对肠癌的治疗临床能收到意想不到的效果,让笔者为之惊奇。对上述其他疾病的治疗,笔者没有临床经验,还望业内人士总结其更好的临床疗效。

水腰(3穴)

【位置】手背,小指第二节正中央及内、外侧共3个穴(图1-14)。

【主治】头昏、偏头痛、腰痛(特效)、坐骨神经痛、角膜炎、结膜炎、眼压过高胀痛。

【针法】5分针,直刺1~2分。

【指法】指按、指压或用硬物点按刺激,7~15分钟。

【综论】水腰穴笔者在临床中用于治疗腰痛、坐骨神经痛,配灵骨穴或加配腰痛点治疗上述疾病577例,有立竿见影之效。

珠圆(2穴)

【位置】在拇指背第一、第二节横纹内,外侧各5分处,共2个穴(图1-15)。

【主治】青光眼、白内障、角膜炎、结膜炎、弱视。

【针法】5分针,直刺2~5分。

【指法】指按、指压或用硬物点按刺激,7~15分钟。

【综论】笔者在临床中治疗上述疾病经常用珠圆穴结合上白穴、分白穴、眼黄穴、天黄穴、明黄穴、地黄穴,疗效不错,但对白内障和青光眼的患者要加配光明穴。

妇科(2穴)

【位置】在拇指第一节外侧赤白肉际处,距上、下指间节距离1/3处各1个穴,计2个穴（图1-15）。

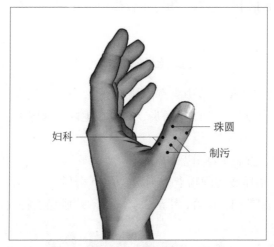

妇科

珠圆

制污

图1-15　珠圆等穴

【主治】月经先期或后期、月经过多或过少、盆腔炎、子宫肌瘤、宫颈息肉、妇人久年不孕等。

【针法】5分针，贴骨旁下针，针深2~3分。

【指法】指按、指压或用硬物点按刺激，7~15分钟。

【运用】本穴为妇科常用要穴，疗效显著。配中封、内庭治疗痛经效力迅速而佳；配人皇、血海治疗外阴白斑疗效显著；配还巢治疗不孕堪称特效。如系闭经，配长强穴，可谓杏林一绝。

【详解】

1. 妇科穴能调治子宫位置不正之屈倾。

2. 根据肺与膀胱通的原理，通于子宫（子宫蓄血之证用桃核承气汤及妇科病桂枝茯苓丸入太阳经之方剂甚效，即可证之），妇科穴配重子穴治子宫病也同此理。

【综论】妇科穴在临床中为妇科疾病常用穴，效果显著，如配门金穴或内庭穴治疗痛经极有效。配还巢穴治疗不孕症疗效极佳，以此组配穴治疗不孕症之夫妻已不下百对之多。

制污（3穴）

【位置】拇指背第一节中央线上，指间节距离中点为1个穴，此穴与上、下指节的平分线再各取1点，计3个穴（图1-15）。

【主治】恶性肿瘤、久年恶疮或恶性肿瘤开刀后刀口流污不止、不收口不结痂。

【针法】5分针，斜刺，由下往上刺1~2分，或以三棱针点刺出黑血立即见效。

【指法】指按、指压或用硬物点按刺激，7~15分钟。

【运用】制污穴治疗一切疮疡、刀伤、烫伤或手术后伤口溃疡出水、久不收口，尤有特效。

【经验】制污穴配外三关穴、止瘤穴治外科肿瘤效佳。

【详解】

1. 制污穴治疗一切疮伤、刀伤、烫伤或手术后伤口溃疡出水，久不收口，点刺出血，极有效验。曾治一厨师，不慎切伤食指，历数月而不收口，仅以患侧制污穴点刺2次即见痊愈。又治一高中生，脚底溃破出水3年不收口，久治未愈，经于制污穴刺血2次而痊愈，此类病例已有数十例之多。

2. 制污穴在肺经上，故治皮肤病。接近少商穴，其适当点刺出血效果尤佳。此穴还可治中耳炎及带状疱疹，效果亦佳。治内部之脓疡也有效果，但不明显，有待于临床验证。

五虎（5穴）

【位置】拇指掌面第一节外侧赤白肉际处，两指纹中自上而下每2分1穴，依次分为5个穴（六分法取5穴，图1-16）。

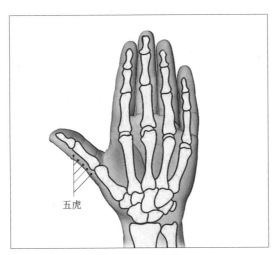

五虎

图1-16　五虎穴

【主治】全身骨痛。

【针法】5分针，针深2~3分。

【指法】指按、指压或用硬物点按刺激，7~15分钟。

【运用】五虎穴为常用要穴，自指尖向下依次为五虎一、五虎二、五虎三、五虎四、五虎五。五虎一治疗手指酸痛及手指扭伤，若腕部无力，可取列缺，速效。五虎二为五虎一或五虎三之加强针。本穴治疗运动损伤性疼痛疗效极佳。而治疗足跟痛，伍以鲁琳下穴或小节穴，治疗多例，莫不立见疗效。而对于蔓延性指掌麻痛，五虎欠佳。

【详解】

1. 五虎穴应用广泛，对于脚跟痛、脚痛、手痛，效果显著。

2. 五虎一治手指痛酸、腱鞘炎、扳机手、类风湿性关节炎及手指痛，五虎三治足趾酸痛，五虎四治脚踝、脚背酸痛，五虎五治脚跟酸痛，皆极有效。五虎二则作为五虎一或五虎三之倒马针。五虎三尚可治头痛。五虎一也可治头痛。

3. 手为劳动器官，足为运动器官，与脑神经联系密切，因此手足部位之穴道治疗作用甚强。手部更以大指之活动力最强，大指有妇科、制污、止涎、五虎等穴，均为有效常用之穴。

4. 董师认为本穴能作用于脾，脾主四肢，虽曰治身骨肿，但以四肢为主。

5. 五虎穴之排列及主治，全息意义甚强。

6. 由于在肺经上，兼以全息而论，五虎一、五虎二部位在上，故也能治肺炎咳嗽、瘰疬、扁桃腺炎等。

【综论】笔者以此穴组治疗篮球、网球、足球、排球、体操运动员多人，有些病例病已多时，仅针 1 ~ 2 次即愈。

止涎（5穴）

【位置】手背拇指第一节中央偏内侧 5 分，六分法取 5 穴，每上 2 分是 1 穴（图 1-17）。

【主治】中风患者流涎、小孩流口水、胃寒胃痛、虚泄、结膜炎、角膜炎、视神经炎、视神经萎缩、白内障、迎风流泪、牙痛、肠疝。

【针法】5 分针，由内往外斜刺 2~3 分，或以三棱针点刺出血。

【指法】指按、指压或用硬物点按刺激，7~15 分钟。

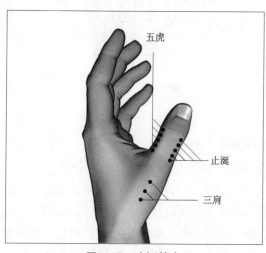

图1-17　止涎等穴

【经验】笔者以此穴配灵骨、大白、肾关、三重穴治中风流涎疗效不错，如加配水通、水金穴效更佳。

【详解】

1. 止涎穴治小儿流口水有效，治大人流涎则以水金或水通穴疗效更佳，小儿流涎多热，大人流涎多寒。

2. 止涎穴在肺经，有补气收摄之效。本穴与制污皆有补气收摄之效。

【综论】笔者治疗中风后遗症流涎的患者，经常使用此穴配灵骨穴、大白穴、正会穴，临床治愈上千例之多，疗效确切。

三肩（3穴）

【位置】握拳取穴，手背拇指掌骨外侧正中央是三肩二穴，下3分处（近虎口处）是三肩一穴，上3分处是三肩三穴（图1-17）。

【主治】肩周炎（手臂不举奇效）、颈项痛、肩胛骨痛。

【针法】5分针，直刺0.5~1.5寸。

【指法】指按、指压或用硬物点按刺激，7~15分钟。

【经验】三肩穴配伍肾关穴治疗肩周炎特效。

【综论】笔者以三肩穴配合肾关穴、平衡针的中平穴、三叉三穴在临床中治疗肩周炎及上述疾病几百例，疗效肯定。

一一部位歌诀

大小中外浮，食指B线上。疝气与肠炎，奇效五间当。食指D线上，木穴肝火旺。急躁泪易淌，涕多此穴当。手部皮肤病，此穴效为良。中指一节上，D线名心常。心悸与怔忡，疗效堪称良。中指二节上，C线三分法。上下两个穴，脾大胃肠胀。脚趾酸麻肿，脾肿穴取良。双灵中指上，二节横纹央。内外二分半，消化与不良。肺骨肝喉癌，重症急救用。木炎无名指，二节D线上。此穴疗肝病，火旺指下痊。口干与口苦，针下症自平。凤巢无名指，一节A线上。四法分三穴，妇科病自全。复原无名指，一节D线上。骨骼与肿大，筋肿坐骨痛。腰痛骨膜炎，骨病均治灵。太阳小指上，一二节中央。太阳偏头痛，头晕调血压。眼病眉骨痛，太阳二穴灵。失枕在小指，二节D线上，中点上二分。颈痛与落枕，用脑过度良。定喘无名指，二节B线上，四分穴取三，咳喘气管炎。无名二横纹，内外二分半，穴名叫木疡。肝炎肝硬化，胁痛胆囊炎。掌面中指上，一二节中央。火星上下穴，嗝逆与溃疡。二节中指央，内外五分藏。小腿胀痛酸，木华取一良。如治脾胃病，双手可同伤。食指A线上，天地人内沈。睾丸疝气痛，腺体与阴肿。五穴同取灵，手背中指甲，穴名为膝灵，内外二分下。风湿关节痛，脚趾心脏病，心膝中指上，二节侧两旁。针术任何施，两穴一二长。膝盖肩胛痛，脊痛医名扬。肺心中指二，可治颈项痛。腰椎及尾椎，小腿胀痛松。皮下外横刺，小指方向通。中指一节上，两侧各中央。一分二分深，心悸夜哭郎。膝痛惊悸症，胆穴是良方。取穴二角明，中指一节央。横刺有两分，两穴皮下藏。方向尤注意，针向小指方。闪腰岔气者，腰痛亦专长。鼻骨眉棱骨，诸痛皆无恙。手背食指上，三仙穴中藏，一节正中央。穴，湿疹与疥疮。食指二节上，驷马三穴藏。掌指皮肤病，退乳亦可尝。八关有八穴，全在手指上。一二肩臂痛，三四小腿胀。五六面部痒，七八中风良。七华本八穴，手指二节纹。五脏有不安，脑瘤与脑炎。三叉神经痛，八华穴取全。木火治瘫奇，横刺小指方。首限五分钟，五日三分起。针者要厚道，切记莫张扬。大指一节外，妇科二穴排。诸多妇科病，针下春自来。制污大指中，一节三穴通。创面久不收，血出见奇功。五虎疗手脚，大指掌面部。一节外侧出，周身骨痛楚。一穴攻手指，三穴足趾殊。脚踝脚背痛，脚跟五虎五。六法穴取五，拇指内五分。中风流口水，止涎五穴针。

第二节　二二部位（手掌部位）

重　子

【位置】虎口下约 1 寸处，大指掌骨与食指掌骨之间（图 2-1）。

【主治】背痛、胸痛、肺炎、肺癌、肺气肿、感冒、咳嗽、气喘、心悸、膝盖痛、喉炎。

【针法】直刺 1~2 寸，治小儿疾患以三棱针点刺出血特效。

【指法】指按、指压或用硬物点按刺激，7~15 分钟。

【运用】重子穴治疗肺炎尤具特效，治疗小儿气喘疗效迅速，治疗感冒多配液门（一侧即可），感冒涕多配木穴亦极妙。

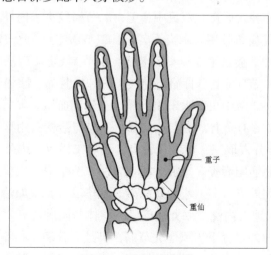

图2-1　重子、重仙穴

【经验】重子穴配重仙穴为治疗背痛、胸痛的特效穴。

【详解】

1. 重子穴为治疗背痛兼颈肩痛之特效针。

2. 当颈背肩疼痛时，重子穴及重仙穴常有青筋浮现，因此，该穴既能反映病变，也能以之治疗该病。

重　仙

【位置】大指骨与食指骨夹缝间，重子穴斜下1寸处；与手背灵骨穴相对相通（图2-1）。

【主治】背痛、肺炎、发烧、膝盖痛。

【针法】直刺1~2寸，治小儿疾患以三棱针点刺出血特效。

【指法】指按、指压或用硬物点按刺激，7~15分钟。

【运用】重子、重仙两穴多并用。治疗单侧肩背痛，多有立竿见影之效，治疗高烧配耳尖放血极效。此外，本穴治疗心跳过速、手指拘挛有卓效，也常用于高血压的治疗，刺之留针15分钟，甚妙。

【详解】

1. 重子、重仙两穴单用均治背痛（对膝痛效果亦佳），并用（两针配用谓之倒马针）治疗效果更为迅捷，尤其是治疗膏肓穴部位的疼痛，效果更是较一般穴位疗效要好。

2. 重子、重仙两穴同时下针，为治背痛之特效针，治疗肩痛极有效，治疗颈痛也有效，可以说治颈肩痛均特效。

3. 笔者临床20年来，以此穴治疗落枕患者不下数百例，均有立竿见影之效，配承浆穴效果更佳。

4. 重仙穴治疗半身不遂效果不错。

5. 重仙穴接近肺经鱼际穴，对肺炎、支气管炎、支气管哮喘、痰稠不易咳出，针之也有效。

6. 重仙穴治疗子宫瘤、卵巢炎也有效。

7. 重仙穴治疗胸痛也有效。

8. 重仙穴在肺经范围，故治肺经呼吸系统疾病及胸痛。

9. 根据肺与膀胱通的原理，重仙穴可治肩背痛及子宫病。

【综论】笔者在临床中治疗上百例手指拘挛不伸的患者，但要针对侧重子、重仙穴确有立竿见影之效。如病久者可在患侧尺泽泻针加强效果更佳。

小　节

【位置】位于大指本节掌骨旁（在肺经上）赤白肉际上，握拳拇指内缩取穴（图2-2）。

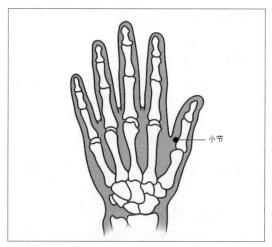

图2-2　小节穴

【主治】踝痛、踝扭伤特效，也治颈痛、肩痛、背痛、腰痛、坐骨神经痛、胸痛、胃痛、慢性腹泻、腕肘痛。

【针法】沿骨下直刺1.0~1.5寸。右病取左，左病取右。

【指法】指按、指压或用硬物点按刺激，7~15分钟。

【经验】小结穴治疗脚踝疼痛及扭伤。首先是由于对应关系，其次，内踝与脾关系密切，外踝与膀胱经关系密切。本穴在肺经上，通过手、足太阴相通及肺与膀胱通，故治内外踝痛甚效，治疗与肺及膀胱经相关的颈、肩、胸、腰、背、坐骨神经痛皆有效。与脾相通，小结穴又与土水穴有相合之处，故能治便溏。又与重子、重仙穴有相合之处，故也能治咳嗽、气喘，肘、腕、手掌痛。

【综论】笔者临床运用小节穴治疗下肢运动障碍及脚踝扭伤患者几百例，但要注意的是要取对侧小节穴，如配合正会穴、鼻翼穴疗效更佳。

三风（3穴）

【位置】手掌朝上，食指与中指叉口上2.5分、5分、7.5分处共3个穴（图2-3）。

【主治】头风痛、项紧痛、偏头痛、两肩痛。

【针法】直刺2~4分或使用三棱针点刺出血。

【指法】指按、指压或用硬物点按刺激，7~15分钟。

【综论】此穴笔者临床很少使用。治疗肩痛笔者曾用三风穴配灵骨穴、肾关穴疗效不错，如加配足三里疗效更佳。对其他疾病的治疗，还望业内人士临床验证此穴之疗效。

三齿（3穴）

【位置】手掌朝上，当中指与无名指叉口上2.5分、5分、7.5分处，共3个穴（图

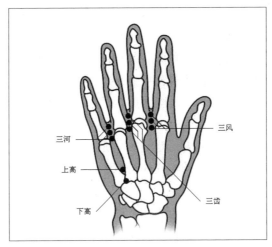

图2-3 三风等穴

2-3）。

【主治】牙齿痛、齿龈炎、咽喉炎、扁桃腺炎、胃炎、胃痛。

【针法】直刺2~4分或使用三棱针点刺出血。

【指法】指按、指压或用硬物点按刺激，7~15分钟。

【综论】笔者用三齿穴配灵骨穴、四花上穴治疗过几十例牙痛患者，疗效不错，如牙痛严重加配平衡针的牙痛穴好比雪中送炭。

三河（3穴）

【位置】手掌朝上，当无名指与小指叉口上2.5分、5分、7.5分处，共3个穴（图2-3）。

【主治】子宫痛、下腹痛、两腿痛、胆疾、脊椎骨长骨刺、腰痛、坐骨神经痛。

【针法】直刺2~4分或使用三棱针点刺出血。

【指法】指按、指压或用硬物点按刺激，7~15分钟。

【综论】笔者治疗坐骨神经痛，常选三河穴配腕顺一穴、腕顺二穴，如病情较重加配胆经的环跳穴，膀胱经的承山穴、昆仑穴疗效肯定。

土水（3穴）

【位置】拇指第一掌骨内侧，距掌骨小头1寸处1穴，后5分处1穴，再后5分处1穴（图2-4）。

【主治】急慢性胃炎、久年胃病。

【针法】沿骨下直刺0.5~1.0寸。右病取左，左病取右。

【指法】指按、指压或用硬物点按刺激，7~15分钟。

【经验】土水穴除治胃病、胃痛外，尚可治手指痛、手掌痛、手骨痛。

【详解】

1. 穴名土水，可治土寒（水应寒），治久年胃病甚效，治脾湿慢性腹泻也佳。据《内经》所载，手鱼际部位能诊断肠胃疾病，《内经·经脉》篇说："鱼际青则胃中寒，鱼际赤则胃中热。"临床观察中发现，便秘者常在鱼际部位发赤；大便溏湿者，鱼际部有暗青色浮起；如患肠炎、腹泻严重，则更能见及青筋暴起，故此穴既能反映病变，也能以之治疗病变。

2. 本穴能治久年胃病及大便溏湿之另一原因，系因胃经起于中焦（中脘附近），并且向下联络大肠的缘故，本穴能行胃中湿热出肠道，不令湿土克肾水（因肾主二便）。

3. 本名土水，在肺经上，穴属土金水，因此肺、脾、肾皆治，理气作用甚佳，故治胃痛、气喘甚效。

4. 土水穴位置与鱼际穴相符，穴属荥穴（荥穴治外经），外经包括经络病及外感病，治疗喉痛甚效，尤其是外感喉痛，治肺炎亦甚效。

5. 此穴除治胃病、胃痛外，尚可治手指痛、手掌痛、手骨痛。治疗原则为左痛治右，右痛治左。

手　解

【位置】 小指掌骨与无名指掌骨之间。握拳时小指指尖处，与劳宫平（图2-4）。

【主治】 晕针。

【针法】 向掌根方向斜刺，针深3~5分。

【指法】 指按、指压或用硬物点按刺激，7~15分钟。

【运用】 手解穴主要治疗针刺后反应诸症，如刺后晕针、麻木、气血逆乱之疼痛。该穴为心经之少府荥穴，具有宁神志、调气血之效。刺之约15分钟晕针即解，

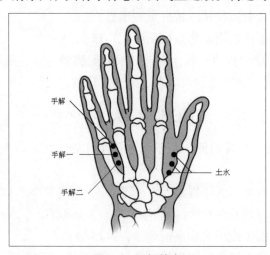

图2-4　手解等穴

点刺出血则立效。本穴治疗子宫脱垂、阴部瘙痒、泌尿系统疾患亦效。

手解一（董氏三十二解穴之一）

【位置】手掌朝上，于小指掌骨与无名指掌骨之间，握拳时小指尖所触之处。距掌指横纹1寸（图2-4）。

【主治】解晕针，治坐骨神经痛（下针立解）、腰痛、三叉神经痛、全身痛、伤口疼痛，又解食物中毒、药物中毒、急性胃肠炎疼痛难忍，拔牙时麻醉止痛、子宫手术之麻醉止痛（当麻醉使用，需配心灵穴）。

【针法】直刺2~8分，针下立解，或以三棱针点刺出血即解。

【指法】指按、指压或用硬物点按刺激，7~15分钟。

【经验】手解一穴配心灵穴，麻醉效果最好。手解一为最佳之止痛穴之一，故治疗肺癌、鼻癌时必须取手解一穴。

手解二（董氏三十二解穴之一）

【位置】手掌朝上，于小指掌骨与无名指掌骨之间，握拳时小指尖所触之处上5分。距掌指横纹上1.5寸处（图2-4）。

【主治】解晕针，治坐骨神经痛（下针立解）、腰痛、三叉神经痛、全身痛、手术后伤口疼痛，又解食物中毒、药物中毒、急性胃肠炎疼痛难忍，拔牙时麻醉止痛、子宫手术之麻醉止痛（当麻醉使用，需配心灵穴），兼能治胆石症、胆囊炎，针下立解，或以三棱针点刺出血即解。

【针法】直刺2~8分，针下立解，或以三棱针点刺出血即解。

【指法】指按、指压或用硬物点按刺激，7~15分钟。

【经验】手解二穴为最佳止痛穴之一，治疗肺癌、鼻癌时必须取针手解二穴。手解二穴为董氏三十二解穴之首，效果神速。

【详解】

1. 手解穴即心经之少府穴，少府为心经（属火）之荥穴（属火），为火中之火穴，强心及温阳之作用甚强，故能解晕针。又《内经》曰："病变于色者取之荥。"晕针时脸色必变，针心经之荥穴甚为有效，这也是手解穴能解晕针之理。

2. 手解穴对皮肤瘙痒有镇定止痒之功，一则诸痛痒疮皆属于心，一则本穴为荥火穴，能清火（盖皮肤痒疹多属火大之病）。

上高（董氏七十二绝针之一）

【位置】手掌第四、五掌骨之间，手解二穴上5分处（见图2-3）。

【主治】腹膜炎、肋膜炎、阑尾炎、卵巢炎、急慢性小肠炎，能增高。

【针法】直刺2~8分。

【指法】指按、指压或用硬物点按刺激，7~15 分钟。

【经验】上高穴配下高穴为治疗腹膜炎之特效穴，同时有促进脑神经皮质激素分泌的作用，故又可以增高，下针 20 次可增高 5~15 厘米，超过 20 岁效果较小。

下高（董氏七十二绝针之一）

【位置】手掌第四、第五掌骨之间，手解二穴上 1.5 寸处（于小指掌骨与无名指掌骨之间，握拳时小指尖所触之处上 2 寸，见图 2-3）。

【主治】腹膜炎、肋膜炎、阑尾炎、卵巢炎、急慢性小肠炎，能增高。

【针法】直刺 2~8 分。

【指法】指按、指压或用硬物点按刺激，7~15 分钟。

【经验】上高穴配下高穴为治疗腹膜炎之特效穴，同时有促进脑神经皮质激素分泌的作用，故又可以增高，下针 20 次可增高 5~15 厘米，超过 20 岁效果较小。

【综论】笔者用上高穴、下高穴配灵骨穴、足阳明胃经的足三里穴、肝经的太冲穴为 20 岁以内的少年增高，疗效不错。

三毛（3穴）

【位置】手掌朝上，当食指掌骨正中央上 5 分、1 寸、1.5 寸处，共 3 个穴（图 2-5）。

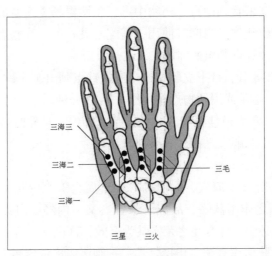

图2-5　三毛等穴

【主治】胃溃疡、十二指肠溃疡、胃腺癌、肺结核、肺癌、鼻癌、支气管炎、气喘、扁桃体炎、肺病。

【针法】斜刺 3 分，直刺 2~5 分。

【指法】指按、指压或用硬物点按刺激，7~15 分钟。

三火（3穴）

【位置】掌面朝上，当中指掌骨上正中央上5分、1寸、1.5寸处，共3个穴（图2-5）。

【主治】心律不齐、风湿性心脏病、心肌肥厚、胸痛、背痛、耳鸣、偏头痛、前额痛、头晕。

【针法】斜刺3分，直刺2~5分。

【指法】指按、指压或用硬物点按刺激，7~15分钟。

三星（3穴）

【位置】掌面朝上，当无名指掌骨正中央上5分、1寸、1.5寸处，共3个穴（图2-5）。

【主治】两胁痛、肋膜炎、黄疸病、肝炎、口苦、耳聋、两腿内侧筋痛、胃胀、脾脏肿大。

【针法】斜刺3分，直刺2~5分。

【指法】指按、指压或用硬物点按刺激，7~15分钟。

三海一

【位置】手掌朝上，当小指掌骨上正中央下5分（向手指方向）是三海一穴（图2-5）。

【主治】急慢性肾盂肾炎、膀胱炎、子宫瘤、卵巢瘤、子宫炎、卵巢炎、坐骨神经痛、腰痛、脊椎炎、阳痿、早泄、项紧痛、后脑疼痛、胆汁分泌不足，能增高。

【针法】直刺2~5分。

【指法】指按、指压或用硬物点按刺激，7~15分钟。

三海二

【位置】手掌朝上，当小指掌骨上正中央是三海二穴（图2-5）。

【主治】急慢性肾盂肾炎、膀胱炎、子宫瘤、卵巢瘤、子宫炎、卵巢炎、坐骨神经痛、腰痛、脊椎炎、阳痿、早泄、项紧痛、后脑疼痛、胆汁分泌不足，能增高。

【针法】直刺2~5分。

【指法】指按、指压或用硬物点按刺激，7~15分钟。

三海三

【位置】手掌朝上，当小指掌骨上正中央是三海二穴，上5分处（向手腕方向）是三海三穴（图2-5）。

【主治】急慢性肾盂肾炎、膀胱炎、子宫瘤、卵巢瘤、子宫炎、卵巢炎、坐骨神经痛、腰痛、脊椎炎、阳痿、早泄、项紧痛、后脑疼痛、胆汁分泌不足，能增高。

【针法】直刺 2~5 分。

【指法】指按、指压或用硬物点按刺激，7~15 分钟。

心灵一（董氏七十二绝针之一）

【位置】心灵一穴位于手腕横纹上 1.5 寸，于桡侧手腕屈肌腱和长掌肌腱之间取之（上 2 寸是内关）（图 2-6）。

【主治】心脏内膜炎、心律不齐、心肌肥厚、心肌梗死、胸闷（胸痛）、胃脘痛、腿痛、前额头痛、头晕、手脚麻痹。

【针法】直刺 0.5~1.0 寸，斜刺 30°，由下往上刺 1.5 寸治胸部、头部疾病。

【指法】指按、指压或用硬物点按刺激，7~15 分钟。

心灵二（董氏七十二绝针之一）

【位置】心灵二穴位于手腕横纹上 2.5 寸（图 2-6）。

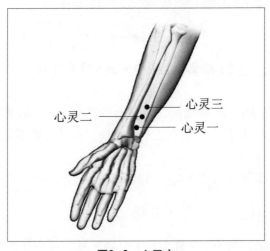

图2-6　心灵穴

【主治】心脏内膜炎、心律不齐、心肌肥厚、心肌梗死、胸闷（胸痛）、胃脘痛、腿痛、前额头痛、头晕、手脚麻痹，也可作为麻醉用于颈项手术。

【针法】直刺 0.5~1.0 寸，斜刺 30°，由下往上刺 1.5 寸治胸部、头部疾病。

【指法】指按、指压或用硬物点按刺激，7~15 分钟。

心灵三（董氏七十二绝针之一）

【位置】心灵三穴位于手腕横纹上 3.5 寸（图 2-6）。

【主治】心脏内膜炎、心律不齐、心肌肥厚、心肌梗死、胸闷（胸痛）、胃脘痛、腿痛、前额头痛、头晕、手脚麻痹，亦可作为麻醉用于颈项手术。

【针法】直刺 0.5~1.0 寸，斜刺 30°，由下往上刺 1.5 寸治胸部、头部疾病。

【指法】指按、指压或用硬物点按刺激，7~15 分钟。

【综论】以上诸穴笔者很少使用，但心灵一、心灵二、心灵三穴笔者治疗心律不齐患者多例，如配通关、通山、通天效果更好。笔者常用三海穴作为增高的配穴。

大 白

【位置】手掌背面，当第二掌指关节后桡侧凹陷处，此穴也即大肠经之三间穴（图 2-7）。

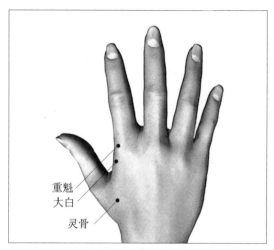

图2-7 大白等穴

【主治】小儿气喘、高烧、咽喉疼痛、坐骨神经痛、肩背痛、头痛、偏头痛、肺癌、肺炎、肺气肿、肺积水、腰痛。

【针法】直刺 0.5~1.5 寸或以三棱针点刺治小儿气喘、发高烧、肺炎特效。

【指法】指按、指压或用硬物点按刺激，7~15 分钟。

【运用】大白穴极少单独应用。三棱针刺穴位周围青筋出血治小儿气喘、高烧及急性肺炎，具有特效。留针则多用于坐骨神经痛。大白透劳宫治梅核气有效，大白配木穴治疗眼痛也极效。该穴多作为灵骨的加强针。

【经验】治疗肺癌、肺气肿、肺积水时，灵骨穴配大白穴奇效。治疗半身不遂时灵骨穴配大白穴、上三黄穴、通肾穴、通关穴、通背穴、通山穴、通天穴、正会穴奇效。治疗久年胃病、胃溃疡，灵骨穴配大白穴、中白穴。大白穴配灵骨穴治疗范围甚广，凡属气滞血瘀之证均有奇效。曾以灵骨穴配大白穴，心常一、心常二、心常三穴，手解一穴治疗肺气肿 12 人，肺癌 6 人。

【详解】

1. 大白穴很少单独应用，除用三棱针治疗小儿气喘发高烧及急性肺炎外，大多为灵骨之倒马针，两穴配合应用效果极佳。

2. 三棱针点刺时，在大白穴附近之青筋（血管）点刺出血即可。

3. 大白穴取名与肺经关系密切，故治肺病甚效（肺与大肠相表里），也常配灵骨补气治多种病痛。

重　魁

【位置】手背食指内侧，即大白穴下 2.5 分处，也即三间穴上 2.5 分处（图 2-7）。

【主治】发烧、头痛、偏头痛、感冒、咳嗽、气喘、三叉神经痛、眼红肿痛、高血压，也可作为拔牙麻醉和手术麻醉使用。

【针法】贴骨下直刺 2~5 分或以三棱针点刺出血。

【指法】指按、指压或用硬物点按刺激，7~15 分钟。

【经验】重魁穴为感冒发烧之要穴，对眼疾、麦粒肿、高血压也有效果，拔牙麻醉时，选重魁穴透大白穴。

灵骨（董氏七十二绝针之一）

【位置】第一、第二掌骨结合处，也即拇指、食指叉骨间之终端（图 2-7）。

【主治】头面诸病以及汗证、伤风咳嗽、消渴、手痛、吐泻、半身不遂、坐骨神经痛、腰痛、脚痛、骨骼胀大、经闭难产、遗尿、经痛、肠痛、丹毒等。肺气不足引起的肺炎、肺气肿、肺癌、面神经瘫痪、半身不遂、头痛、偏头痛、妇女月经不调、痛经、冠心病、心律不齐、胃及十二指肠溃疡、肾炎、肠炎、面疗、眼疾、耳鸣、耳聋及一切久病、怪病。

【针法】针深 0.5~1.5 分，可透重仙穴。

【指法】指按、指压或用硬物点按刺激，7~15 分钟。

【运用】本穴为常用要穴之一，其通经活络功能极强。本穴配大白主治半身不遂，本穴配耳背静脉点刺治疗小儿急性扁桃腺炎极佳，本穴配廉泉，治小儿流脑后遗症具有卓效。本穴配大白穴治疗坐骨神经痛特效（加人皇更佳），本穴配人皇治功能性子宫出血极妙。补灵骨泻少泽治产后缺乳极妙。单用本穴可治疗脚无力，小便频数、疼痛，对于肘痛、口噤不开及鼻内起疱（取健侧）、头晕更具特效。治疗生气所致的握拳不开以及急性腰扭伤、落枕、纳呆、脱肛等，疗效也颇佳。曾以此穴为主，配人皇治疗肢端麻木，其疗效是非传统针灸所能比拟的。

【经验】各种手术麻醉，灵骨穴配心灵穴。治疗肺癌、肺气肿、肺积水时，灵骨穴配大白穴奇效。治疗半身不遂时灵骨穴配大白穴、上三黄穴、通肾穴、通关穴、通背穴、通山穴、通天穴、正会穴奇效。治疗经痛，灵骨穴配门金穴、四花上穴特效。治疗久年胃病、胃溃疡配大白穴、中白穴。大白穴配灵骨穴治疗范围甚广，凡属气滞血瘀之证均有奇效。

【注意与禁忌】孕妇禁针。因此穴有收缩子宫的作用，故孕妇针之有流产之虞。

【详解】

1. 灵骨穴调气补气温阳作用极强，以灵骨穴为主、大白穴为辅的倒马针为董师治疗高棉前总统龙诺半身不遂之主穴。笔者临床治疗数十例半身不遂患者，皆以灵骨穴、大白穴为主（针健侧），或配风市或配肾关，间以背部五岭穴点刺，效果非十四经正穴所能比拟。

2. 灵骨穴有疏活脑部血气之功。针头针后再针本穴（久留针），可使头针之效果加强甚多。依临床经验，该法较其他方法效果更好。

3. 灵骨穴配大白穴治疗坐骨神经痛也极特效，不论太阳经或少阳经走向之坐骨神经痛皆极有效。针刺时以左治右，以右治左。治脚难举抬（无力）、腹胀、小便不节（次数过多）、小便痛也极有效。

4. 灵骨穴单用治肘痛、鼠蹊胀痛、头晕等症有特效。治肘痛取患侧，鼠蹊痛取对侧，头晕双侧均取。

5. 灵骨穴单用尚可治肩痛不举、食欲不振、脱肛、背痛、膝痛、腰痛、脊椎痛、耳鸣（听力不足）等，效果也颇好。治胸部打伤慢性咳嗽、上腹胀闷也甚有效。

6. 灵骨穴、大白穴均在大肠经上，阳明经多气多血，此二穴调理气血作用甚强。又夹合谷（大肠原穴），补气作用尤强。

7. 大白穴穴性同三间穴，属木。灵骨在合谷（属木）、阳溪（属火）之间，二穴木火同用有温阳作用，治半身不遂功同补阳还五汤、真武汤。

8. 大（白）通肺，灵（骨）应肾，两穴又有金水相通之意，治呼吸病甚效。

9. 两穴皆贴骨进针又通肾，透过大肠与肝通，又能治肝筋之病，可谓筋骨皆治。治腰痛、坐骨神经痛均甚效。灵骨穴治网球肘甚效（以骨治骨），治脚跟痛亦特效（除系以骨治骨外又有全息脚跟点之对应作用）。

10. 两穴合用涵盖俞原所经之处，又以全息论而言，大白穴主上焦，灵骨穴主下焦。又大白穴、灵骨穴均在大肠经，皆以深针为主，又深透上、中、下三焦，因此不论纵横，此二针皆涵盖三焦之用，效果之大，自有其理。

11. 灵骨穴、大白穴组合可说五脏皆治，是唯一在董针中应用极广之穴组。

中白（又名鬼门穴，董氏七十二绝针之一）

【位置】手背小指骨与无名指掌骨之间，距指骨与掌骨连接处5分，中渚后5分（图2-8）。

【主治】肾病之腰痛、腰酸、头晕、背痛、背酸、散光、疲劳、坐骨神经痛、

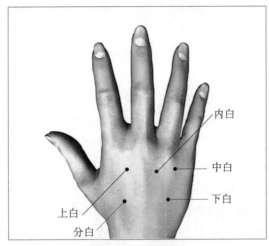

图2-8　中白等穴

足外踝痛、四肢水肿、膀胱炎、肾虚耳鸣、脑鸣、偏头痛、退行性关节炎、小腿痛。

【针法】针深 3~5 分。

【指法】指按、指压或用硬物点按刺激，7~15 分钟。

【运用】中白穴常应用于起坐之际的腰痛。常规治疗肾亏等各种病变之外，尚可治疗各种骨科疾患，并可降血压，治前头痛。配腰痛点（倒八针）治疗腰痛。

【经验】中白穴配下白穴为治闪腰、岔气、骨刺、坐骨神经痛及耳疾之特效穴。

【详解】

1. 中白穴治肾亏之各种病变，效果甚好，除上述作用外，尚可治疗脊椎骨刺。本穴对于急性腰扭伤、慢性腰痛甚效。

2. 中白穴可治高血压及前头痛，对偏头痛有效，治头晕（包括高血压、肾虚及梅尼埃病）也有效。

3. 中白穴治疗肩周炎、肩背痛、落枕甚效。本穴治心后之脊间痛甚效，治肋痛有效。

4. 中白穴治耳鸣及突发性耳聋甚效。

5. 中白穴在三焦经腧穴附近，对三焦经循行所过之疼痛皆有疗效。本穴补气理三焦作用甚强。

6. 手、足少阳同名经相通，故本穴治头痛、梅尼埃病及相关症状有效。手少阳三焦经与心包经相表里，还能治心悸。

7. 通过三焦与肾通的原理，本穴补肾作用甚好，故能治疗肾虚引起的疾病。

下　白

【位置】手背小指骨与无名指掌骨之间，距指骨与掌骨连接处 1.5 寸，液门穴下 5 分（图2-8）。

【主治】急慢性肾炎、膀胱炎、坐骨神经痛（奇效）、骨刺（奇效）、腰酸痛、背痛、头晕、散光、肾虚耳鸣、脑鸣、重听、四肢水肿、偏头痛、脊椎炎、退化性关节炎、小腿痛、闪腰岔气（特效）。

【针法】针深 0.5~1.0 寸。

【指法】指按、指压或用硬物点按刺激，7~15 分钟。

【运用】该穴常与中白穴并用，以增强疗效。该穴与中白穴合用治疗肾虚诸症疗效极佳。治疗少阳经之坐骨神经痛亦佳。此外，该穴尚有疏肝理气、止痛解郁之效，治疗腰部及四肢扭伤颇效。

【注意与禁忌】下白穴非十四经之液门穴，正确位置在液门穴下 5 分。

【经验】下白穴配肝门穴治疗急性肝炎有特效。

【详解】

1. 中白、下白、倒马并用，主治前述肾虚各病，疗效极佳。

2. 中白、下白、倒马并用，尚可治少阳经走向之坐骨神经痛颇效。

3. 理同中白穴（肾与三焦通，补肾作用甚好），合用更佳，也能治肾绞痛。

4. 手足少阳经相通，治胆绞痛也甚效。

5. 中白、下白、倒马治闪腰岔气也甚效，治环腰一周痛甚效。

6. 中白、下白与灵骨、大白合用（可两手交叉治），通治下肢疼痛。

上　白

【位置】手背朝上，握拳取之，食指掌骨与中指掌骨之间，距指骨与掌骨缝上 5 分处（手腕方向，图 2-8）。

【主治】角膜炎、结膜炎、眼酸胀、近视、散光、坐骨神经痛、心绞痛、背痛、腰痛、弱视、迎风流泪。

【针法】直刺 3~8 分。

【指法】指按、指压或用硬物点按刺激，7~15 分钟。

【运用】双手取穴效佳。

分　白

【位置】手背朝上，中指掌骨与食指掌骨之间，距指骨与掌骨骨缝上 1.5 寸处，即上白穴上 1 寸处（手腕方向，图 2-8）。

【主治】角膜炎、结膜炎、眼酸胀、近视眼、散光、坐骨神经痛、心绞痛、背痛、腰痛、弱视、迎风流泪。

【针法】直刺 3~8 分。

【指法】指按、指压或用硬物点按刺激，7~15 分钟。

【经验】分白穴配上白穴治疗弱视、眼酸胀。在治疗的 412 例中，有 388 人获痊愈，且均于治疗10次以内痊愈，余24例尚需配合花骨穴及其他穴位，才能完全治愈。

内　白

【位置】握拳取穴，手背中指掌骨与无名指掌骨之间，距指骨与掌骨骨缝上5分处（手腕方向，图2-8）。

【主治】麻疹、白癜风、慢性胰腺炎、脾肿大、齿龈炎、腰痛、坐骨神经痛、过敏性皮肤病。

【针法】直刺3~8分。

【指法】指按、指压或用硬物点按刺激，7~15分钟。

外　白

【位置】手背中指掌骨与无名指掌骨之间，距指骨与掌骨骨缝上1.5寸处，即内白穴上1寸（手腕方向，图2-9）。

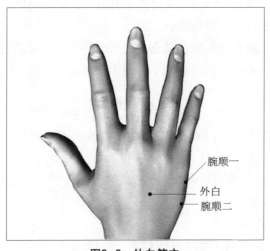

图2-9　外白等穴

【主治】麻疹、白癜风、慢性胰腺炎、脾肿大、齿龈炎、腰痛、坐骨神经痛、过敏性皮肤病。并治三叉神经痛、口齿神经痛、肋间神经痛。

【针法】直刺3~8分。

【指法】指按、指压或用硬物点按刺激，7~15分钟。

【经验】治疗神经痛配中白穴（奇效）。

【综论】上白穴、分白穴、内白穴、外白穴这4穴在临床中较少用，但笔者治疗眼疾常用上白穴、分白穴配花骨一穴，效果不错。内白穴、外白穴常作为腰椎疾病的配穴使用。

腕顺一（董氏七十二绝针之一）

【位置】手背小指掌骨外侧下缘，手腕横纹下 2.5 寸处，后溪穴后 5 分处（图 2-9）。

【主治】肾虚所致头痛眼花、坐骨神经痛（特效）、肾炎、膀胱炎、腰痛（特效）、四肢骨肿（奇效）、背痛、腿痛、骨刺、耳鸣、耳聋、颈项骨刺（特效）。

【针法】针深 1.0~1.5 寸。

【指法】指按、指压或用硬物点按刺激，7~15 分钟。

【运用】腕顺一穴用于女性患者其效尤著，两手不宜同时取穴。该穴位于后溪穴后 5 分处，而后溪为八脉交会穴，可通督脉，故治疗腰椎痛有特效。另此穴对太阳经之坐骨神经痛、腿弯痛尤有良效。

【经验】腕顺一穴为治骨刺、肾脏疾病的特效穴。可双手取穴，效果更佳。腕顺一穴治骨刺，有效率达 100%；治耳鸣临床效果也佳。腕顺一穴为面神经麻醉和坐骨神经麻醉的常用穴。

【详解】

1. 透过手足太阳经相通，治疗足太阳经之坐骨神经痛及腰椎痛、腿弯痛等有特效，配合腕顺二穴，效果更佳。本穴贴骨进针，疗效尤佳。

2. 董师认为此穴可作用于肾，治肾虚之各病甚效。此处常作为肾虚之诊断点，软弱无力多系肾亏。

腕顺二

【位置】小指掌骨外侧，距手腕横纹 1.5 寸处（图 2-9）。

【主治】肾虚所致之头痛眼花、坐骨神经痛（特效）、肾炎、膀胱炎、腰痛（特效）、四肢骨肿（奇效）、背痛、腿痛、骨刺、耳鸣、耳聋、颈项骨刺（特效），兼治鼻出血、失眠。

【针法】针深 1.0~1.5 寸。

【指法】指按、指压或用硬物点按刺激，7~15 分钟。

【运用】腕顺二穴治疗肾虚等各种疾病均极有效。对耳鸣、耳聋、腹胀、腰痛、腿弯紧痛、下肢无力等疾患疗效确切。一般情况，一次用 1 穴即可，两侧穴位并用也无不可。临床此穴多与腕顺一穴合用为佳。

【经验】腕顺二穴为治骨刺、肾脏疾病的特效穴。可双手取穴，效果更佳。腕顺二穴治骨刺，有效率达 100%；治耳鸣临床效果也佳。腕顺二穴为面神经麻醉、坐骨神经麻醉的常用穴。

【详解】

1. 腕顺一、腕顺二穴并用治疗肾亏所致之各种病变及疼痛，疗效甚好，肾虚之牙痛、眼痛亦有效。

2.除前述各病外，董师尚用其治耳鸣、重听、小腹胀、腰围痛、腿弯紧痛，疗效也佳。

3.理同腕顺一，手足太阳经相通，治腰背痛、腿弯痛甚佳。

4.董师认为，此穴可作用于肾，从补肾发挥可治疗许多疾病，前述各病多由肾虚而起，针之甚效。

【综论】腕顺一、腕顺二穴配灵骨穴、大白穴在临床中治疗了上千例腰痛的患者，疗效很好，如坐骨神经痛加配中白穴、下白穴堪称神效。

三叉一（董氏七十二绝针之一）

【位置】握拳取穴，在食指与中指叉口之中央处（图2-10）。

【主治】角膜炎、眼睛酸痛（特效）、腰痛、坐骨神经痛（有卓效）、眉棱骨胀痛（特效）、视神经萎缩、半身不遂、痿证。

【针法】直刺2寸，从叉口进针至两掌骨间端，握拳后从叉口进针。

【指法】指按、指压或用硬物点按刺激，7~15分钟。

【详解】

1.三叉一穴在第二、第三指间，与手阳明大肠经、手厥阴心包经有关。

2.肺与大肠相表里，能补肺气，治颈肩腰背痛。

3.手足厥阴通，大肠也与肝通，肺主气，肝藏血，本穴也能治胁痛及月经不调、崩漏等疾病。

三叉二（董氏七十二绝针之一）

【位置】握拳取穴，在中指与无名指叉口之中央点（图2-10）。

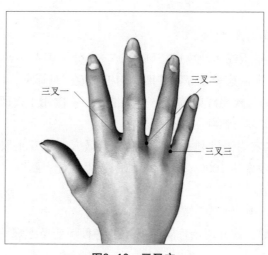

图2-10　三叉穴

【主治】脾肿大、胰腺炎、半身不遂（特效）、坐骨神经痛、手脚麻痹（特效）。

【针法】直刺 2 寸，从叉口进针至两掌骨间端，握拳后从叉口进针。

【指法】指按、指压或用硬物点按刺激，7~15 分钟。

【详解】三叉二穴在第三、第四指间，与手厥阴心包经及手少阳三焦经有关，能强心通胃（包络与胃通），治膝痛。与三焦经有关，能通肾，也有类似三叉三穴之作用，治腰痛及五官病有效。

三叉三（董氏七十二绝针之一）

【位置】握拳取穴，在无名指与小指叉口之中央点（图 2-10）。

【主治】重感冒头晕头昏（特效）、坐骨神经痛（特效）、骨刺（特效）、腰酸、腰痛（奇效）、肾盂肾炎、肾脏病水肿（特效）。

【针法】直刺 2 寸，从叉口进针至两掌骨间端，握拳后从叉口进针。

【指法】指按、指压或用硬物点按刺激，7~15 分钟。

【详解】三叉三穴在第四、第五指间，但尤贴近第四指，从骨下筋旁进针，即贴筋贴骨进针，因此能肝肾并治。既能透达中白（中渚）、下白等俞、原穴之位置，又能健脾益气。本穴在三焦经上，通过肾与三焦通，也能补肾。本穴脾、肝、肾皆治，又能增强免疫功能，治疗上述诸症疗效确切。

二二部位歌诀

虎口下一寸，重子穴堪遵。背痛咳感冒，气喘肺炎春。子后为重仙，退烧心跳兼。堪疗膝盖痛，手挛指下边。手解握拳取，横纹一寸一。如再上五分，手解二穴存。晕针与麻醉，气血错乱针。心灵一穴点，腕纹上寸五。一穴上一寸，心灵二穴出。二穴上一寸，心灵三穴三。心脏内膜炎，穴取心灵三。大白对重子，耳闻幼儿端。高烧是特效，坐骨疼痛缓。重仙后灵骨，肘痛领风骚。偏头经背腰，坐骨肠与脚。面部神经痹，半身不遂邀。骨骼有胀大，妇人经不调。经闭耳鸣聋，头昏脑涨消。中白中渚后，五分此穴出。上穴下一寸，下白即其户。起坐腰际痛，肾虚背痛殊。坐骨神经痛，头晕和疲劳。足下外踝痛，四肢有水肿。

腕顺一二穴，外侧小指方。穴距拳纹下，约有二寸五。头晕眼昏花，疲劳肾炎主。四肢骨胀大，腰际痛不楚。女用效更佳，背痛及坐骨。本穴一寸后，腕顺二穴出。三叉一二三，各指叉口间。眼疾各诸症，坐骨神经痛。半身有不遂，肾脏病水肿。

第三节　三三部位（小臂部位）

其　门

【位置】手背朝上，在手腕横纹桡骨上缘正中央上 2 寸靠内侧 1 寸处（图 3-1）。

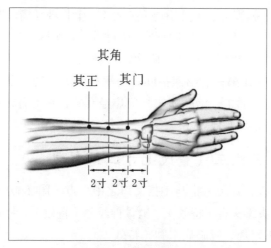

图3-1　其门等穴

【主治】月经不调、赤白带下、大便脱肛、痔疮、子宫炎、卵巢炎、梅毒、淋病、腹膜炎、下痢、子宫肌瘤、子宫颈癌、尿道炎、膀胱炎。

【针法】直刺无效，应斜刺，由桡骨上缘以15°向外斜刺1.5寸。斜刺约与皮下平行，针入3～5分。

【指法】指按、指压或用硬物点按刺激，7～15分钟。

【经验】其门、其角、其正这3穴为治疗痔疮、下腹部炎症之特效穴，若治疗梅毒、淋病时需其门、其角、其正这3穴配分枝上、分枝下穴，效果好。

其　角

【位置】桡骨外侧，手腕横纹后4寸处（图3-1）。

【主治】月经不调、赤白带下、大便脱肛、痔疮、子宫炎、卵巢炎、梅毒、淋病、腹膜炎、下痢、子宫肌瘤、子宫颈癌、尿道炎、膀胱炎。

【针法】直刺无效，应斜刺，由桡骨上缘以15°向外斜刺1.5寸。斜刺约与皮下平行，针入3～5分。

【指法】指按、指压或用硬物点按刺激，7～15分钟。

其　正

【位置】桡骨外侧，手腕横纹后6寸处（图3-1）。

【主治】月经不调、赤白带下、大便脱肛、痔疮、子宫炎、卵巢炎、梅毒、淋病、腹膜炎、下痢、子宫肌瘤、子宫颈癌、尿道炎、膀胱炎。

【针法】直刺无效，应斜刺，由桡骨上缘以15°向外斜刺1.5寸。斜刺约与皮下平行，针入3～5分。

【指法】指按、指压或用硬物点按刺激，7～15分钟。

【运用】上述 3 穴位属大肠经，主治胃肠疾患。大肠经善理下焦，3 穴部位就其全息（手躯顺对）而言，恰对二阴，故三穴对二阴之疾特效。临床中其门、其角、其正三穴同用，针刺时自其角向其正横透尤宜。治疗痔痛时先宜委中三棱针点刺出血，疗效更好。对于顽固性便秘及小腹气胀，其疗效也非十二正经所能比拟。

【详解】

1. 其门、其角夹偏历穴。在腕太极中为二级全息，偏历与支沟在同一水平上，均与肛门阴部部位对应。支沟善治便秘疗痔疮。又其角、其正夹温溜，温溜系大肠经郄穴，有调理气血之功，故能治痔疮及脱肛。针刺时采取皮下刺，自其门透向其角，或其角透向其正。另一刺法则系自大肠经向小肠经方向皮下横刺，皮下刺与肺应，能治大肠病。

2. 治疗痔疮单用其门、其角、其正即能见效，但如于委中穴点刺后，再针此穴，效果尤其显著。临床中单用委中点刺出血，治疗痔疮一次治愈者不乏其人。

3. 根据肝与大肠通的原理，能治妇科月经不调及赤白带下，本穴组对顽固性便秘及小腹胀气亦有殊效。

火 串

【位置】手抚胸取穴，手背腕横纹上 2.5 寸，两筋骨间陷中（手背横纹后 3 寸，两筋骨间陷中是穴，也即三焦经之支沟穴，图 3-2）。

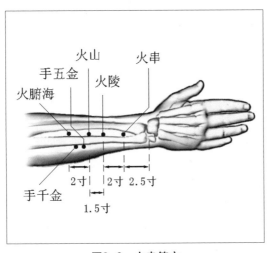

图3-2 火串等穴

【主治】便秘、心悸、手下臂痛、胸痛透背、胸闷、手抽筋、手指麻木。

【针法】直刺 1.0 ～ 1.5 寸，斜刺 30° 由下往上刺 2 寸。

【指法】指按、指压或用硬物点按刺激，7 ～ 15 分钟。

【运用】火串穴治疗手下臂痛时宜针健侧（即左手下臂痛针右手穴，右手下臂痛针左手穴）。治疗便秘、心悸、手下臂痛疗效奇佳。治疗岔气、乳房胀痛、胁痛等疾病尤具特效。此外，单用本穴尚可治疗颈部僵硬、落枕。

【经验】火串穴配腕顺一、腕顺二穴治重听特效。左病取右，右病取左，治疗胸痛、胸闷发胀则同时取火陵穴、火山穴，可双手取穴，效果更佳。

【详解】

1. 火串穴治便秘、心悸、手下臂痛，确有卓效，曾用其治胁痛，尤有特效。

2. 火串穴位与支沟穴同为三焦经之经穴，理气作用甚强，为治便秘及胁痛要穴。且三焦为相火之经，本穴属火，能泻火中之火，治便秘甚佳，穴性属火与心相应，也治心悸及其他心脏病（如胸闷等）。

3. 手、足少阳同名经相通，治踝关节扭伤及落枕也甚效。

4. 根据三焦与肾通的原理，本穴又能理气，治急性腰扭伤也甚效。

5. 火串穴治胁痛与全息对应也有关。

火　陵

【位置】手抚胸取穴，手背两筋骨间陷中，在火串穴上2寸，腕横纹上4.5寸（手背横纹后5寸，即火串穴后2寸，图3-2）。

【主治】胸部闷胀疼痛、手抽筋、手指麻木。

【针法】直刺0.5～1.0寸。

【指法】指按、指压或用硬物点按刺激，7～15分钟。

【经验】左病取右，右病取左，治疗胸痛、胸闷发胀则同时取火陵穴、火山穴，可双手取穴，效果更佳。

【详解】火陵穴在手少阳三焦经，与手厥阴心包经相表里，故治胸闷、胸痛、胸胀皆有疗效。

火　山

【位置】手抚胸取穴，火陵穴上1.5寸，腕横纹上6寸（图3-2）。

【主治】胸部闷胀疼痛、手抽筋、手指麻木。

【针法】直刺1.0～1.5寸。

【指法】指按、指压或用硬物点按刺激，7～15分钟。

【运用】火陵穴、火山穴均左手抽筋针右手穴，右手抽筋针左手穴。胸部闷胀疼痛宜同时用针。此外，火陵穴治疗上肢麻痹、瘫痪、耳聋等疗效也佳。

【经验】左病取右，右病取左，治疗胸痛、胸闷发胀则同时取火陵穴、火山穴，可双手取穴，效果更佳。

【详解】

1. 火陵、火山穴针之能透三焦经，除治疗手抽筋有效外，治疗胸痛、胸闷、胸胀亦有显效，因三焦经与心包经相表里，深针透经，自是效果卓佳，两手同时下针，据经验并无不良作用。

2. 火陵穴治少阳经走向之坐骨神经痛，效果也佳。

3. 火山穴在筋前缘，以筋治筋，故治手抽筋疗效不错。

火腑海

【位置】手抚胸取穴，在火山穴后 2 寸，按之肉起，锐肉之端（图 3-2）。

【主治】咳嗽、气喘、感冒、鼻炎、坐骨神经痛、腿酸、腰酸、贫血、头晕、眼花、疲劳过度。

【针法】直刺 1.0 ~ 1.5 寸。

【指法】指按、指压或用硬物点按刺激，7 ~ 15 分钟。

【运用】治疗贫血、头昏、眼花、腿酸、疲劳过度时，下针 10 分钟后取针，改用指压法。常按本穴可延年益寿。

【经验】火腑海穴与大肠经之手三里穴相符，主治也大体相同，有补虚作用，用灸法效果很好。

【详解】

1. 火腑海穴以三焦经定位，从阳明经取穴，故补肾作用也强，可治坐骨神经痛、腿酸、腰酸。

2. 火腑海穴在大肠经，因肺与大肠相表里，故治呼吸系统诸病。

3. 根据大肠与肝通的原理，本穴可治头晕、眼花、疲劳。

4. 火串、火陵、火山、火腑海这4穴皆以火冠名，皆在三焦经上，穴性属火，又与心包经相表里，故又治心系的所有疾病。

手五金（董氏三十二解针之一）

【位置】尺骨外侧，距腕横纹 6.5 寸（图 3-2）。

【主治】坐骨神经痛、腹痛、小腿麻木、手脚麻木（特效）、小腿发胀、脚痛，解针口痛、项痛、头痛、药物中毒、食物中毒、疮疡毒。

【针法】直刺 0.5 ~ 1.5 寸。

【指法】指按、指压或用硬物点按刺激，7 ~ 15 分钟。

手千金（董氏三十二解针之一）

【位置】尺骨外侧，手五金后 1.5 寸（图 3-2）。

【主治】坐骨神经痛、手脚麻木（特效）、小腿发胀、脚痛，解针口痛、项痛、头痛、腹痛、药物中毒、食物中毒、疮疡毒。

【针法】直刺 0.5 ~ 1.5 寸。

【指法】指按、指压或用硬物点按刺激，7 ~ 15分钟。

【运用】手五金穴和手千金穴的位置约距三焦经走向外开5分，两穴均需手抚胸取穴，两穴同用忌双手同时取穴。杨维杰常用治少阳经走向之坐骨神经痛及小腿胀痛酸麻，手千金穴治疗手臂疮疡初起特效。

【详解】

1. 临床中常用治少阳经走向之坐骨神经痛及小腿胀痛酸麻，手千金单独治手臂疮疡初起特效。

2. 此2穴在手太阳与手少阳中间，筋下骨前，因此筋骨并治而通于肝肾，治坐骨神经痛甚效，其他也甚效。

肠　门

【位置】尺骨内侧，距腕横纹3寸处（图3-3）。

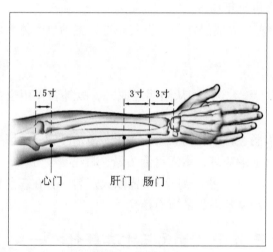

图3-3　肠门等穴

【主治】急慢性肠炎、头昏眼花、胆囊炎、呕吐。

【针法】针深3 ~ 5分。

【指法】指按、指压或用硬物点按刺激，7 ~ 15分钟。

【运用】肠门穴需抚胸取穴，在尺骨内侧与筋腱之间，在治疗急性腹泻和急性痢疾时，多配天枢穴及足三里穴，疗效迅速而确切。若配门金穴，也颇有效。

【详解】

1. 肠门穴在以腕部为中心的太极全息对应中，适当大肠肛门部位（支沟在相同对应位置治便秘），又本穴在小肠经上，小肠为分水之官，利湿作用甚佳，因此本穴能治腹泻，配金门穴，效果更佳。

2. 肠门穴配肝门穴，治急性肝炎而有大肠症状者，效果甚佳。

肝　门

【位置】手抚胸取穴，在尺骨之内侧中部，距腕横纹 6 寸，即肠门穴直上 3 寸处，尺骨内侧距腕横纹 6 寸处（图 3-3）。

【主治】急性肝炎（特效）、急慢性胃肠炎、胸闷、胸痛、两胁痛、腿内侧痛（立除）。

【针法】针深 3 ~ 5 分。

【指法】指按、指压或用硬物点按刺激，7 ~ 15 分钟。

【运用】肝门穴为治疗急性肝炎第一针。治疗时宜扎左手穴位，针后可立止肝痛。针向右捻转，胸闷即解。针向左捻转，肠痛也除，唯忌双手同时取穴。本穴配上三黄穴，治疗慢性肝炎也有特效。

【经验】针下之后立解肝痛，将针向右捻转胸闷立解，将针向左捻转肠痛也除。治疗肝炎兼肠炎症状时，配肠门效果更佳。

【详解】

1. 肝门穴对于急性肝炎效果极佳，由于肝在右侧，所以针治时以左手为主即可，对于合并肠炎症状，则可加针肠门，使成倒马，疗效甚佳。

2. 肝门穴配上三黄穴（天黄、明黄、其黄）治慢性肝炎也有特效，还可治乙型肝炎。

3. 治湿从脾，因小肠与脾通，故本穴能祛湿，又本穴为分水之官，肝门与肠门皆在小肠经上，小肠经之原穴腕骨为治黄疸要穴，本穴能治黄疸型肝炎，道理相同。

4. 从全息观点来看，本穴在小臂之中点治中焦病有效。配合前述理论，治肝病确实有效。

心　门

【位置】手抚胸取穴，在尺骨鹰嘴突起内侧陷处，肘尖下 1.5 寸凹陷中，下尺骨内侧凹陷中，距肘尖 1.5 寸处（图 3-3）。

【主治】心悸、胸闷、心脏病、呕吐、干霍乱。

【针法】针深 3 ~ 5 分。

【指法】指按、指压或用硬物点按刺激，7 ~ 15 分钟。

【运用】心门穴治疗上述疾病具有特效，治疗大腿内侧及腹股沟疼痛、坐骨神经痛、尾骶骨痛、膝痛（内侧尤效），堪称卓效。曾将该穴试用于胃痛患者，疗效满意，唯案例较少。本穴不宜双手同时用穴，取穴时也需手抚胸才能取准。

【详解】

1. 心门穴邻近小肠合穴小海，心与小肠表里，治心脏病甚效。

2. 心门穴从全息而论，在前臂之尾部与臀对应，能治大腿内侧痛（含腹股沟）、坐骨神经痛（对太阳经走向之坐骨神经痛尤为有效，盖手太阳通足太阳）。

3. 心门穴贴骨进针。①以骨治骨（体应）。②全息对应。③手足太阳相通。④太阳夹督脉。因此，本穴治尾椎痛甚效。

4. 董氏奇穴能治心脏病者，多能治膝病，本穴近肘尖与膝对应，故治膝痛甚效（内侧膝痛尤效），由于贴骨进针，尤善于治膝部骨刺及退化性关节炎。

人 士

【位置】手平伸，掌心侧向上，腕横纹上 4 寸，前臂桡骨内侧是穴（图 3-4）。

【主治】气喘、手掌手指痛、肩臂痛、背痛、胸痛、心悸、蛋白尿。

【针法】沿桡骨外侧上缘，从外向内，以 15° 角斜刺 0.5 ~ 1.5 寸，左病取右，右病取左，病在中左右均取。

【指法】指按、指压或用硬物点按刺激，7 ~ 15 分钟。

【经验】针深 5 分治气喘、手掌及手指痛、肩臂痛、背痛。针深 1 寸治心脏病、心悸。针深 1.5 寸治肾亏、蛋白尿。本穴为治疗气喘的特效穴。

【详解】

1. 人士穴在肺经上，故能治气喘，三士穴中仅本穴指出能治手指痛、肩臂痛及背痛，因本穴在倒马针之全息中偏于上焦，故治疗上述之病。

2. 人士穴再度指出针浅治近、针深治远，又指出疼痛以左治右，以右治左，董师治痛一般以对侧（健侧）为主。

地 士

【位置】手平伸，掌心向上，人士穴上 3 寸，孔最穴下 1 寸处（图 3-4）。

【主治】气喘、感冒、头痛、肾虚、心脏病、疝气、便秘。

【针法】沿桡骨外侧上缘，从外向内，以 15° 角斜刺 0.5 ~ 1.5 寸，左病取右，右病取左，病在中左右均取。

【指法】指按、指压或用硬物点按刺激，7 ~ 15 分钟。

【经验】针深 1 寸治气喘、感冒、头痛、肾亏，针深 1.5 寸治心脏病。本穴为治疗气喘的特效穴。

【详解】

1. 地士穴再指出针之深浅，针浅治浅，治气喘、感冒、头痛及肾亏；针深治深，治心脏病。

2. 地士穴在肺经上，穴近郄穴、孔最，治疗气喘、感冒当然有效。

天 士

【位置】掌心向上，地士穴直上 3 寸处（图 3-4）。

【主治】气喘、鼻炎、臂痛、感冒、胸闷胸胀、支气管炎。

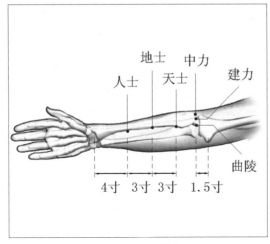

图3-4　人士等穴

【针法】沿桡骨外侧上缘，从外向内，以 15° 角斜刺 0.5 ~ 1.5 寸，左病取右，右病取左，病在中左右均取。

【运用】天士穴针浅则治疗外部的并且病程短、病情轻之疾患，针深则治疗内在的慢性病等疾患。在传统针灸上，刺天突，点刺四缝（挤出黄色黏液，3 ~ 7 天扎 1 次）或配小节穴，疗效迅速而确切。

【指法】指按、指压或用硬物点按刺激，7 ~ 15 分钟。

【经验】本穴为治疗气喘之特效穴。

【详解】

1. 人士、地士、天士简称三士穴，位置均在肺经上，因此治疗呼吸器官病效果极佳。人士在太渊上4寸，地士则与孔最穴位置相符，孔最为肺经郄穴，治哮喘疗效本佳，配人士、天士倒马效果更好。

2. 三士穴配水金或水通疗效更好。

3. 三士穴配灵骨，肺肾双补作用更强，能使金水相通，治疗哮喘效果甚好。

曲　陵

【位置】掌心向上，当肘窝横纹中央直下 1.5 寸处是穴（图3-4）。

【主治】抽筋、呕吐、腹泻、气喘、网球肘、心悸、肘关节炎、甲状腺肿、心肌肥厚、心脏停搏、胸痛、背痛、重感冒。

【针法】直刺 0.5 ~ 1.0 寸，或用三棱针点刺出血。

【指法】指按、指压或用硬物点按刺激，7 ~ 15 分钟。

【运用】曲陵穴为常用要穴，也即手太阴肺经之尺泽。三棱针取曲陵内侧，周围血管点刺出血，疗疾甚速，除治疗上述诸症外，胸闷胸痛、痉挛拘急、肺经一切实证，皆极有疗效。治疗尿意频数，配肾关尤佳。尝以该穴为主，治疗急性乳腺炎、急性扁桃体炎，疗效满意。

【经验】曲陵、建力、中力为治疗重感冒、流行性感冒、鼻蓄脓症的特效穴。

【详解】

1. 曲陵穴为肺之水穴，能肺肾双治，又为合穴，理气作用甚好（合主逆气而泻），治胸肺疾病甚佳，治咳喘甚效。

2. 为金之水穴，泻之能使金不克木，善治筋挛拘急之病。又贴筋（旁有大筋）治筋，治运动系统病甚效。

3. 为肺之水穴，故能治肺之火（发炎）病，治疗扁桃腺炎、肺炎、咽喉炎皆有效。

4. 曲陵穴可治尿意频数（配肾关）、半身不遂、咳嗽（配水金）及肺经一切实证。

5. 点刺出血治疗胸闷、胸痛、心脏病变及肩痹痛（五十肩）、气喘皆极有疗效。

建　力

【位置】当曲陵穴外侧5分处（图3-4）。

【主治】重感冒、鼻塞、鼻蓄脓症、咳嗽、气喘、支气管炎。

【针法】直刺0.3～1.0寸，浅刺治重感冒，深刺治肺炎。

【指法】指按、指压或用硬物点按刺激，7～15分钟。

【经验】建力穴为治疗重感冒、流行性感冒、鼻蓄脓症之特效穴。

中　力

【位置】掌心向上，在建力穴外侧5分处（图3-4）。

【主治】重感冒、鼻塞、鼻蓄脓症、咳嗽、气喘、支气管炎。

【针法】直刺0.5～1.0寸。

【指法】指按、指压或用硬物点按刺激，7～15分钟。

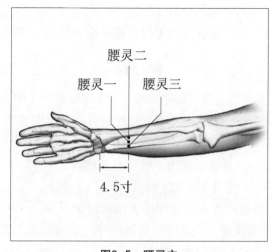

图3-5　腰灵穴

【经验】曲陵、建力、中力为治疗重感冒、流行性感冒、鼻蓄脓症的特效穴。

腰灵一

【位置】腕横纹中央直上 4.5 寸之正中央内侧 5 分处（图 3-5）。

【主治】急慢性肾盂肾炎（特效）、腰酸痛（特效）、痔疮、习惯性便秘（用三棱针点刺出血特效）。

【针法】直刺 2 ~ 3 分，或用三棱针点刺出黑血特效。

【指法】指按、指压或用硬物点按刺激，7 ~ 15 分钟。

【经验】腰灵穴与肾脏、直肠有关联，故用于治疗肾炎、便秘、痔疮有奇效。

腰灵二

【位置】腕横纹中央直上 4.5 寸之正中央处（图 3-5）。

【主治】急慢性肾盂肾炎（特效）、腰酸痛（特效）、痔疮、习惯性便秘（用三棱针点刺出血特效）。

【针法】直刺 2 ~ 3 分，或用三棱针点刺出黑血特效。

【指法】指按、指压或用硬物点按刺激，7 ~ 15 分钟。

【经验】腰灵穴与肾脏、直肠有关联，故用于治疗肾炎、便秘、痔疮有奇效。

腰灵三

【位置】腕横纹中央直上 4.5 寸之正中央外侧 5 分处（图 3-5）。

【主治】急慢性肾盂肾炎（特效）、腰酸痛（特效）、痔疮、习惯性便秘（用三棱针点刺出血特效）。

【针法】直刺 2 ~ 3 分，或用三棱针点刺出黑血特效。

【指法】指按、指压或用硬物点按刺激，7 ~ 15 分钟。

【经验】腰灵穴与肾脏、直肠有关联，故用于治疗肾炎、便秘、痔疮有奇效。

【本节综论】笔者临床中常使用本节穴位，如治疗便秘患者时常用其门、其角、其正 3 穴，治疗心系疾病时常用火串、火山、火陵、火腑海穴，治疗哮喘及肺系疾病时常用地士、人士、天士。肠门、肝门、心门在治疗肠疾、心疾和肝疾时笔者常作为配穴使用，笔者曾用心门穴治膝内侧痛疗效可靠。其他诸穴笔者很少使用，还望业内人士及董针爱好者临床验证其疗效。

三三部位歌诀

三其门角正，桡骨外侧争。腕纹二四六，经乱及带症。大便常脱肛，堪疗痔疮痛。便秘小腹胀，美誉千人颂。火串即支沟，穴在横纹后。三寸两筋间，便秘心悸优。手臂有疼痛，胁痛此针留。支沟后二寸，火陵此处遵。陵后一寸五，火山手抽筋。胸部闷胀痛，两穴定乾坤。手五手千金，腕骨六五扎。其后一寸五，不宜双手插。坐骨与腹痛，脚痛兼脚麻。小腿若发胀，用针必不差。肠门疗肠炎，穴在尺内端。腕骨三寸长，头昏眼花兼。肝门急肝病，距骨六寸远。抚胸寻此穴，针到肝痛痊。右转胸闷解，肠痛左方捻。心门尺骨端，离肘一五间。善治霍呕闷，骶骨坐骨连。大腿内侧痛，内侧膝痛添。人士前桡侧，去腕四寸边。地士上三寸，天士还上三。人士疗气喘，肩臂背痛牵。手掌手指痛，症治有方圆。地士喘感冒，心脏头痛痊。若然问肾亏，下针有何难。天士胸部胀，感冒及气喘。又可疗臂痛，兼可顾鼻炎。三穴配灵骨，哮喘效如仙。尺泽即曲陵，常疗咳与喘。心慌及抽筋，善治阳霍乱。血出胸闷痛，肘痛去霍然。肘窝下寸五，此穴为曲陵。外开五分处，建力穴中藏。再开五分处，中力穴位显。胸痛肘关节，曲陵为首当。若是重感冒，三穴齐功效。腕纹正中线，直上四寸五。腰灵一二三，腰灵二中点。内外五分处，腰灵一和三。肾盂与肾炎，痔疮与腰酸。

第四节 四四部位（大臂部位）

分 金

【位置】后臂肱骨之前侧，距肘窝横纹 1.5 寸处（图 4-1）。

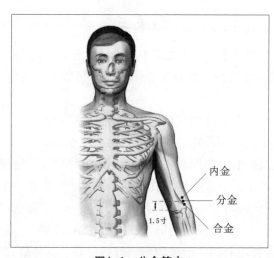

图4-1 分金等穴

【主治】过敏性鼻炎、鼻蓄脓症、感冒、喉炎、咳嗽。

【针法】针深 0.5 ~ 1.0 寸。

【指法】指按、指压或用硬物点按刺激，7 ~ 15 分钟。

【运用】分金位居肺经侠白下 3.5 寸，故治肺经上述诸症特效。酌情点刺太阳和印堂，出血大妙。

【经验】分金、合金、内金为治疗咳嗽、喉炎、支气管炎、喉癌的特效穴。

内 金

【位置】后臂肱骨之前侧，分金穴上5分处（图4-1）。

【主治】过敏性鼻炎、鼻蓄脓症、感冒、喉炎、咳嗽。

【针法】针深0.5～1.0寸。

【指法】指按、指压或用硬物点按刺激，7～15分钟。

【运用】分金位居肺经侠白下3.5寸，故治肺经上述诸症特效。酌情点刺太阳和印堂，出血大妙。

【经验】分金、合金、内金为治疗咳嗽、喉炎、支气管炎、喉癌的特效穴。

合 金

【位置】后臂肱骨之前侧，分金穴下5分处（图4-1）。

【主治】过敏性鼻炎、鼻蓄脓症、感冒、喉炎、咳嗽。

【针法】针深0.5分～1.0寸。

【指法】指按、指压或用硬物点按刺激，7～15分钟。

【运用】分金位居肺经侠白下3.5寸，故治肺经上述诸症特效。酌情点刺太阳和印堂，出血大妙。

【经验】分金、合金、内金为治疗咳嗽、喉炎、支气管炎、喉癌的特效穴。

【综论】分金、合金、内金这3穴均位于肺经之上，因此治疗上述之感冒、鼻炎及喉炎有卓效。尚可治咳嗽及鼻蓄脓症，与曲陵倒马，疗效尤佳。笔者临床中以此3穴配曲陵、建力、中力治疗上述疾病上百例，确有很好的临床效果。

后 椎

【位置】后臂肱骨外侧，距肘横纹2.5寸处（图4-2）。

【主治】脊椎骨脱臼、脊椎骨胀痛、肾炎、腰痛、支气管炎（特效）、口干、老人夜间咳嗽（特效）。后椎、首英、育英3穴同用（即所谓倒马针），效果更为迅速，治脊椎效果不如正脊穴。

【针法】针深3～5分。

【指法】指按、指压或用硬物点按刺激，7～15分钟。

【发挥】本穴在三焦经上，约当清冷渊上5分处。由于位居三焦经上，基于肾与三焦通之藏象原理，治疗与肾有关的脊椎骨脱臼、脊椎骨胀痛、肾炎、腰痛，贴骨下针确有显效。

【经验】后椎、首英为治疗慢性支气管炎之特效穴，对老人夜间咳嗽确有卓效。

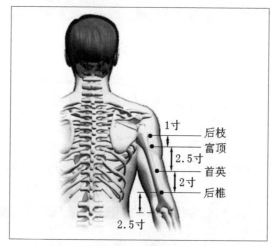

图4-2　后椎等穴

【详解】

1. 后椎穴位居三焦经上，基于脏腑别通（肾与三焦通）之藏象原理，治疗与肾有关之脊椎骨脱臼、脊椎骨胀痛、肾炎、腰痛确有显效。

2. 本穴穴名后椎，能治脊椎病，贴骨进针可见治骨之效。

首　英

【位置】 后臂肱骨外侧，距肘横纹 4.5 寸处（图 4-2）。

【主治】 支气管炎（特效）、老人夜间咳嗽（特效）、口干、脊椎骨脱臼、脊椎骨胀痛、肾炎、腰痛。

【针法】 针深 3 ~ 5 分。

【指法】 指按、指压或用硬物点按刺激，7 ~ 15 分钟。

【运用】 后椎、首英 2 穴取穴均宜手臂下垂时为宜。治疗时 2 穴同时入针，疗效迅速确切。21 时至 23 时针刺效果尤佳。

【详解】

1. 首英穴位置在消泺穴下 5 分，贴骨进针。

2. 基于三焦与肾通的原理，肾主骨，又以骨治骨，故治脊椎病、肾炎、腰痛等有效。

3. 后椎、首英位于上臂中段，治疗脊椎及腰痛也有全息之意在内。

富　顶

【位置】 后臂肱骨外侧，距肘横纹 7 寸处（图 4-2）。

【主治】 疲劳、高血压、头晕、头痛。

【针法】 针刺 3 ~ 5 分。浅刺治疲劳，深刺治头晕、头昏及血压高。直刺 0.3 ~ 1.0

寸或斜刺 1.0 ~ 1.5 寸，贴骨下针。

【指法】指按、指压或用硬物点按刺激，7 ~ 15 分钟。

【经验】浅刺治疲劳、肝弱，深刺治头痛、头昏、项紧、腰痛。配后枝穴并同时下针，可治颈项疼痛、扭转不灵及颜面神经瘫痪。

【综论】董师认为三焦经穴位除作用于肾外，也多作用于肝，见——部位之还巢、指三重可知，上述所治之病多属肝肾亏虚之病。

后 枝

【位置】当肩中与肘之直线上，富顶穴上 1 寸，距肘横纹 8 寸处（图 4-2）。

【主治】高血压、头晕、头痛、皮肤病、血管硬化。

【针法】直刺 0.3 ~ 1.0 寸或斜刺 1.0 ~ 1.5 寸，贴骨下针。

【指法】指按、指压或用硬物点按刺激，7 ~ 15 分钟。

【经验】富顶穴、后枝穴同时下针，可治颈项疼痛、扭转不灵及颜面神经瘫痪。

【综论】富顶、后枝两穴董师认为作用于肝及心，既能治肝及调整血液循环，又能治高血压、头晕、头痛、疲劳等。

肩中（董氏七十二绝针之一）

【位置】后臂肱骨外侧，距肩骨缝 3 寸处（图 4-3）。

【主治】膝关节炎（特效）、膝盖扭伤（特效）、皮肤病（颈项皮肤病及臂部皮肤病有特效）、半身不遂、心悸、肩痛、肩周炎、流鼻血、血管硬化、瘰疬（特效）、腰痛。

【针法】针深 0.5 ~ 1.0 寸。

【指法】指按、指压或用硬物点按刺激，7 ~ 15 分钟。

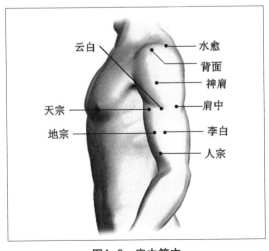

图4-3 肩中等穴

【运用】肩中穴位于肩臂三角肌中央，治疗膝盖痛具有特效。治疗肩痛时应左肩膀痛针右边穴，反之亦然，疗效尤佳。对于颈项皮肤病也具特效。

【经验】肩中穴配建中穴有清血作用，用于治疗胆固醇过高，效果更佳。肩中穴配建中穴治疗膝盖疾病特效。肩中穴配三重穴治疗瘰疬特效。肩中穴配通天穴、通关穴、建中穴、肾关穴治全身关节炎、尿酸性关节炎、游走性风湿病。上曲穴、肩中穴、云白穴为治疗小儿麻痹之首选特效穴。

【详解】

1. 肩中穴治膝盖痛及肩痛确具卓效，如加配建中穴效果更佳。治上述其他疾病效果亦佳。

2. 肩中穴在三角肌中央，肩之肌肉丰富，以肉治肉兼治皮，故治肌萎缩及皮肤病甚效，治下肢无力、半身不遂效果很不错。

天宗、地宗、人宗

【位置】天宗穴在后臂肱骨内缘与肱二头肌后部间凹陷处，距肘窝横纹9寸。地宗穴在天宗穴直下3寸。人宗穴在地宗穴直下3寸（图4-3）。

【主治】妇科阴痒、阴痛、赤白带下（具有神效），小腿痛、脚扭伤、小儿麻痹、狐臭、糖尿病。

【针法】针刺1.0 ~ 1.5寸。

【指法】指按、指压或用硬物点按刺激，7 ~ 15分钟。

【注意与禁忌】下针时，偏肱骨侧，偏肱二头肌内侧，取穴必须准确。

【运用】本穴屈肘测量，以手拱胸取之为宜，入针务必准确，方能取效，该穴治疗妇科的赤白带下尤特效。

【详解】

1. 天宗、人宗、地宗3穴以肘窝上行，从肺经定位，取穴时从阳明经拨开肌肉贴骨进针，既易取又安全。

2. 天宗穴以全息论在后臂之尾部，治下焦病有效，根据"手躯顺对"原理，此处对应阴部，治阴部病有效。

3. 三穴旁肌肉丰厚，针之有健脾作用，也治前述病之原理也。

4. 三穴在阳明经上，肺与大肠表里，故治感冒气喘。

5. 因肝与大肠经相关，故治手脚痛、面黄、脾肿大等。

6. 天宗、地宗、人宗针浅治浅，针深治深。

【综论】此3穴贴近血管，能调整血液循环，强心复苏效果与火硬穴道理相同，所谓以脉治脉也，也以脉治心也。

云 白

【位置】垂手取穴或手抚胸取穴，当肩关节前方去肩尖约 2 寸处，也即肩中穴内 2 寸处（图 4-3）。

【主治】妇科阴道炎、子宫炎、卵巢炎、阴痒、阴痛、赤白带下、脚扭伤（特效）、小儿麻痹。

【针法】针深 3 ~ 5 分，直刺 1 ~ 2 寸或斜刺，由上往下斜刺 2 寸。

【指法】指按、指压或用硬物点按刺激，7 ~ 15 分钟。

【经验】云白穴配李白穴为治疗脚扭伤之特效穴。上曲穴、肩中穴、云白穴为治疗小儿麻痹的第一类特效穴。

【详解】

1. 云白穴治妇科病有效，配肩中穴治小腿无力及胀痛。

2. 云白、天宗皆在同一水平，以全息论在后臂之尾部，同治下焦病有效。根据"手躯逆对"原理，此处皆对应阴部，治阴部病有效。

3. 云白穴正当肌肉丰厚处，根据肉脾相应原理，针之有健脾补气之效，故治前述各病。

李 白

【位置】云白穴稍向外斜下 2 寸处（图 4-3）。

【主治】狐臭、多汗症、脚扭伤、脚痛、小腿痛、小儿麻痹。

【针法】直刺 0.5 ~ 1.5 寸或斜刺，由下往上斜刺 1.5 ~ 2.0 寸，针深 3 ~ 5 分。

【指法】指按、指压或用硬物点按刺激，7 ~ 15 分钟。

【经验】李白穴配云白穴为治疗脚扭伤之特效穴。下曲穴、建中穴、李白穴为治疗小儿麻痹之第二类特效穴。

【综论】李白、天宗、云白、肩中、上曲皆在肩部肌肉肥厚处，以肉治肉，治肌萎缩甚效，皆治小儿麻痹特效。

背 面

【位置】肩骨缝中央，举臂时空陷处是穴。也有说是后 1 寸，但在此范围疗效都可（图 4-3）。

【主治】腹胀、发音无力。

【针法】针深 0.3 ~ 1.0 寸。

【指法】指按、指压或用硬物点按刺激，7 ~ 15 分钟。

【运用】用三棱针在该穴上、下、左、右各 1 寸处及该穴处点刺出血，治疗疲劳、腿膝酸软、呕吐、霍乱有卓效。若直刺（抬臂）针向极泉 2 ~ 3 寸，可治疗冈上肌肌腱炎。治疗肩周炎时，应向肩内、肩髃、三角肌等方向透刺，进针 2 ~ 3 寸。治疗瘰疬时，常将该穴作为主要治疗穴位。针刺得气后施以强刺激，数分钟出针，并在针孔处拔罐疗效极著。

【综论】

1. 背面穴与肩髃穴相符或相近，肩髃穴原有调理肺气之效；本穴治腹部发闷及发音无力皆系调理肺气之功。

2. 用三棱针点刺在肩髃穴至其后1寸之周边点刺出血即可，不必拘泥穴位。

3. 背面穴在大肠经上，大肠与肺相表里，大肠与胃手足阳明相通，又大肠与肝通，故治以上疾病。

神肩（董氏七十二绝针之一）

【位置】肩峰穴与云白穴连线之中央点（肩峰穴：在肩骨缝之正中央下 5 分，即十四经肩髃穴下 5 分处。云白穴：在上臂肱骨后缘，肩中穴内 2 寸处，图 4-3）。

【主治】小儿麻痹（特效）、脑出血、半身不遂（特效）、手臂麻痹、大腿内侧疼痛麻痹（特效）。

【针法】直刺 3 ~ 5 分或斜刺 0.5 ~ 1.0 寸，由上往下刺。

【指法】指按、指压或用硬物点按刺激，7 ~ 15 分钟。

【经验】治疗严重失眠时，神肩穴配心灵一穴、正会穴、镇静穴特效。治疗中风后遗症，神肩穴配正会穴、上三黄穴、通天穴、灵骨穴特效。治疗中风后遗症时，对于患处手臂不能动弹、五指不能伸屈者，连续针 5 次左右即能运动自如。

水　愈

【位置】上臂后侧，肩胛冈下缘，背面穴后斜开 2 寸处（图 4-3）。

【主治】肾炎、肾结核、腰痛、腿酸、乏力、蛋白尿、臂痛、手腕手背痛、多汗、荨麻疹等。

【指法】指按、指压或用硬物点按刺激，7 ~ 15 分钟。

【运用】该穴治疗上述疾病疗效颇著。若以三棱针刺之，则扎出黄水者为肾炎、肾结石、蛋白尿之特效针。黑血者治疗手腕手背痛极效。患肢取穴刺出血则治疗臂痛。

【针法】直刺 0.3 ~ 0.5 寸，或用三棱针扎出黄水主治肾脏病特效。

【经验】用三棱针扎出黑血治手腕手背痛。用三棱针扎左边穴治左臂痛，扎右边穴治右臂痛。

【注意与禁忌】水愈穴有人误以为是十四经中小肠经之肩贞穴，其正确位置应在肩贞下 5 分处。

【详解】

1.穴名水愈，董师认为此穴能作用于脾。穴在小肠经上，基于手足太阳经相通，又由于小肠与脾通，故能治肾炎、肾结石、腰酸腰痛、蛋白尿等。

2.董氏奇穴在上臂太阳经上之支通、落通、上曲、水愈皆作用于肾，都能治疗与肾有关之病。

下　曲

【位置】上臂后侧，即后枝穴后开1寸处（图4-4）。

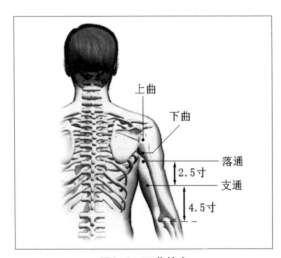

图4-4　下曲等穴

【主治】高血压、坐骨神经痛（肺与肝两种功能不健全所引起者）、半身不遂、小儿麻痹、神经失灵所引起之骨头脱节症。

【针法】直刺1.0～1.5寸或斜刺，由下往上斜刺1.5～2.0寸。

【指法】指按、指压或用硬物点按刺激，7～15分钟。

【经验】上曲穴、肩中穴、云白穴为治疗小儿麻痹之第一类特效穴。下曲穴、建中穴、李白穴为治疗小儿麻痹之第二类特效穴。上曲穴、下曲穴为治疗坐骨神经痛、半身不遂之特效穴，临床中经常使用，确具疗效。

上　曲

【位置】上臂后侧，即肩中央后开1寸处（图4-4）。

【主治】小儿麻痹、坐骨神经痛、臂痛、高血压、小腿胀痛。

【针法】针深0.5～1.0寸。

【指法】指按、指压或用硬物点按刺激，7～15分钟。

【运用】上曲穴可治疗小腿痛。

【详解】

1.下曲、上曲皆作用于肝肾，主治与肝肾有关，又治坐骨神经痛、小儿麻痹、高血压。下曲、上曲倒马并用效果更好。

2.下曲、上曲附近皆为肌肉丰厚处，针之亦能健脾，故综合本穴作用，与脾、肝、肾皆有关。

支　通

【位置】在手臂后侧，首英穴（当后臂肱骨之外侧，肘横纹上4.5寸处）向后横开1寸处（图4-4）。

【主治】高血压、血管硬化、头晕、疲劳、腰酸。

【针法】直刺0.6 ~ 1.0寸或斜刺1.0 ~ 1.5寸。

【指法】指按、指压或用硬物点按刺激，7 ~ 15分钟。

落　通

【位置】在上臂后侧，距肘横纹上7寸，即富顶穴向后横开1寸处（图4-4）。

【主治】高血压、血管硬化、头晕、疲劳、四肢无力、腰酸。

【针法】斜刺0.5 ~ 1.0寸，贴骨下针。

【指法】指按、指压或用硬物点按刺激，7 ~ 15分钟。

【详解】

1.支通、落通皆治高血压，作用与肝、肾有关。所治皆与肝、肾有关。

2.落通穴贴肱骨后缘进针。本穴在太阳经上，手足太阳同名经相通。又以骨治骨对应于肾，所以治肾虚之病甚效。

正脊一、正脊二、正脊三（皆为董氏七十二绝针之一）

【位置】正脊一穴在手臂肱骨正中央线上，当肘横纹直上2寸处。正脊二穴在

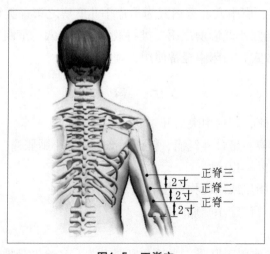

图4-5　正脊穴

肘横纹直上 4 寸处。正脊三穴在肘横纹直上 6 寸处（图 4-5）。

【主治】脊椎骨膜炎（骨刺）、脊椎增生症、僵直性脊椎不能弯曲症、颈椎骨刺、慢性肾盂肾炎。

【针法】直刺 0.5～1.0 寸或斜刺 1.0～1.5 寸，由下往上刺。

【指法】指按、指压或用硬物点按刺激，7～15 分钟。

【经验】正脊一、正脊二、正脊三穴为治疗脊椎疾病之特效穴，尤其是腰椎骨疾病更有卓效。如配合骨关穴、木关穴，效果更为明显。

三神一（董氏七十二绝针之一）

【位置】手抚胸取穴，手臂肱骨之外侧，肘尖直上 1.5 寸（图 4-6）。

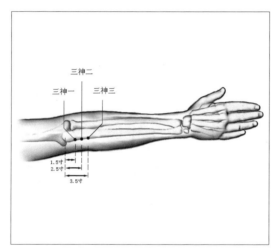

图4-6 三神穴

【主治】阳痿、早泄、腰酸、腰痛、肾结石痛、口干、喉炎、支气管炎、老人咳嗽。

【针法】由下往上斜刺 5 分治口干可立解，还治喉炎、支气管炎，斜刺 1 寸治肾虚。

【指法】指按、指压或用硬物点按刺激，7～15 分钟。

【经验】三神一、三神二、三神三穴同时下针，效果神速。

三神二（董氏七十二绝针之一）

【位置】手抚胸取穴，手臂肱骨之外侧，肘尖直上 2.5 寸（图 4-6）。

【主治】阳痿、早泄、腰酸、腰痛、肾结石痛、口干、喉炎、支气管炎、老人咳嗽。肾之补穴。

【针法】由下往上斜刺 5 分治口干，可立解，还治喉炎、支气管炎，斜刺 1 寸治肾虚。

【指法】指按、指压或用硬物点按刺激，7～15 分钟。

【经验】三神一、三神二、三神三穴同时下针，效果神速。

三神三（董氏七十二绝针之一）

【位置】手抚胸取穴，手臂肱骨之外侧，肘尖直上 3.5 寸处（图 4-6）。

【主治】阳痿、早泄、腰酸、腰痛、肾结石痛、口干、喉炎、支气管炎、老人咳嗽。

【针法】由下往上斜刺 5 分治口干，可立解，还治喉炎、支气管炎，斜刺 1 寸治肾虚。

【指法】指按、指压或用硬物点按刺激，7 ～ 15 分钟。

【经验】三神一、三神二、三神三穴同时下针，效果神速。

三灵一（董氏七十二绝针之一）

【位置】三灵一穴位于肘窝横纹（即十四经尺泽穴）之上方，即肘窝横纹上 5 分处（图 4-7）。

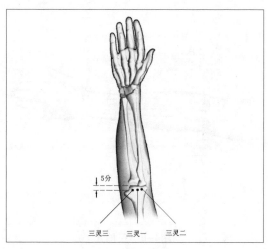

图4-7　三灵穴

【主治】急性心脏停搏（奇效）、心绞痛（特效）、胸闷（下针立解）、胸痛透背膏肓（特效）、呼吸困难。

【针法】直刺 1 ～ 2 分，斜刺 1 ～ 2 分，用三棱针点刺出黑血神效，点刺出红血亦有卓效。

【指法】指按、指压或用硬物点按刺激，7 ～ 15 分钟。

三灵二（董氏七十二绝针之一）

【位置】三灵二穴位于肘窝横纹外 5 分，于尺泽穴外 5 分横纹上（图 4-7）。

【主治】急性心脏停搏（奇效）、心绞痛（特效）、胸闷（下针立解）、胸痛透背膏肓（特效）、呼吸困难。

【针法】直刺 1 ～ 2 分，斜刺 1 ～ 2 分，用三棱针点刺出黑血神效，点刺出红血也有卓效。

【指法】指按、指压或用硬物点按刺激，7～15分钟。

三灵三（董氏七十二绝针之一）

【位置】三灵三穴位于肘窝横纹内5分，于尺泽穴内5分横纹上（图4-7）。

【主治】急性心脏停搏（奇效）、心绞痛（特效）、胸闷（下针立解）、胸痛透背膏肓（特效）、呼吸困难。

【针法】直刺1～2分，斜刺1～2分，用三棱针点刺出黑血神效，点刺出红血也有卓效。

【指法】指按、指压或用硬物点按刺激，7～15分钟。

【本节综论】本章诸穴，云白、李白、上曲、下曲、肩中、建中、天宗、人宗、地宗笔者较喜用。其他各穴因穴性不同、组穴各异，少有取之。但正脊穴笔者在临床中配正筋、正士、正宗、灵骨、大白治疗颈椎病疗效尤好。

四四部位歌诀

肘窝上寸五，有穴是分金。上下五分处，内金与合金。感冒与鼻炎，喉炎亦得亲。后椎肘横纹，二寸五分安。脊椎如脱臼，或是胀痛兼。金针祛腰痛，回春肾脏炎。该穴上二寸，首英此中添。肩臂骨缝下，三寸是肩中。此穴下二寸，穴名为建中。颈项皮肤病，颈项膝盖疼。半身有不遂，小儿麻痹攻。血管有硬化，鼻衄及肩痛。左右右针左，方显疗效宏。肘窝横纹六，有穴是地宗。若是阳虚证，起死能回生。上下三寸处，天宗与人宗。妇科阴痒痛，带下立时松。小腿痛狐臭，小儿麻痹攻。纵是糖尿病，此针亦从容。举臂肩骨缝，凹处背面尊。腹闷堪入针，音乏三五分。棱针周身倦，腿酸呕吐亲。兼治诸霍乱，奇效惊杏林。腋后横纹上，背面斜二寸。水愈肾炎石，腰痛及腿酸。手腕手背痛，力乏臂痛专。又闻蛋白尿，下针复无言。云里上下曲，再将肩中继。小儿麻痹症，小腿无力驱。正脊一二三，手臂肱骨间。肘纹二四六，三穴此中填。脊椎骨膜炎，僵直不能弯。坐骨神经痛，增生效尤先。肘尖上寸半，三神一穴间。此穴上一寸，三神二穴显。若再上一寸，就是三神三。肾炎蛋白尿，腰酸与口干。老人咳嗽喘，兼治气管炎。

第五节　五五部位（足底、足趾部位）

火　包

【位置】足第二趾第二道横纹正中央处（图5-1）。

【主治】肝病、难产、胎衣不下、堕胎（特效）、赤白带下、急性心绞痛。

【针法】针深3～5分。

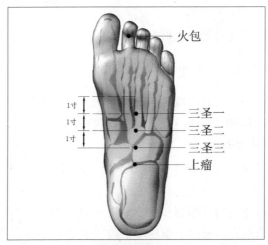

图5-1　火包等穴

【指法】指按、指压或用硬物点按刺激，7～15分钟。

【注意与禁忌】孕妇禁针（堕胎只在须臾之间）。

【运用】本穴用三棱针扎出黑血治上述诸症立效。

【详解】

1. 火包穴治真心痛，痛如绞，甚效。

2. 火包穴治前述各病，点刺出血更效。

3. 火包穴与独阴相符，主治除胎衣不下外，尚有小肠疝气，女子干秽、经血不调等症，因此应用火包穴时，可合入独阴穴之主治考虑。

4. 火包穴在胃经上，透过胃与包络通，治心绞痛甚效。

5. 穴名火包治厥阴心包之病，通于厥阴，治肝病亦甚效。

上　瘤

【位置】足底后前缘正中央处（脚后跟硬皮前缘中央，图5-1）。

【主治】脑瘤（特效）、脑积水、小脑痛、脑神经痛、脑神经衰弱、脑癌（奇效）。

【针法】针深2～5分。

【指法】指按、指压或用硬物点按刺激，7～15分钟。

【运用】上瘤穴治疗脑部肿瘤及疼痛颇具卓效，尚治鼻塞、鼻衄皆妙，唯进针不宜过深，否则会出现胸闷、心慌的不良后果。据杨维杰老师经验，该穴配正筋、然谷二穴点刺出血治疗急性脑震荡颇有疗效。治疗脑震荡则以上瘤为主，并同时点刺太阳、曲陵，使之出血，疗效极著。

【经验】曾以上瘤穴配外三关穴、三重穴治疗1例脑癌患者，经针刺29次告愈。

【详解】

1. 上瘤穴治疗脑部肿瘤及疼痛确有卓效，另外治鼻塞、鼻衄亦有显效。

2. 上瘤穴配正筋及然谷点刺出血，治疗脑震荡急症颇有效验。

3. 肾主脑，本穴在涌泉后属肾经，又足底与头对应，治脑病甚效。

4. 上瘤穴在足针之全息分布规律亦相当于脑部部位，故治脑病甚效。

三圣一（董氏七十二绝针之一）

【位置】三圣一穴位于脚底正中央点，即十四经涌泉穴后1寸处（图5-1）。

【主治】高血压（特效）、低血压（特效）、脑出血、脑血栓。

【针法】直刺0.5 ~ 1.0寸。

【指法】指按、指压或用硬物点按刺激，7 ~ 15分钟。

【经验】三圣一、三圣二、三圣三穴为治疗高血压、低血压之特效穴。曾以三圣一、三圣二、三圣三穴治高压260毫米汞柱患者，在5分钟内降为135毫米汞柱，堪称神效。

三圣二（董氏七十二绝针之一）

【位置】三圣二穴在脚底正中央下1寸处，即三圣一穴下1寸处（图5-1）。

【主治】高血压（特效）、低血压（特效）、脑出血、脑血栓。

【针法】直刺0.5 ~ 1.0寸。

【指法】指按、指压或用硬物点按刺激，7 ~ 15分钟。

【经验】三圣一、三圣二、三圣三穴为治疗高血压、低血压之特效穴。

三圣三（董氏七十二绝针之一）

【位置】三圣三穴在脚底正中央下2寸处，即三圣二穴下1寸处（图5-1）。

【主治】高血压（特效）、低血压（特效）、脑出血、脑血栓。

【针法】直刺0.5 ~ 1.0寸。

【指法】指按、指压或用硬物点按刺激，7 ~ 15分钟。

【经验】三圣一、三圣二、三圣三穴为治疗高血压、低血压之特效穴。曾以三圣三穴治高压260毫米汞柱患者，在5分钟内降为135毫米汞柱，堪称神效。

花骨一（4穴）

【位置】当足底第一跖骨与第二跖骨之间，距趾间叉口5分1穴，再5分1穴，再5分1穴，再8分1穴，共4个穴（图5-2）。

【主治】沙眼、角膜炎、眼皮炎、迎风流泪、怕光、眉棱骨酸胀痛。

【针法】直刺0.5 ~ 1.5寸。

【指法】指按、指压或用硬物点按刺激，7 ~ 15分钟。

【运用】花骨穴组与脚背肝经之太冲、行间及其前后相对应，主治类同，但以

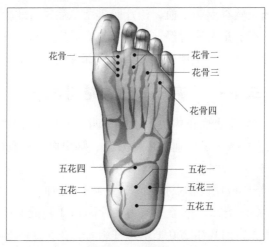

图5-2　花骨等穴

眼部疾病为主。

【经验】花骨穴由4个单穴组成，临床时仅需任取2个穴道，就有很好的疗效，临床常用于治疗眼迎风流泪，有特别疗效。

花骨二（2穴）

【位置】当足底第二与第三跖骨之间，距趾间叉口1寸1穴，再5分1穴，共2个穴（图5-2）。

【主治】手指无力、手臂痛。

【针法】直刺0.5寸或用三棱针点刺出血，特效。

【指法】指按、指压或用硬物点按刺激，7～15分钟。

【经验】

1.花骨二穴能治手臂不举，甚效。

2.花骨穴组与脚背胃经之陷谷及其前穴相应，并作用于脾，除治上述疾病外，也治疗脾胃疾病。

花骨三

【位置】当足底第三与第四跖骨之间，距趾间叉口2寸处（图5-2）。

【主治】腰痛、坐骨神经痛、脊椎骨痛。

【针法】直刺0.5寸或用三棱针点刺出血，特效。

【指法】指按、指压或用硬物点按刺激，7～15分钟。

【经验】

1.花骨三穴与木留穴相对，在4组花骨穴中，位置约在中下位，与全息穴相对应，主治上述各病。

2.本穴除治上述病症外，也能治白睛发赤。

花骨四

【位置】在足底第四与第五跖骨之间，距趾间叉口 1.5 寸处（图 5-2）。

【主治】脊椎骨痛、坐骨神经痛、小腹痛、胃痛，止血。

【针法】直刺 0.5 寸或用三棱针点刺出血，特效。

【指法】指按、指压或用硬物点按刺激，7～15 分钟。

【经验】

1.本穴亦可治手发麻及脚发麻。

2.花骨一、花骨二、花骨三、花骨四穴，依次排列，其主治与全息穴相对应，花骨一穴治头眼，花骨二穴治上肢，花骨三穴治中央腰脊，花骨四穴治小腹、坐骨神经等。

五花一

【位置】五花一在脚底，脚后跟正中央处（图 5-2）。

【主治】足跟痛（特效）、失眠、脑神经痛。

【针法】直刺 0.3～0.5 寸治失眠、脑神经痛。用三棱针扎出黑血治足跟痛特效。

【指法】指按、指压或用硬物点按刺激，7～15 分钟。

【经验】五花穴为治疗足跟痛之特效穴。治疗失眠，五花穴配镇静穴特效，可任取 1～2 穴应用。

五花二

【位置】五花二在五花一内 1 寸处（图 5-2）。

【主治】足跟痛（特效）、失眠、脑神经痛。

【针法】直刺 0.3～0.5 寸治失眠、脑神经痛。用三棱针扎出黑血治足跟痛特效。

【指法】指按、指压或用硬物点按刺激，7～15 分钟。

【经验】五花穴为治疗足跟痛之特效穴。治疗失眠，五花穴配镇静穴特效，可任取 1～2 穴应用。

五花三

【位置】五花三在五花一外 1 寸处（图 5-2）。

【主治】足跟痛（特效）、失眠、脑神经痛。

【针法】直刺 0.3～0.5 寸治失眠、脑神经痛。用三棱针扎出黑血治足跟痛特效。

【指法】指按、指压或用硬物点按刺激，7～15 分钟。

【经验】五花穴为治疗足跟痛之特效穴。治疗失眠，五花穴配镇静穴特效，可任取 1 ~ 2 穴应用。

五花四

【位置】五花四在五花一上 1 寸处（图 5-2）。

【主治】足跟痛（特效）、失眠、脑神经痛。

【针法】直刺 0.3 ~ 0.5 寸治失眠、脑神经痛。用三棱针扎出黑血治足跟痛特效。

【指法】指按、指压或用硬物点按刺激，7 ~ 15 分钟。

【经验】五花穴为治疗足跟痛之特效穴。治疗失眠五花穴配镇静穴特效，可任取 1 ~ 2 穴应用。

五花五

【位置】五花五在五花一下 1 寸处（图 5-2）。

【主治】足跟痛（特效）、失眠、脑神经痛。

【针法】直刺 0.3 ~ 0.5 寸治失眠、脑神经痛。用三棱针扎出黑血治足跟痛特效。

【指法】指按、指压或用硬物点按刺激，7 ~ 15 分钟。

【经验】五花穴为治疗足跟痛之特效穴。治疗失眠，五花穴配镇静穴特效，可任取 1 ~ 2 穴应用。

海 豹

【位置】在大趾之内侧，大趾本节正中央，大趾甲内侧后方处是穴。隐白穴后方大都穴的前方（图 5-3）。

【主治】角膜炎、疝气、妇科阴道炎、手指痛。

【针法】直刺 1 ~ 3 分。

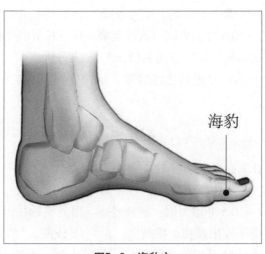

图5-3 海豹穴

【经验】

1.治眼痛（足躯逆对）。

2.治疝气、阴道病（足躯顺对）。

3.治食指痛（手足顺对）。

木 妇

【位置】足第二趾中节正中央外开3分处（图5-4）。

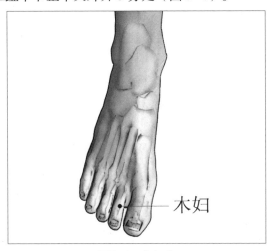

图5-4 木妇穴

【主治】赤白带下、月经不调、经痛、输卵管不通、子宫炎。

【针法】针深2～4分，贴骨下针。

【运用】木妇穴治疗赤白带下极效。

【指法】指按、指压或用硬物点按刺激，7～15分钟。

【综论】木妇穴主治妇科病为主，如加配妇科穴、还巢穴疗效更好。木妇穴在足阳明胃经，故取名为木妇，主治肝脾不和及肝胆湿热之妇科病尤效。

五五部位歌诀

火包在足底，二趾横纹中。急性心绞痛，肝病难产灵。胎衣如不下，刺血一针灵。上瘤足跟取，前缘正中央。脑瘤脑积水，鼻塞鼻衄求。配伍正筋穴，震荡何须忧。三圣共三穴，足底正中央。一穴前一寸，三圣二穴当。二穴前一寸，三圣三穴藏。低压高血压，三圣三穴佳。花骨有四穴，全在足趾中。骨一疗头眼，骨二治上肢。骨三拿腰脊，坐骨寻骨四。四穴若用好，神仙也说妙。脚底脚后跟，上下左右中。每穴隔一寸，失眠足跟痛。海豹大指内，取穴正中央。眼疾妇科病，疝气拇指痛。木妇足二趾，外开三分处。主治妇科病，带下与调经。闭经输卵管，针到诸症平。

第六节　六六部位（足背部位）

火　硬

【位置】足背第一、第二趾间，趾蹼缘的赤白肉际后5分是穴，也即行间穴后5分处（图6-1）。

【主治】惊悸、眩晕、子宫炎、子宫肌瘤、下颌疼痛（咀嚼障碍）。

【针法】针刺0.5～1.0寸。

【指法】指按、指压或用硬物点按刺激，7～15分钟。

【注意与禁忌】孕妇禁针、禁灸。火硬穴在跖关节与趾关节之中间，距十四经肝经之行间穴4分，两穴切勿混淆。

【运用】该穴治疗上述疾病确有验效。治疗疼痛时，单针火硬一穴尚有不足，临床并取下关、颊车、合谷诸穴，则疗效更佳，唯孕妇禁针、禁灸。

【详解】

1. 火硬穴取名火硬，即指对心脏病变有很强的治疗作用。在昏迷状态时使用，临床应用确有特效，效果较人中为佳，昏迷在针刺人中无效时可针此穴。

2. 由于有太冲脉行于穴位旁边，针之有以脉治脉之作用，故能强心急救，其功能与地宗穴有异曲同工之妙。

3. 火硬穴位于足厥阴肝经，肝经环绕阴部，与妇科病有关，针此穴治子宫肌瘤及多种妇科病皆有效。

4. 肝主筋，治下颌痛、张口不灵甚效。肝主风，治头晕甚效。

5. 火硬穴位置在肝经之行间穴后5分。

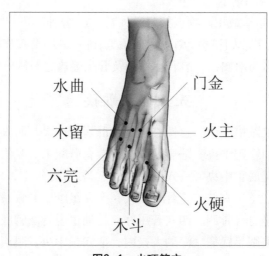

图6-1　火硬等穴

六　完

【位置】足背第四、第五趾缝间后5分处是穴（图6-1）。

【主治】偏头痛，止血（包括跌伤、刀伤出血或是打针血流不止）。

【针法】直刺3～5分。

【指法】指按、指压或用硬物点按刺激，7～15分钟。

【注意与禁忌】哮喘、肺病、痰多、体弱均禁用此穴。

【运用】六完穴位于侠溪后5分处。其穴位居胆经，故治疗胆经之眩晕、偏头痛、耳鸣等当有显效，对于肺病及体弱患者均禁止应用该穴。

【详解】

1. 六完穴为木经水穴，有补水润木补肝肾之功。

2. 六完穴对出血迁延不止有止血之效。由于有收敛作用，因此，哮喘、肺病、痰多等病多禁用此穴，或恐止血也止了痰，则反而对病不利。

木　斗

【位置】第三跖骨与第四跖骨之下缘，在跖骨关节与趾骨关节之中间骨缝，下缘5分处骨缝中（图6-1）。

【主治】脾肿大（痞块）、消化不良、肝病、疲劳、肥胖病、小儿麻痹。

【针法】直刺3～5分。

【指法】指按、指压或用硬物点按刺激，7～15分钟。

【详解】

1. 木斗穴位于足第三、第四趾之间，胃经脉行于此，阳明经多气多血，此穴调气血作用甚强。又介于少阳及阳明经脉之间，主治病以肝脾两脏之病为主，尤其是肝脾不和之病甚为有效，肝主血主筋，脾主气主肉，本穴尚能治气血及筋肉之病。

2. 若以中趾尖为足厥阴井穴（有此一说及考究），则此穴可拟为足厥阴之荥穴，木留则可比拟为足厥阴之输穴。本穴尚能治脾肿大、消化不良、肝病、疲劳、胆病等，此皆属肝脾之病，本穴也常用于治慢性肝炎、肝硬化。

木　留

【位置】在第三跖骨与第四跖骨叉口下凹陷中，跖骨与趾骨关节上1.5寸处（图6-1）。

【主治】脾肿大、消化不良、肝病、疲劳、小儿麻痹、半身不遂。

【针法】直刺3～5分。

【指法】指按、指压或用硬物点按刺激，7～15分钟。

【详解】

1. 木斗、木留穴位在第四、第五趾之间，介于少阳、阳明两经之间，主治之病，以少阳、阳明合病及肝脾两脏之病为主，尤其是肝脾不和之病，甚为有效。所治之病皆属肝脾之病，两穴常以倒马针并用，除治上述各病外，尚可治疗下述各病极有效。

2. 肝主筋主血，脾主肉主气，本穴尚能治气血及筋肉之病，其所治大致皆根据于此。

3. 木留穴组能调气血，治全身麻木也甚效。

4. 木留穴基于相通及对应，治疗中指、无名指疼痛及伸屈不灵，还可治疗落枕及肩背痛。

5. 木留穴配三重穴还可治三叉神经痛（与少阳、阳明经络有关），又治耳痛、舌强言语困难等症。

火 主

【位置】第一、第二趾缝上 1.5 ~ 2.0 寸处（图 6-1）。

【主治】难产、肝病、胃病、痛经、子宫炎、高血压、子宫肌瘤、神经衰弱、脚软无力、步行艰难、骨骼胀大等。

【针法】针刺 0.5 ~ 1.5 寸。

【指法】指按、指压或用硬物点按刺激，7 ~ 15 分钟。

【注意与禁忌】孕妇禁灸、禁针。火主穴位于第一、第二跖骨之间，下 5 分为十四经肝经之太冲穴，两穴切勿混淆。

【运用】该穴接近肝经之太冲穴，故治疗时可合并太冲之治疗范畴加以考虑。本穴与火硬穴合用，治疗阴部淋痛及妇科病颇效。据杨维杰老师经验，该穴与灵骨并用治疗手脚痛，远比开四关更佳，针刺 1.5 寸时，可斜向（透）涌泉部位，针感为电感向足底放射为宜，唯孕妇禁针、禁灸。该穴点刺出血，尚可治疗脚掌局部疼痛、溃疡（可配伍制污穴）。又该穴治疗眶上神经痛极妙。尝以此穴治疗腰扭伤，疗效也佳。

【详解】

1. 火主穴取名火主，即心主，因足厥阴通手厥阴，同名经相通，本穴周围又有太冲脉，因此，治心血管之作用甚强，故能治心脏停搏，有强心复苏之效，并能治心脏病引起之头痛。

2. 火主穴治子宫炎、子宫瘤理同火硬穴。

3. 火主穴在太冲穴后，骨陷前，按古法有些书将太冲定在骨陷前，则本穴与太冲相符。太冲为木经土穴，木主筋主风，土主肉主湿，本穴贴骨又能通肾治寒，因此治风湿病常用，本穴治膝痛极为有效。

4. 火主穴治胃病，尤其是对木土不知之胃病更有效。

5. 火主穴位于肝经，治头痛、头晕均甚效。

6. 太冲穴古歌诀认为系治喉痛要穴（因肝经上入经过喉咙），本穴效果更胜一筹（因贴骨兼入肾也）。

7. 太冲穴古诀认为能治口㖞眼斜，本穴效果更佳。

8. 火主穴治手脚痛，配灵骨穴，作用较"开四关"（合谷、太冲）效果更好。

9. 因肝经环绕阴部，本穴治疗阴部疼痛、疝气、小便淋痛及妇科病皆有显效。

10. 火主穴治张口不灵效果亦佳。

门　金

【位置】足背第二、第三趾赤白肉际处，直上约 2 寸处（第二、第三跖骨凹陷中，图 6-1）。

【主治】月经前后抽痛阵痛（特效）、肠炎、胃炎、腹部发胀、腹痛、盲肠炎。

【针法】直刺 3 ~ 5 分，斜刺 0.5 ~ 1.5 分。

【指法】指按、指压或用硬物点按刺激，7 ~ 15 分钟。

【注意与禁忌】门金穴位置与十四经中胃经之陷谷穴相差 4 分，即陷谷穴下 4 分处，两穴切勿混淆。

【运用】本穴位置略在胃经陷谷后方，多以二、三趾赤白肉际处（即胃经内庭穴）直上 2 寸处取之，本穴治疗胃肠炎疗效显著，诸种腹胀腹泻，皆有特效。若与中封并取疗痛经极其特效，该穴不宜双脚同时取穴。

【经验】门金穴配四花上穴为治疗胃炎、肠炎之特效穴。门金穴配妇科穴为治疗妇女痛经、下腹部炎症之特效穴。

【详解】

1. 门金穴称门金，此金与肺、大肠及气有关。

2. 门金穴在胃经上，为胃（土）之木穴。

3. 门金穴为治肠胃炎（与肠胃有关）之特效要穴。不论何种腹泻，针之皆有特效，急性者多有疼痛。本穴能疏肝（本）理脾胃（土），治之甚效，慢性者多兼肾虚，本穴贴骨应肾，又能补金生水，治之亦甚效。

4. 门金穴治太阳穴之偏头痛甚效。

5. 门金穴治鼻塞及腹胀（配灵骨尚可治腹痛）极效，因与肺、大肠（金）及胃（经络）有关。

6. 门金穴治月经疼痛亦极特效，又与疏肝理脾调木土有关。

7. 门金穴治上述各病，若与内庭穴倒马并用疗效更佳，可治疗脱肛等病。

水 曲

【位置】足背第四、第五跖骨结合部的前方凹陷处是穴（图 6-1）。

【主治】腰痛、腹胀、颈项疼痛、四肢水肿、周身窜痛、咬颊、妇科诸疾、坐骨神经痛。

【针法】针深 0.5 ~ 1.0 寸。

【指法】指按、指压或用硬物点按刺激，7 ~ 15 分钟。

【注意与禁忌】水曲穴与十四经中胆经之地五会差 3 分，两穴切勿混淆。

【运用】该穴定位在六完穴后 1 寸处。该穴治疗耳鸣、眼痒、手腕疼痛无力颇具疗效，对于周身骨痛、神经痛、肩痛、肌肉萎缩、肢体麻木亦有疗效。而对于该经之走向坐骨神经痛则极具特效。此外，治疗腰周紧胀酸痛，如缚绳革，即中医谓之带脉病症，需配善治各种关节痛的穴位，莫不疗效立现。如该穴与光明并取，系妇人回乳特效穴位。

【详解】

1. 水曲穴治耳鸣眼痒疗效甚好。

2. 水曲穴治手腕疼痛或无力颇有效。

3. 水曲穴也能治全身骨痛、神经痛、手骨痛。

4. 水曲穴尚能治肩痛、腿筋紧及肌肉萎缩、肌肉麻木。

5. 穴名水曲，则应肾利水，治四肢水肿、腰痛、腹胀、妇科子宫病等。入肾治骨，并贴骨进针，因此，治全身骨痛、手骨痛。

6. 水曲穴与临泣穴相符，为木经之木穴，祛风之作用甚好，治神经痛、筋紧之病也甚佳。

【综论】水曲穴有补肝肾作用，又为俞穴，对体重节痛之病甚效，主治之症极多。《灵枢·经脉篇》说：（少阳主骨）本穴为俞穴，又贴骨进针，治疗骨痛确有其理。

火 连

【位置】足内侧缘，当第一跖趾关节后下方赤白肉际凹陷处是穴（图 6-2）。

【主治】高血压引起之头晕眼昏、心悸、心脏衰弱、脑瘤、脑膜炎。

【针法】直刺 0.3 ~ 1.0 寸或横刺，针与跖骨成直角，沿跖骨底缘进针。

【指法】指按、指压或用硬物点按刺激，7 ~ 15 分钟。

【注意与禁忌】孕妇禁针。火连穴位置正好在十四经中脾经太白穴之后 5 分处，两穴位置不同，切勿混淆。

【经验】火连穴、火菊穴、火散穴为治疗脑瘤、脑膜炎之特效穴，并治脑神经衰弱。

【详解】

1. 火连穴治前头痛、眉棱骨痛疗效甚佳。

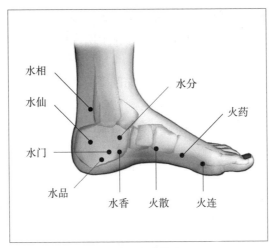

图6-2　火连等穴

2. 穴名火连，与心有关，并能如黄连之清火，故名火连。

3. 火连穴作用于心及肾，有交通心肾之作用。

火　菊

【位置】火连后 1 寸处（图 6-2）。

【主治】手麻痹、心悸、头晕、脚痛、高血压、头昏脑涨、眼昏花、眼压过高致眼皮发酸、颈项扭转不灵、脑瘤、脑膜炎。

【针法】针刺 0.5 ~ 1.0 寸。

【指法】指按、指压或用硬物点按刺激，7 ~ 15 分钟。

【运用】上述两穴均宜单脚取穴，孕妇禁针。火连穴即脾经太白穴，治疗前头痛、眉棱骨痛甚效。火菊穴约相当于脾经公孙穴，治疗上述诸症极具特效。前头痛、眉棱骨痛尤常用之。常于上午 7—9 时针刺火连、火菊。不唯治上述疾病极效，对于各种单纯性疾病及疾痛多可立时取效。本组穴位加取然谷治疗脑瘤、脑膜炎也有一定疗效。

【详解】

1. 治疗上述各症确有特效，为董师临床常用要穴（治前头痛、眉棱骨痛尤为常用）。

2. 穴名火菊，与心有关，并能清利头目如菊花之效。

3. 火菊穴有交通心肾作用，所治之症多为水不济火，火亢之症。

火　散

【位置】火菊穴后 1 寸处（在第一跖骨内侧，在趾骨与跖骨关节后 4 寸，图 6-2）。

【主治】头痛、脑涨、角膜炎、腰酸、头晕、眼花、背痛、脑瘤、脑膜炎。

【注意与禁忌】孕妇禁针。火散穴位置在十四经中肾经之然谷穴后5分处，两穴位置不同，切勿混淆。

【针法】直刺0.5～1.0寸或横刺，针与跖骨成直角，沿跖骨底缘进针。

【指法】指按、指压或用硬物点按刺激，7～15分钟。

【经验】火连穴、火菊穴、火散穴为治疗脑瘤、脑膜炎之特效穴，并治神经衰弱。

【详解】

1. 穴名火散，与心有关，并能散火。其能散火，主因在于能补水。

2. 火散穴有交通心肾作用，所治之症也多为心肾不交之症。

3. 火连、火菊、火散皆能清火，火散近于然谷，为肾经所过，尚能治腰肾之病。

水 分

【位置】在内踝尖直下1.5寸，照海穴直下5分处（图6-2）。

【主治】脑神经痛、偏头痛、肾炎、腰痛、子宫炎、卵巢炎、月经痛、项紧痛、肩痛、两胁痛、睾丸肿痛。

【针法】直刺0.5寸或用三棱针点刺出血特效。

【指法】指按、指压或用硬物点按刺激，7～15分钟。

水 门

【位置】在内踝尖直下1.5寸，向内横开5分处（图6-2）。

【主治】脑神经痛、偏头痛、肾炎、腰痛、子宫炎、卵巢炎、月经痛、项紧痛、肩痛、两胁痛、睾丸肿痛。

【针法】直刺0.5寸或用三棱针点刺出血特效。

【指法】指按、指压或用硬物点按刺激，7～15分钟。

水 香

【位置】在水分穴向外横开5分处（图6-2）。

【主治】脑神经痛、偏头痛、肾炎、腰痛、子宫炎、颈项疼痛、肩痛。

【针法】直刺0.5寸或用三棱针点刺出血特效。

【指法】指按、指压或用硬物点按刺激，7～15分钟。

【综论】笔者在临床中常用此三穴配妇科、还巢、姐妹一、姐妹二、姐妹三、木妇、水晶治疗过上百例子宫肌瘤的患者，针15次后经B超检查均有回缩，疗效很好。

水 晶

【位置】在内踝尖直下2寸处（图6-2）。

【主治】子宫炎、子宫胀、子宫肌瘤、小腹气肿胀闷。

【针法】直刺 0.5 ~ 1.0 寸。

【指法】指按、指压或用硬物点按刺激，7 ~ 15 分钟。

【综论】穴名水晶，水之结晶，指子宫。又在肾经上，本穴专治子宫病甚好。贴骨针，骨肾相应，如加配重子、重仙及妇科穴，脐针的坎位作用更强。

水　相

【位置】在内踝直后 2 寸处，跟筋（阿基利斯腱）前缘贴骨下陷处下 5 分，即太溪穴下 5 分，大钟穴内 5 分处（图 6-2）。

【主治】肾炎、四肢水肿、肾亏所致腰痛、脊椎骨痛、妇科产后风、白内障。

【注意与禁忌】水相穴与太溪穴相距 5 分，两穴位置不同，切勿混淆。

【针法】直刺 0.3 ~ 0.5 寸。

【指法】指按、指压或用硬物点按刺激，7 ~ 15 分钟。

【详解】

1. 穴名水相，喻其如水之宰相，极其重要，本穴位置与太溪穴平行邻近，治肾病及脑病常用，因太溪为肾经俞穴及原穴，肾主脑也。而本穴较太溪穴更贴近跟筋（阿基利斯腱），因筋肝相应，故为肝肾皆治。

2. 又太溪穴为水（肾）经之土（俞）穴，有水土二性，能治脾肾两虚之病。肾脏炎、水肿、蛋白尿，甚至尿毒，多见脾肾两虚之证，故能以本穴治之。

水　仙

【位置】在内踝骨后方下 2 寸，跟筋前缘陷处（即水相穴下 2 寸处，图 6-2）。

【主治】肾炎、四肢水肿、肾虚所致腰痛、脊椎骨痛、妇科产后风、白内障。

【针法】直刺 0.3 ~ 0.5 寸。

【指法】指按、指压或用硬物点按刺激，7 ~ 15 分钟。

【综论】水仙穴主治与水相相同，常与水相倒马并用。

上　溪

【位置】上溪穴位于踝关节前横纹上中央、两筋之间，与外踝尖平齐下 1 寸处，即解溪穴下 1 寸处（图 6-3）。

【主治】久年头痛（特效）、头昏、头涨（特效）、偏头痛（特效）、胃及十二指肠溃疡（特效）、心闷、心脏病、神经衰弱、鼻炎、喉炎、喉癌、胸痛、手脚麻木、项紧（特效）、脑震荡、半身不遂。

【针法】直刺 0.3 ~ 0.5 寸或用三棱针点刺出血，特效。

【指法】指按、指压或用硬物点按刺激，7 ~ 15 分钟。

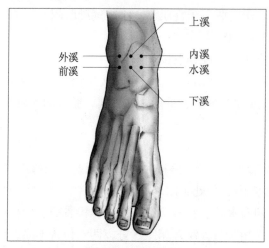

图6-3　上溪等穴

【经验】上溪穴用三棱针点刺青筋出血效果神速，为董师常用穴道，对久年头痛及上列主治症状有针到病除之卓效。

下　溪

【位置】下溪位于上溪穴下1寸处（图6-3）。

【主治】久年头痛（特效）、头昏、头涨（特效）、偏头痛（特效）、胃及十二指肠溃疡（特效）、心闷、心脏病、神经衰弱、鼻炎、喉炎、喉癌、胸痛、手脚麻木、项紧（特效）、脑震荡、半身不遂。

【针法】直刺0.3～0.5寸或用三棱针点刺出血，特效。

【指法】指按、指压或用硬物点按刺激，7～15分钟。

【经验】下溪穴用三棱针点刺青筋出血效果神速，为董师常用穴道。对久年头痛及上列主治症状有针到病除之卓效。

外　溪

【位置】外溪位于上溪穴外1寸处（图6-3）。

【主治】久年头痛（特效）、头昏、头涨（特效）、偏头痛（特效）、胃及十二指肠溃疡（特效）、心闷、心脏病、神经衰弱、鼻炎、喉炎、喉癌、胸痛、手脚麻木、项紧（特效）、脑震荡、半身不遂。

【针法】直刺0.3～0.5寸或用三棱针点刺出血，特效。

【指法】指按、指压或用硬物点按刺激，7～15分钟。

【经验】外溪穴用三棱针点刺青筋出血效果神速，为董师常用穴道。对久年头痛及上列主治症状有针到病除之卓效。

内 溪

【位置】内溪位于上溪穴内 1 寸处（图 6-3）。

【主治】久年头痛（特效）、头昏、头涨（特效）、偏头痛（特效）、胃及十二指肠溃疡（特效）、心闷、心脏病、神经衰弱、鼻炎、喉炎、喉癌、胸痛、手脚麻木、项紧（特效）、脑震荡、半身不遂。

【针法】直刺 0.3 ~ 0.5 寸或用三棱针点刺出血，特效。

【指法】指按、指压或用硬物点按刺激，7 ~ 15 分钟。

【经验】内溪穴用三棱针点刺青筋出血效果神速，为董师常用穴道。对久年头痛及上列主治症状有针到病除之卓效。

前 溪

【位置】前溪穴位于下溪穴外 1 寸处（图 6-3）。

【主治】久年头痛（特效）、头昏、头涨（特效）、偏头痛（特效）、胃及十二指肠溃疡（特效）、心闷、心脏病、神经衰弱、鼻炎、喉炎、喉癌、胸痛、手脚麻木、项紧（特效）、脑震荡、半身不遂。

【针法】直刺 0.3 ~ 0.5 寸或用三棱针点刺出血，特效。

【指法】指按、指压或用硬物点按刺激，7 ~ 15 分钟。

【经验】前溪穴用三棱针点刺青筋出血效果神速，为董师常用穴道。对久年头痛及上列主治症状有针到病除之卓效。

水 溪

【位置】水溪穴位于下溪穴内 1 寸处（图 6-3）。

【主治】久年头痛（特效）、头昏、头涨（特效）、偏头痛（特效）、胃及十二指肠溃疡（特效）、心闷、心脏病、神经衰弱、鼻炎、喉炎、喉癌、胸痛、手脚麻木、项紧（特效）、脑震荡、半身不遂。

【针法】直刺 0.3 ~ 0.5 寸或用三棱针点刺出血，特效。

【指法】指按、指压或用硬物点按刺激，7 ~ 15 分钟。

【经验】水溪穴用三棱针点刺青筋出血效果神速，为董师常用穴道。对久年头痛及上列主治症状有针到病除之卓效。

【本节综论】本节组穴在临床中较常用，尤其是火主、火硬二穴治疗面瘫患者，笔者常配灵骨穴、三重穴、三泉穴、足三里穴，疗效确切。其他如门金穴，笔者在治疗痛经及肠炎时经常用此穴疗效不错。其他穴组除六完穴用于止血、水曲穴用于减肥外，笔者很少用，望董针爱好者临床总结其疗效。

六六部位歌诀

行间后五分，火硬此处遵。一二缝隙间，动脉搏动深。胎衣不得下，心悸与头晕。子宫炎与瘤，堪向此处寻。四趾五趾间，五分后六完。其穴善止血，耳鸣头痛差。火硬上一寸，火主骨胀大。口眼喝斜症，难产心脏夸。肝胃功能弱，手脚痛不怜。宫炎及宫瘤，当可锦上花。足背二三跖，门金上二寸。诸多胃肠病，腹痛胀可灵。鼻塞与经痛，莫过此针贤。六完后面穴，水曲临泣并。腹胀四肢肿，周身疼痛灵。手腕痛无力，眼痒及耳鸣。若言是坐骨，特效少阳经。

火连为太白，后一火菊插。眉棱骨处痛，前头痛亦佳。手麻转颈难，心慌高血压。火菊后一寸，火散在看家。头晕携脑涨，脚痛眼昏花。内踝下寸五，水分穴中央。内外五分处，水门与水香。睾丸两胁痛，卵巢与月经。水晶内踝尖，直下二寸处。宫胀与宫瘤，小腹气肿胀。

第七节 七七部位（小腿部位）

正 筋

【位置】 足后跟筋中央上，距足底 3.5 寸（图 7–1）。

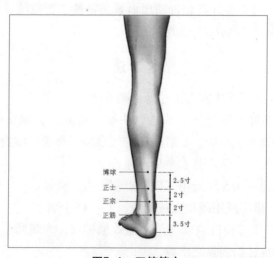

图 7–1 正筋等穴

【主治】 脊椎骨闪痛、腰椎痛、颈项筋痛、脑骨胀大、脑积水。

【针法】 针刺 1.0 ～ 1.5 寸（针透过筋效力更佳）。体壮者可坐姿进针，体弱者应侧卧进针。

【指法】 指按、指压或用硬物点按刺激，7 ～ 15 分钟。

【经验】正筋、正宗、正士 3 穴同时取用为治疗坐骨神经痛、骨刺之特效穴。正筋穴、正宗穴为治疗脊椎痛、耳鸣之速效穴。

【详解】

1. 正筋穴在脚踝上，全息对应颈部，治疗颈部病效果甚好。

2. 正筋穴针入阿基利斯腱，以筋治筋甚效。

3. 正筋穴之作用实属肾之功能，肾经膀胱经夹此，故能补肾又上脑（后头），治头部疾病。

4. 以筋治筋尚能治抽筋之病，还能治胃疼挛痛、脚抽筋。

正 宗

【位置】正筋穴上 2 寸处（图 7-1）。

【主治】脊椎骨闪痛、腰椎痛、颈项筋痛、脑骨胀大、脑积水。

【针法】针刺 1.0 ~ 1.5 寸（针透过筋效力更佳）。体壮者可坐姿进针，体弱者应侧卧进针。

【指法】指按、指压或用硬物点按刺激，7 ~ 15 分钟。

【运用】正筋、正宗同时应用，宜先于委中点刺出血，治疗上述疾病效果极佳。进针时若使针透过筋大妙。体壮者多以坐姿取穴，反之则以侧卧进针。上 2 穴合用，对于脑震荡、小儿麻痹后遗症（马蹄足）疗效确切而迅速。入针本穴，以现酸胀之针感为度。曾尝试以此 2 穴为主，治疗食道痉挛、精神病、脑瘤，疗效亦颇显著。

【详解】

1. 就经络而言，膀胱经行经颈项，又就以筋治筋（尝见正筋穴位之大筋割断者，头颈立刻歪垂）而言，可见其间颇有关联，因此以此2穴倒马治疗颈项强硬或疼痛，效果极佳。

2. 又闪腰岔气较重者，在委中点刺后（一般轻症经点刺后即觉轻松，而不必再针他穴）加针正筋、正宗2穴，尤能助其速愈。

3. 正宗穴组治疗脑震荡也颇有效。

4. 正宗穴与正筋穴倒马并用，理同正筋穴。

正 士

【位置】正宗穴上 2 寸处（图 7-1）。

【主治】肩背痛、腰痛、坐骨神经痛、闪腰岔气、头痛。

【针法】针刺 0.5 ~ 1.0 寸。

【指法】指按、指压或用硬物点按刺激，7 ~ 15 分钟。

【运用】本穴联合正筋、正宗并用，对于颈痛、落枕、腰椎痛有特效，治疗马蹄足针尖应向下肢方向为宜。正士常与搏球相伍，治疗背痛极效。

【详解】

1. 正士穴常与搏球穴倒马并用治背痛极有效，也可与正宗及正筋并用成大倒马，加强治疗颈、腰背痛有特效。

2. 正士穴为膀胱经所过，治腰痛、坐骨神经痛有效。

3. 董师之与肺相应有关之穴位皆能治背痛。

搏　球

【位置】 正士穴上 2.5 寸处（图 7-1）。

【主治】 腿抽筋、腓肠肌痉挛、霍乱、腰酸背痛、鼻出血。

【针法】 针刺 1 ~ 2 寸。

【指法】 指按、指压或用硬物点按刺激，7 ~ 15 分钟。

【运用】 本穴与正士合用治疗腰背痛（膏肓穴附近疼痛尤佳）极效。若久病者，于该穴至正士处青筋点刺出血，立可见效。该穴常与正筋合用治疗小儿麻痹后遗症（马蹄足）甚佳。该穴针深 2.5 ~ 3.0 寸，治疗脚癣也佳。治疗时务必使针感（酸胀）扩散至足踝部为妙。

【详解】

1. 与正士互相倒马治疗背痛（尤其是膏肓穴附近痛）或腰背痛效果极佳。若久病入络，在患侧搏球至正士一带寻青筋点刺出血，立可见效。

2. 搏球穴因邻近承山穴，治疗腿抽筋也极有效。与承山倒马并用，疗效更佳。

3. 搏球穴位居膀胱经所行，能治腰酸背痛。本穴在筋下以筋治筋，故治腿转筋。

4. 搏球穴附近青筋刺血，治疗痔疮亦甚有效。

一　重

【位置】 外踝骨尖上 3 寸，向前横开 1 寸处（图 7-2）。

【主治】 甲状腺肿大（特效）、眼球突出、扁桃腺炎、口眼㖞斜（颜面神经瘫痪，奇效）、偏头痛、痞块、肝病、脑瘤、脑癌（卓效）、脑膜炎、喉炎、脾肿大（特效）、脾脏炎。

【针法】 针刺 1 ~ 2 寸或用三棱针点刺。

【指法】 指按、指压或用硬物点按刺激，7 ~ 15 分钟。

二　重

【位置】 一重穴直上 2 寸处（图 7-2）。

【主治】 甲状腺肿大（特效）、眼球突出、扁桃腺炎、口眼㖞斜（颜面神经瘫痪，奇效）、偏头痛、痞块、肝病、脑瘤、脑癌（卓效）、脑膜炎、喉炎、脾肿大（特效）、脾脏炎。

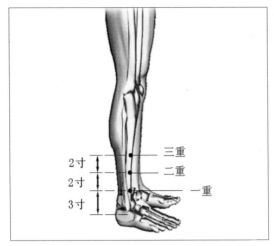

图7-2 一重、二重、三重穴

【针法】针刺 1 ~ 2 寸或用三棱针点刺。

【指法】指按、指压或用硬物点按刺激，7 ~ 15 分钟。

三 重

【位置】二重穴直上 2 寸处（图 7-2）。

【主治】甲状腺肿大（特效）、眼球突出、扁桃腺炎、口眼㖞斜（颜面神经瘫痪，奇效）、偏头痛、痞块、肝病、脑瘤、脑癌（卓效）、脑膜炎、喉炎、脾肿大（特效）、脾脏炎。

【针法】针刺 1 ~ 2 寸或用三棱针点刺。

【指法】指按、指压或用硬物点按刺激，7 ~ 15 分钟。

【运用】一重穴、二重穴、三重穴同时下针，治疗脾部病变（脾病以右边穴位为主）及乳房病变亦极特效。基于本穴之善活血通瘀、祛风化痰作用，用于中风后遗症、脑震荡后遗症、脑性瘫痪、偏头痛、三叉神经痛、睡中咬牙及肩臂手腕痛皆极有效。治疗甲亢时，也常以此组穴位为主要施术部位。

【详解】

1. 一重、二重、三重这3个穴位在少阳（胆）经、阳明（胃经）之间，治少阳、阳明两经合并之病（如颜面神经麻痹）甚效。

2. 三重穴治肝脾之病，其原理与木斗、木留类同。

3. 三重穴在胆经（主风）、胃经（主痰）之间，主治风痰之症。

4. 三针同下，除治上述各症特效外，尚可治脾发炎、脾肿大、脾硬化（脾病用针以右边为主），乳腺炎、乳痛、乳房小叶增生，甲状腺肿大等症极效。

5. 三重穴有促进脑部血液循环及祛风化痰之功效，治中风后遗症、脑震荡后遗症及脑性麻痹均有极大功效。

6. 三重穴治偏头痛、三叉神经痛、面神经麻痹、睡中咬牙及肩臂手腕痛亦有殊效，皆与祛风化痰有关。

7. 三重穴位在少阳（胆）、阳明（胃）之间，治疗少阳、阳明两经合并之病（如颜面神经麻痹）甚效。

8. 三重穴治肝脾之病，其原理与木斗、木留类同。

9. 三重穴在少阳胆经及阳明胃经之间，少阳主风，阳明主痰，主治以风痰之症见长。

上　唇

【位置】在膝盖下缘，髌骨韧带上（图7-3）。

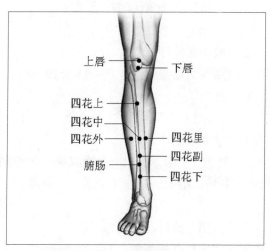

图7-3　上唇等穴

【主治】唇痛、白口症。治口腔和唇部病有效。

【针法】以三棱针点刺出黑血。

【指法】指按、指压或用硬物点按刺激，7～15分钟。

下　唇

【位置】在膝盖下缘1寸处，髌骨韧带上（图7-3）。

【主治】唇痛、白口症。治口腔和唇部病有效。

【针法】以三棱针点刺出黑血。

【指法】指按、指压或用硬物点按刺激，7～15分钟。

【综论】下唇穴在小腿上缘犊鼻穴旁及略下，全息对应即在鼻唇一带。又本穴在胃经之旁，胃经绕口一周，两穴均以点刺为主，主治唇部病证，治口腔炎也有效。

四花上

【位置】膝眼下 3 寸，胫骨外帘处是穴（在外膝眼直下 3 寸，胫骨外缘，贴骨下陷中，足三里穴内侧 1 寸处，图 7-3）。

【主治】哮喘、牙痛、心悸、口内生瘤、头晕、心脏病、转筋霍乱、十二指肠溃疡（特效）、胃溃疡（特效）。

【针法】针刺 2 ~ 3 寸。

【指法】指按、指压或用硬物点按刺激，7 ~ 15 分钟。

【运用】四花上穴治疗哮喘及心脏病极佳，转筋霍乱多与搏球相伍，且针刺 3 寸。针刺时需贴骨下针，三棱针点刺出血不唯治疗上述病症极佳，对于各种慢性胃病也极特效。笔者单取四花上穴，进行泻法，行针 6 次，治疗肠梗阻极其特效。

【经验】四花上穴配门金穴为治疗胃溃疡、十二指肠溃疡之特效穴。四花上、中、下、里、外穴以三棱针点刺出血，为治疗头痛、坐骨神经痛、肺疾病、肋膜炎、肝病、急慢性胃肠疾病之特效穴。针刺 2 寸治哮喘，针刺 3 寸治心脏病。

【详解】

1. 四花上穴在胃经上，治胃经病甚效，穴近足三里，为土中真土之穴，有补土生金之效，治哮喘甚效。

2. 胃与包络通，有强心作用，治心脏病甚效。

3. 点刺出血治疗上述病变效果更佳。点刺治疗久年胃病、胃溃疡等症亦极效；一般胃痛点刺后可立止疼痛，久年胃病更可加速治愈。

4. 四花上穴在小腿部，治上部之心肺病。肺浅心深，治肺针 2 寸、治心针 3 寸，强调了治远处病及重病久病宜刺略深。若能久留针，效果更佳。

四花中

【位置】四花上穴直下 4.5 寸处（图 7-3）。

【主治】哮喘、眼球病（酸痛、角膜炎、结膜炎、白内障）、心脏内膜炎、心肌梗死（特效）、心脏血管硬化（有卓效）、心两侧痛、心脏停搏、急性胃肠炎（立即见效）、肺癌、肺气肿、肺炎（奇效）。

【针法】针刺 2 ~ 3 寸治哮喘、眼球痛；三棱针出血治疗血管硬化、急性胃痛、胸闷心慌、肋膜炎等症。

【指法】指按、指压或用硬物点按刺激，7 ~ 15 分钟。

【运用】该穴治疗上述诸症具有特效，三棱针点刺出血治疗肺积水、肺结核、肺痛、肺气肿等疗效也佳，毫针取与患侧同侧穴位则善治肩胛痛、肘弯痛、食指痛等病症。

【经验】四花中穴用三棱针点刺，配灵骨、大白治疗肺气肿、肺癌特效。四花中穴用三棱针点刺，配心灵穴治疗心脏各种疾病有奇效。

【详解】

1. 以三棱针点刺治疗上述各病确有特效。

2. 以三棱针治疗肺积水、肺结核、肺瘤、肺气肿等病亦有效验。

3. 用毫针则还能治肩胛痛，肘弯痛，食指痛亦极效，唯治则与他穴不同，以采患侧同侧之穴位为主（据经验针对侧亦有效）。

4. 四花中穴在胃经上，在上巨虚（大肠经下合穴）、下巨虚（小肠经下合穴）之间，又在小腿之中点，不论穴性或穴位皆在中央，调理肠胃作用甚强。

5. 四花中穴作用于心、肺，因在小腿胃经之中央，调土作用甚强，能令母实，也能生金，治肺心之病甚效，刺血尤佳。

四花里

【位置】四花中穴向内横开 1.5 寸，当胫骨外缘（图 7-3）。

【主治】急慢性胃病、心脏病、心悸、转筋霍乱（呕吐）、心脏停搏。

【针法】直刺 1.5 ~ 2.0 寸或用三棱针点刺出血。

【指法】指按、指压或用硬物点按刺激，7 ~ 15 分钟。

【经验】四花上、中、下、里、外穴以三棱针点刺出血治疗头痛、坐骨神经痛、心脏疾病、肺部疾病、肋膜炎、肝病、急慢性胃肠疾病。

【详解】

1. 四花里穴点刺出血治上述病变效果更佳，但宜避开骨头。

2. 点刺出血尚能治退化性膝关节炎（膝关节骨刺），盖退化性关节炎病痛在膝盖内侧（足太阴经），在本处刺血，由于经络相通（本穴亦在足太阳经上），故甚效。

四花外

【位置】四花中穴向外横开 1.5 寸处（图 7-3）。

【主治】急性肠炎、牙痛、偏头痛、面部神经瘫痪、胸膜痛。

【针法】针刺 1 ~ 2 寸。

【指法】指按、指压或用硬物点按刺激，7 ~ 15 分钟。

【运用】该穴周围青筋点刺出血，对于哮喘、坐骨神经痛、肩痛、耳痛、鼻炎、高血压等均效。对于胆经所循之证其效尤著。点刺出血治疗胃痛、小腹胀痛、牛皮癣，疗效甚佳。

【详解】

1. 四花外穴亦为极重要点刺穴位，除上述各病外，对于侧身各种病变更有特效。如上述之偏头痛、耳痛、肩臂痛、肋骨痛，侧面（胆经）之坐骨神经痛及足跗痛等均有特效。

2. 点刺时在四花外穴周围视青筋出血即见大效，不必拘泥穴位。

3. 中医理论认为，久病必有瘀，难病必有瘀，怪病必有瘀；又认为，久病必有痰，难病必有痰，怪病必有痰。本穴接近丰隆穴（痰会丰隆），刺之能化痰。以三棱针点刺出血，则又能活血，痰瘀并治，专治各种疑难杂病，与四花中穴并用点刺尤佳。

4. 四花外穴为董师刺络最常用之要穴，活血化痰，逢久治不愈之病，点刺出血每见奇效。

四花副

【位置】四花中穴直下 2.5 寸处（图 7-3）。

【主治】哮喘、眼球病（酸痛、角膜炎、结膜炎、白内障）、心脏内膜炎、心肌梗死（特效）、心脏血管硬化（有卓效）、心两侧痛、心脏停搏、急性胃肠炎（立即见效）、肺癌、肺气肿、肺炎（奇效）。

【针法】针刺 1 ~ 2 寸。

【指法】指按、指压或用硬物点按刺激，7 ~ 15 分钟。

【运用】四花副穴同四花中穴联合应用，治疗上述诸症当可立见疗效。点刺时在四花中穴至四花副穴附近寻找青筋，以见黑血为准。

【详解】

1. 四花副穴作为四花中之加强穴，主治略同，并以刺血为主。

2. 点刺不必拘泥穴位，在四花中穴至四花副穴附近之青筋上点刺，出血即见效果。

3. 治疗骨头肿胀则以针刺为主，并宜贴胫骨进针，其原理见四花下穴详解。

四花下

【位置】当四花副穴直下 2.5 寸处（图 7-3）。

【主治】肠炎、腹胀、胃痛、水肿、睡中咬牙、哮喘、眼球病（酸痛、角膜炎、结膜炎、白内障）、心脏内膜炎、心肌梗死（特效）、心脏血管硬化（有卓效）、心两侧痛、心脏停搏、急性胃肠炎（立即见效）、肺癌、肺气肿、肺炎（奇效）。

【针法】针刺 1 ~ 2 寸。

【指法】指按、指压或用硬物点按刺激，7 ~ 15 分钟。

【经验】①四花下穴之位置在胃经上，所治之病多系胃肠病；腑肠穴亦在胃经上，主治亦同，但两针通常配合应用。②两针并用，也称削骨针（紧贴胫骨进针），能治骨骼胀大（骨刺），尤以膝盖及足跟刺痛更效，盖"以骨治骨"也。

【详解】

1. 四花下穴之位置在胃经上，所治之病多系胃肠病；腑肠穴也在胃经上，主治也同，但两针通常配合应用。

2. 两针并用，也称削骨针（紧贴胫骨进针），能治骨骼胀大（骨刺），尤以膝盖及足跟骨刺更效，因以骨治骨也。

腑　肠

【位置】在四花下穴直上 1.5 寸处（图 7-3）。

【主治】肠炎、腹胀、胃痛、下肢水肿、睡中咬牙。

【针法】直刺 0.5 ～ 1.0 寸或用三棱针点刺出血。本穴通常为四花下穴之配穴，效力迅速，但不单独用针。

【指法】指按、指压或用硬物点按刺激，7 ～ 15 分钟。

【详解】

1. 腑肠穴在胃经上，主治以肠胃病为主，睡中咬牙也多系胃热之症。

2. 腑肠穴也可与四花下倒马治上述各病，与四花下贴骨进针可治骨刺。

天　皇

【位置】弯曲膝盖，胫骨内侧髁下缘凹陷处直下 1 寸，即阴陵泉穴直下 1 寸处。距膝关节 3.5 寸（图 7-4）。

【主治】胃酸过多、反胃（倒食症）、糖尿病、蛋白尿、肾炎、泌尿系统诸症等。

【针法】针刺 0.5 ～ 2.5 寸（沿骨缘下针）。

【指法】指按、指压或用硬物点按刺激，7 ～ 15 分钟。

【注意与禁忌】孕妇禁针。不宜用灸。天皇穴的正确位置是阴陵泉穴下 1 寸，并非阴陵泉穴，切勿混淆，以免影响效果。

【运用】本穴接近脾经之阴陵泉。董氏常用此穴治疗心脏病，对于高血压引起的头晕、头痛也常用之。臂痛、失眠、颈项胸膺强紧也有疗效。此外，因该穴功能是化湿滞、利下焦，故阳痿、早泄、痛经、腹水等均宜用之。而对于急性腹泻、小腹绞痛极其特效。该穴点刺出血，治疗膏淋（乳糜尿）极验。

【经验】天皇穴配天皇副穴治倒食症、胃酸过多。天皇、人皇、地皇三穴合称下三皇，有时将肾关、地皇、人皇亦称下三皇。天皇配通肾、通背治疗肾虚、肾炎、糖尿病有特效。

【详解】

1. 天皇穴即脾经之阴陵泉穴，除治疗上述病症外，董师还用以治疗心脏病，高血压、心脏病所引起之头晕头痛、臂痛、失眠等症。

2. 天皇穴还可治疗项部及胸膺强紧。

3. 天皇穴同阴陵泉，为脾（土）经合（水）穴，土水两治，脾肾双补，并能补土制水，所治之病多属脾肾两虚之病。

【综论】天皇穴距膝关节 2.5 寸，则应在阴陵泉穴下 5 分处（阴陵泉距膝关节 2

寸），但董师贴骨进针，实亦为阴陵泉也。

肾关（天皇副）

【位置】在天皇穴直下 1.5 寸处（图 7-4）。

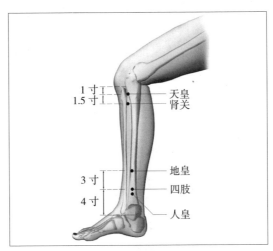

图7-4　天皇等穴

【主治】胃酸过多、倒食症、眼球㖞斜、散光、贫血、癫痫、精神病、眉棱骨痛、鼻骨痛、头晕、肾虚、坐骨神经痛、腰痛。

【针法】直刺 0.5 ~ 1.0 寸。当补肾用时针深 2 寸。

【指法】指按、指压或用硬物点按刺激，7 ~ 15 分钟。

【运用】肾关穴为补肾要穴，凡肾虚诸症皆有显效，对于两手麻木疼痛、肩痹尤具特效。此外，该穴用于多尿、夜尿极效，根据肝开窍于目，肾水以滋木理论，治疗眼球㖞斜、飞蚊症极其特效。

【经验】治胃酸过多、倒食症为天皇穴之配穴。下针 2 寸为补肾，有补肾治疗阳痿、早泄之功效，对于手脚麻木、肩背痛、肾虚腰痛有特殊之功效。肾关、地皇、人皇合称下三皇，配通肾、通背为治疗肾虚、肾炎、糖尿病的特效穴。

【详解】

1. 肾关又名天皇副，为补肾要穴，除治疗上述病症外，对于肾虚所引起之坐骨神经痛、背痛、头痛、腰酸亦有显效。另外，治疗两手发麻或疼痛、肩臂痛及肩臂不举（五十肩），尤为特效。针后令其活动手指或抬举肩臂，可立见奇效。笔者曾治某部司长之五十肩，1次而愈。

2. 配复溜治眼球㖞斜及飞蚊症极有效（按：据笔者之经验在太阳穴点刺出血，治疗眼球㖞斜、斜视尤为速效），治多种眼病皆效。

3. 肾关穴治多尿、夜尿极特效。

4. 肾关穴直刺治胸口闷、胸口痛、强心。斜刺治眉棱骨痛、前头痛。本穴能调心肾，对神经衰弱、失眠皆效。

5. 肾关穴穴名肾关，有肾俞及关元之作用，为补肾最常用之穴。此穴在天皇穴下，亦有脾肾双补作用。治尿糖高、尿酸高、肾功能衰竭皆效。治血液病也甚效。本穴配人皇、地皇（即下三皇）治疗上述各病，疗效尤佳。

6. 肾关穴具土、水二性，能脾肾双补，脾主后天，肾主先天，故本穴善于调理体弱及善治久年病变。除与地皇、人皇配成下三皇外，健脾可配足三里，补肾可配复溜。

7. 透过脾与小肠通，治五十肩特效。天皇穴在全息对应头，则此穴对应肩颈部。

地　皇

【位置】胫骨内侧，距内踝骨7寸处（图7-4）。

【主治】泌尿系统诸症。

【针法】针深1～2寸，以与脚成45°角刺入。

【指法】指按、指压或用硬物点按刺激，7～15分钟。

【运用】本穴治疗诸如肾炎、糖尿病、淋病、阳痿、早泄、遗精、滑精、梦遗、蛋白尿、血尿、子宫肌瘤、月经不调、肾虚、腰痛等均有显效，唯孕妇禁针。

【经验】肾关、地皇、人皇合称下三皇，配通肾、通背为治疗肾虚、肾炎、糖尿病之特效穴。

【综论】地皇穴在脾经上，作用于肾，也系脾肾双补。主治多系脾肾两虚之症，本穴原定位于内踝上7寸，但董师针刺时，常以人皇穴（内踝上3寸）为主，在其上3寸取针，则此穴位置实与漏谷相符。

四　肢

【位置】胫骨内侧，内踝上4寸处（图7-4）。

【主治】四肢痛、颈痛、糖尿病。

【针法】针深0.5～1.5寸（孕妇禁针）。

【指法】指按、指压或用硬物点按刺激，7～15分钟。

【运用】该穴常配伍肾关治疗肘痛、肩痛极效。

【详解】

1. 四肢穴配肾关治肘痛、肩痛甚效。

2. 四肢穴在脾经上，作用于肾，也主脾肾双补。

3. 董师认为可作用于心，能治四肢痛，其原理参看八八部位通关穴。

人　皇

【位置】在胫骨之内侧前缘，即内踝尖直上3寸，当胫骨后缘处（图7-4）。

【主治】淋病、阳痿、早泄、遗精、滑精、脊椎疼痛、脖颈疼痛、头晕、手麻、糖尿病、血尿、眼痛、腹泻、神经性皮炎等。

【针法】针刺1.0～2.5寸（孕妇禁针）。

【指法】指按、指压或用硬物点按刺激，7～15分钟。

【运用】人皇穴即脾经之三阴交，由于其健脾化湿、疏肝益肾功效较强，故治疗上述生殖、泌尿系统疾病颇效。当其他穴位配该穴时，需注意针刺方向，如治疗足部疾病，应略向后直刺，治躯干部疾病时，针尖应略向上斜刺。该穴治疗带下颇佳。配灵骨用以治疗寒凝型痛经特效；配灵骨治疗滞产（子宫收缩无力）屡试皆验。伍天皇治疗产后尿潴留也特效。此外，曾用该穴治疗眼睑下垂，交替施以烧山火手法后加艾灸3～10分钟（隔日1次），疗效也显著。穴位埋针，揉点会阴治疗阳痿也佳。配气海，司白浊、治遗精而极妙。配血海，治疗女性结扎后遗症奇佳。配阳陵泉治疗肾绞痛也妙。该穴与地皇、肾关合用为下三皇穴，凡肾虚引起诸病均有疗效，治神经衰弱极有效。

【详解】

1. 三皇穴为补肾要穴，举凡肾虚所致之各种病变皆有疗效。

2. 三皇穴并用治疗泌尿系统病、消化系统病及妇科疾病疗效甚佳。

3. 三皇穴治疗神经衰弱效果亦佳。

4. 人皇穴也有脾肾双补作用，专治脾虚及肾虚之病。又系脾肝肾三阴之会，因此脾肝肾皆治。

【综论】三阴交定位为内踝尖上3寸，但董师之定位则以内踝上缘（即除踝）上3寸，则亦可称之为上三阴交。

侧三里

【位置】四花穴上外开1.5寸处（图7-5）。

【主治】牙痛、面神经麻痹、肋间神经痛、三叉神经痛、偏头痛、阑尾炎疼痛。

【针法】针刺0.5～1.5寸。

【指法】指按、指压或用硬物点按刺激，7～15分钟。

【经验】侧三里与侧下三里两穴临床中同时取用。

侧下三里

【位置】侧三里直下2寸处（图7-5）。

【主治】牙痛、面神经麻痹、肋间神经痛、三叉神经痛、偏头痛、阑尾炎疼痛。

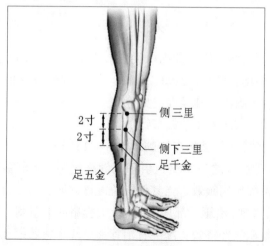

图7-5　侧三里等穴

【针法】针刺 0.5 ~ 1.5 寸。

【指法】指按、指压或用硬物点按刺激，7 ~ 15 分钟。

【运用】侧三里与侧下三里两穴临床上同时取用，均取健侧穴位，不宜左右同取。该组穴治疗偏头痛、手腕扭伤、脚跟疼痛不能着地等均极有效。用于治三叉神经痛，若配伍听宫穴，有殊效。

【详解】

1. 侧三里、侧下三里除治上述症状外，还可治疗偏头痛、三叉神经痛，尤为特效。治疗手腕扭伤疼痛，效果亦极佳。

2. 侧三里、侧下三里治疗脚跟痛不能着地，效果亦佳。

3. 侧三里、侧下三里穴均在足三里旁，故曰侧三里，其下2寸为侧下三里，穴在胆经、胃经之间，治少阳、阳明两经及合经之病甚效，如面部麻痹及三叉神经痛等。

足千金

【位置】侧下三里外开5分，再直下2寸处（图7-5）。

【主治】急性肠炎、鱼骨鲠在喉管、肩及背痛（特效）、喉咙生疮、喉炎（火蛾病，特效）、扁桃体炎、甲状腺肿。

【针法】直刺 0.5 ~ 1.0 寸，或以三棱针点刺出黑血。

【指法】指按、指压或用硬物点按刺激，7 ~ 15 分钟。

【经验】足千金穴与足五金穴通常同时取穴，除治甲状腺炎可双足取穴下针外，其他各症均单侧取穴。

足五金

【位置】足千金直下2寸是穴（图7-5）。

【主治】急性肠炎、鱼骨鲠在喉管、肩及背痛（特效）、喉咙生疮、喉炎（火蛾病，特效）、扁桃体炎、甲状腺肿。

【针法】直刺 0.5 ~ 1.0 寸，或以三棱针点刺出黑血。

【指法】指按、指压或用硬物点按刺激，7 ~ 15 分钟。

【运用】两穴同用，喉部疾病需双足同时用针，余症均单足取穴。

【详解】

1. 足千金与足五金合用，以治疗喉部病变为主，除外还可治急性肠炎，肩及背痛，也可治梅核气。

2. 足千金、足五金治疗肩臂不能左右活动，尤其特效。配合肾关治五十肩极具特效。

3. 穴名为金，与肺、大肠有关，可治肺系喉部之病及肠炎，又肩背痛。

七虎一

【位置】七虎一在外踝骨后 1.5 寸之直线上 2 寸处（图 7-6）。

【主治】肩骨痛、锁骨炎、胸骨痛及肿胀、肋膜炎、颈项筋扭痛（特效）。

【针法】直刺 0.5 ~ 1.0 寸。

【指法】指按、指压或用硬物点按刺激，7 ~ 15 分钟。

七虎二

【位置】七虎二在外踝骨后 1.5 寸之直线上 4 寸处（图 7-6）。

【主治】肩骨痛、锁骨炎、胸骨痛及肿胀、肋膜炎、颈项筋扭痛（特效）。

【针法】直刺 0.5 ~ 1.0 寸。

【指法】指按、指压或用硬物点按刺激，7 ~ 15 分钟。

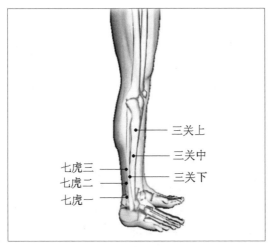

图7-6　七虎、三关穴

七虎三

【位置】七虎三在外踝骨后 1.5 寸之直线上 6 寸处（图 7–6）。

【主治】肩骨痛、锁骨炎、胸骨痛及肿胀、肋膜炎、颈项筋扭痛（特效）。

【针法】直刺 0.5 ~ 1.0 寸。

【指法】指按、指压或用硬物点按刺激，7 ~ 15 分钟。

【综论】七虎三穴在太阳经与少阳经之间，可治少阳经之肋膜炎。又太阳与肺通，能治肩骨、锁骨及胸骨病。

三关上（董氏七十二绝针之一）

【位置】外踝尖与膝盖外侧高骨直线上，中点处为三关中穴，三关中穴与膝盖高骨中点处为三关上穴（图 7–6）。

【主治】扁桃体炎、扁桃体瘤、扁桃体癌、喉炎、喉癌（特效）、肺癌（有奇效）、腮腺炎、肩臂痛、各种瘤、红鼻子（特效）、粉刺（效佳）、瘰疬（特效）、甲状腺肿。

【针法】针刺 1.0 ~ 1.5 寸，或以三棱针点刺出血效果卓著。

【指法】指按、指压或用硬物点按刺激，7 ~ 15 分钟。

【运用】三关上穴用于治外科诸病颇佳，也常用于手臂肿胀热痛、网球肘、肩痹等症。

三关中（董氏七十二绝针之一）

【位置】外踝尖与膝盖外侧高骨直线上，中点处为三关中穴（图 7–6）。

【主治】扁桃体炎、扁桃体瘤、扁桃体癌、喉炎、喉癌（特效）、肺癌（有奇效）、腮腺炎、肩臂痛、各种瘤、红鼻子（特效）、粉刺（效佳）、瘰疬（特效）、甲状腺肿。

【针法】针刺 1.0 ~ 1.5 寸，或以三棱针点刺出血效果卓著。

【指法】指按、指压或用硬物点按刺激，7 ~ 15 分钟。

【运用】三关中穴治外科诸病颇佳，也常用于手臂肿胀热痛、网球肘、肩痹等症。

三关下（董氏七十二绝针之一）

【位置】外踝尖与膝盖外侧高骨直线上，中点处为三关中穴，三关中穴与外踝尖中点处为三关下穴（图 7–6）。

【主治】扁桃体炎、扁桃体瘤、扁桃体癌、喉炎、喉癌（特效）、肺癌（有奇效）、腮腺炎、肩臂痛、各种瘤、红鼻子（特效）、粉刺（效佳）、瘰疬（特效）、甲状腺肿。

【针法】针刺 1.0 ~ 1.5 寸，或以三棱针点刺出血效果卓著。

【指法】指按、指压或用硬物点按刺激，7 ~ 15 分钟。

【运用】该穴治外科诸病颇佳，也常用于手臂肿胀热痛、网球肘、肩痹等症。

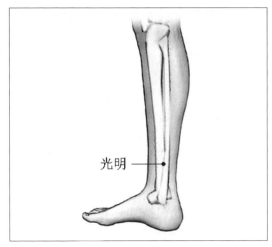

图7-7 光明穴

【经验】治疗子宫颈癌，外三关穴配妇科穴（任取2穴）特效。治疗瘰疬、恶性肿瘤，外三关穴配三重穴、九里穴、灵骨穴神效（有90%以上治愈率）。在治疗子宫瘤43例中，用外三关配妇科穴全部治愈。在治疗瘰疬、恶性肿瘤233例中有209人治愈，另24人死亡。

【详解】

1. 三关下穴治肺系病之扁桃腺炎、喉炎、腮腺炎等，对于青春痘疗效也佳。

2. 外三关之中关与足五金接近，一能治皮肤病，再则有足五金之疗效，治肩痛及肩不能左右举抬。

3. 外三关另外尚能治手红肿、手臂肿胀发热、肘痛（中穴为主）、三叉神经痛。

光 明

【位置】内踝尖直后1寸再直上2寸处（图7-7）。

【主治】散光、弱视、白内障、中风、半身不遂。

【针法】针深3～5分。

【指法】指按、指压或用硬物点按刺激，7～15分钟。

【注意与禁忌】光明穴在内踝骨后上缘，与复溜穴相距1寸，切勿混淆。

【运用】该穴接近肾经之复溜穴，治疗各种眼病宜伍肾关、人皇穴，即现特效。

【详解】

1. 除治疗散光及白内障外，还可治疗多种眼病如飞蚊症、青光眼等，常配肾关、人皇等穴应用。

2. 光明穴紧邻复溜，复溜为肾经母穴，补肾作用甚强，本穴能补水润木，治眼病甚效，故称光明。本穴在复溜前缘贴骨，补肾作用更强。

3.光明穴董师原定位于复溜，实应系复溜前缘贴骨处。

【本节综论】本节介绍的各穴组非常有用，感谢董师之智慧和传承。笔者本节穴组除七虎三穴少用外，其他穴组均在临床中使用过，尤其是下三皇为补肾要穴，疗效确切。

七七部位歌诀

足后跟中央，距底三五长。此穴名正筋，上二正宗当。脊椎骨疼痛，颈项筋痛伤。脑袋积水症，堪消脑骨胀。正宗上二寸，正士腰背疼。肩背联搏球，速效有俊名。坐骨神经痛，顷刻见功成。正士上二五，搏球腿转筋。腰酸及背痛，霍乱鼻衄亲。一重二三重，外踝尖上三。前方开一寸，上二称二重。二重若上二，善治甲腺肿。眼突扁桃腺，口眼歪斜同。脑瘤脑膜炎，痞块偏头痛。乳疾肩臂腕，兼治肝家病。膝眼下三寸，四花上穴寻。贴骨行针刺，牙痛头晕稀。心跳口内瘤，霍乱心脏奇。若是医哮喘，特效金针里。上穴下四五，即为中穴主。再下二寸半，副穴有分楚。副穴二寸半，四花下穴主。下穴上寸半，皆为腑肠属。肠炎腹胀肿，睡中咬牙主。中穴肩胛痛，肘弯食指殊。治则取患侧，皆与金针图。两穴近血管，棱针有分端。心脏管硬化，眼球病哮喘。急性胃病症，胸闷卧不安。骨头如肿胀，皆向二穴添。中穴外一五，外穴有奇功。中穴内一五，里穴见清楚。胸膜偏头痛，急性肠炎松。牙痛面麻痹，肩臂耳痛充。胸闷哮坐骨，血针效更雄。足跗高血压，青筋血出彤。尤宜侧身病，始信回春功。天皇膝关节，三寸五分处。倒食并胃酸，糖尿与肾炎。天皇下一五，其穴是肾关。二穴倒马用，癫痫与眼歪。鼻骨眉棱骨，疼痛亦不难。头晕曾有名，贫血此针灵。内踝上七寸，地皇淋肾病。与脚四十五，阳痿及水肿。宫瘤蛋白尿，早泻遗滑精。尿血经不调，肾虚腰痛症。内踝四寸中，四肢颈项痛。常配肾关穴，针到疗效宏。人皇三阴交，治疗同地皇。脖项手麻肩，椎痛晕来针。侧三侧下三，膝下三寸间。外开一寸五，此穴名侧三。该穴下二寸，穴名侧下三。侧三侧下三，面痹牙痛痊。侧下三里边，手腕痛与酸。对侧取单足，足跟痛针玄。侧下三里边，五分向后开。直下有两寸，千金此中来。千金下二寸，五金有风采。喉痛急肠炎，刺喉亦无碍。甲肿扁桃腺，肩背疼痛裁。七虎外踝骨，骨后一寸五。直上二寸一，再上二寸二。又上二寸三，专治锁骨炎。外踝尖膝盖，高骨直线上。取穴外三关，发炎扁桃腺。诸瘤肩臂痛，腮腺并喉炎。光明内踝尖，后一再上二。滋肾祛湿优，膝痛足萎痹。中风眼疾病，光明取穴灵。

第八节 八八部位（大腿部位）

通 关

【位置】当大腿正中线之股骨上，距膝盖横纹上 5 寸处（图 8-1）。

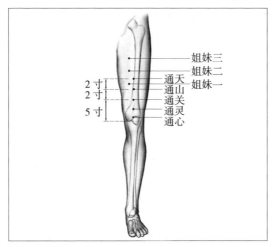

图8-1 通关等穴

【主治】心脏病、心口痛、心两侧痛、风湿性心脏病、头晕、眼花、心悸、胃病、四肢痛、脑出血、膝盖痛。

【针法】针深 0.5 ～ 2.5 寸。

【指法】指按、指压或用硬物点按刺激，7 ～ 15 分钟。

【经验】通关、通山、通天、通心、通灵5穴为治疗心脏疾病之重要穴，对全身血液循环有立即见效之功，临床上可任取2穴使用。这5穴配心灵一、心灵二穴治心脏疾病有特效；配地宗穴治心律不齐神效；配通肾、通胃治十二指肠溃疡，久年胃病有奇效。

【综论】通关穴常与通山或通天穴倒马联用，为治心脏病（包括心之藏象所主之病）之要穴。

通 山

【位置】通关穴上2寸处（图 8-1）。

【主治】心脏病、心口痛、心两侧痛、风湿性心脏病、头晕、眼花、心悸、胃病、四肢痛、脑出血、膝盖痛。

【针法】针深 0.5 ～ 2.5 寸。

【指法】指按、指压或用硬物点按刺激，7 ～ 15 分钟。

【综论】通关、通山、通天这3穴为治疗心脏病及血液循环要穴，盖伏兔穴为脉络之会（《针灸大成》），即为通关、通山两穴夹，经络（均隶属胃经）相同，部位毗邻，因此效果近似。

通 天

【位置】通山穴上2寸处（图 8-1）。

【主治】心脏病、心口痛、心两侧痛、风湿性心脏病、头晕、眼花、心悸、胃病、四肢痛、脑出血、膝盖痛。

【针法】针深0.5 ~ 2.5寸。

【指法】指按、指压或用硬物点按刺激，7 ~ 15分钟。

【运用】通天穴治疗膝盖疼痛、手指痛、腿无力效佳。当针刺超过1.2寸时，主治下肢痿痹瘫痪、腰胯痛、脚气、荨麻疹等疾病。

通 灵

【位置】在通关穴直下2寸处，在大腿正中线之大腿骨上，距膝盖横纹上3寸（见图8-1）。

【主治】前额头痛、头晕、心神不安、心脏积水、手脚发抖、胸痛、血管硬化、半身不遂。

【针法】直刺0.5 ~ 0.8寸或斜刺0.5 ~ 1.0寸，由下往上刺。

【指法】指按、指压或用硬物点按刺激，7 ~ 15分钟。

通 心

【位置】在大腿正中线之大腿骨上，膝盖横纹上1寸（图8-1）。

【主治】前额头痛、头晕、心神不安、心脏积水、手脚发抖、胸痛、血管硬化、半身不遂。

【针法】直刺0.5 ~ 1.5寸。

【指法】指按、指压或用硬物点按刺激，7 ~ 15分钟。

【详解】

1.通关、通山、通天、通灵、通心这5穴为治心脏及心之藏象病变之要穴。

2.除上述各症外，尚可治疗下肢水肿，通天穴单用治膝盖痛也甚效。

3.通关、通山、通天治疗胃病，疗效也佳。恶重胃病刺血后再针此穴，疗效更佳。此穴组治妊娠呕吐也有特效。

4.尝用此穴治手指痛、丹毒、腿风湿无力，疗效颇佳。

5.通关之（关）有通（内关）之意，说明其强心调整血液循环之作用甚好。通天在上曰通天之意，通心也有通心之意。5穴治心血管病甚效，5穴在胃经及胃经旁，通过胃与包络通治心脏病效甚好。

6.董师善用脾胃学说，穴在胃经旁、脾胃经之间，能补脾胃，通过子能令母实，进而强心。

7.通心穴包夹伏兔穴，伏兔为脉络之会（《针灸大成》），故调整血液循环效果甚好。

8.局部有痛，针对局部选专穴治疗。全身疼痛则调整血液循环，取此5穴疗效不错。

姐妹一、姐妹二、姐妹三

【位置】姐妹一穴位于通山穴向内横开1寸，再上1寸处。姐妹二穴位于姐妹一穴直上2.5寸处。姐妹三穴位于姐妹二穴直上2.5寸处。（图8-1）

【主治】子宫肌瘤、子宫炎、月经不调、经期不定、子宫痒、肠痛、胃出血。

【针法】针刺1.5～2.5寸。

【指法】指按、指压或用硬物点按刺激，7～15分钟。

【经验】姐妹一、姐妹二、姐妹三穴两腿同时下针，3穴同取治疗妇科病有效验，但目前以手穴之妇科穴或还巢穴替代。

【详解】

1. 姐妹一、姐妹二、姐妹三穴治疗妇科病确有效验，但目前则以手掌之妇科穴或还巢穴替代，较为方便。

2. 本穴组治上述妇科病外，常治赤白带下。

3. 董师认为姐妹一、姐妹二、姐妹三穴作用于肾，因接近脾经，因此能脾肾双补。因治疗妇科病甚好，故称为姐妹穴。

感冒一

【位置】感冒一穴位于姐妹二穴向内横开1寸处（图8-2）。

【主治】重感冒、高热、发冷、感冒头痛。

【针法】针刺0.5～1.5寸。

【指法】指按、指压或用硬物点按刺激，7～15分钟。

【经验】感冒一、感冒二穴确能对感冒收到减轻症状功效。由于取穴不便，现

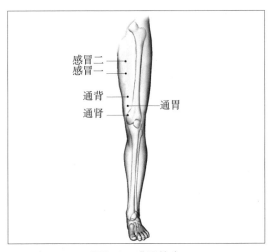

图8-2　感冒等穴

多以三叉一穴配灵骨、大白，重症可加少商、商阳点刺，配曲池，疗效更佳。

感冒二

【位置】感冒二穴位于姐妹三穴向内横开 1 寸处（图 8-2）。

【主治】重感冒、高热、发冷、感冒头痛。

【针法】针刺 0.5 ～ 1.5 寸。

【指法】指按、指压或用硬物点按刺激，7 ～ 15 分钟。

【经验】感冒一、感冒二穴确能对感冒起到减轻症状功效。由于取穴不便，现多以三叉一穴配灵骨、大白，重症可加少商、商阳点刺，配曲池，疗效更佳。

【综论】感冒穴对感冒确能收到减轻症状之效，此穴位于大腿上部，取穴略有不便，目前多以三叉一穴配灵骨、大白治疗，重症可于少商、商阳点刺，配针曲池，疗效更佳。穴在脾经，与肺经手足太阴同名经相通。又穴在大腿上部，全息方面与胸肺对应，因此治疗感冒病有效。但笔者从手上取穴更为方便，也甚有效。

通　肾

【位置】膝盖内侧上缘凹陷处，赤白肉际是穴（图 8-2）。

【主治】阳痿、早泄、淋病、肾炎、头晕、腰痛、风湿病、子宫痛、赤白带下。

【针法】针深 0.5 ～ 1.5 寸。

【指法】指按、指压或用硬物点按刺激，7 ～ 15 分钟。

通　胃

【位置】通肾上 2 寸处（图 8-2）。

【主治】阳痿、早泄、淋病、肾炎、头晕、腰痛、风湿病、子宫痛、赤白带下。

【针法】针深 0.5 ～ 1.5 寸。

【指法】指按、指压或用硬物点按刺激，7 ～ 15 分钟。

通　背

【位置】通胃上 2 寸是穴（图 8-2）。

【主治】阳痿、早泄、淋病、肾炎、头晕、腰痛、风湿病、子宫痛、赤白带下。

【针法】针深 0.5 ～ 1.5 寸。

【指法】指按、指压或用硬物点按刺激，7 ～ 15 分钟。

【注意】通肾、通胃、通背可任取 2 穴，禁忌 3 穴同时下针（有待于验证，但有人认为没有影响）。

【运用】通肾、通胃、通背穴利水补肾之效极佳，故治疗肾炎大妙。上述 3 穴任取 1 穴，连针半个月可防治流产。治疗肩头痛也颇有效。通背治背痛，通胃疗胃疾，顾名思义，单用取之也极特效。在肾炎的治疗上，可酌情配伍中极、肾俞、关元诸穴，针灸并用，疗效也佳。通肾、通胃、通背配合主治肾炎、面部水肿、全身水肿、四肢水肿、脚背红肿极为有效，两侧6穴齐用，并无大碍。

【详解】

1. 通肾、通胃、通背均位于大腿内侧黑白肉际之棱线上，利水补肾之效甚强。

2. 通肾穴除治上述症状外，还可治疗口干、喉痛。

3. 通肾、通胃、通背3穴配合主治肾脏炎、脸水肿、全身水肿、四肢水肿、脚背红肿极为有效，两侧6针齐下，并无大碍。

4. 通肾、通胃、通背3穴治疗肩峰痛也极有效。通胃穴单治胃病可立即见效；通背穴治背痛极效。

5. 通肾、通胃、通背3穴皆在膝内缘之延伸线上，从上向下直刺入脾经。董氏习以脾经之穴位治肾，有补土制水之意，治水肿甚效。

6. 董师认为此一穴组作用于肾，又刺入脾经，因此常用治脾肾两虚之病。对于尿蛋白亦甚效。对于糖尿病也有效。盖蛋白尿及糖尿多见脾肾两虚之症。

明　黄

【位置】 大腿内侧正中央是穴（图8-3）。

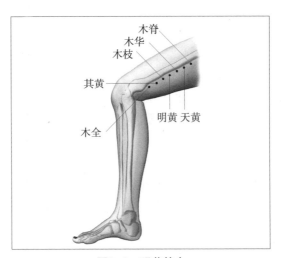

图8-3　明黄等穴

【主治】 肝脾硬化、肝炎、骨骼膨大、脊椎骨膜炎、疲劳、腰酸、眼昏、眼痛、消化不良、肝痛、白细胞过多症（特效）。

【针法】 针刺1.5 ~ 2.5寸。

【指法】 指按、指压或用硬物点按刺激，7 ~ 15分钟。

天　黄

【位置】明黄上3寸是穴（图8-3）。

【主治】肝脾硬化、肝炎、骨骼膨大、脊椎骨膜炎、疲劳、腰酸、眼昏、眼痛、消化不良、肝痛、白细胞过多症（特效）。

【针法】针刺1.5～2.5寸。

【指法】指按、指压或用硬物点按刺激，7～15分钟。

其　黄

【位置】明黄下3寸是穴（图8-3）。

【主治】肝脾硬化、肝炎、骨骼膨大、脊椎骨膜炎、疲劳、腰酸、眼昏、眼痛、消化不良、肝痛、白细胞过多症（特效）。

【针法】针刺1.5～2.5寸。

【指法】指按、指压或用硬物点按刺激，7～15分钟。

【运用】上述3穴6针齐下治疗上述疾病极佳。因该组穴居于肝经上，为治疗肝家诸病主要穴位。急性肝炎则以先针肝门、肠门为要。对于血液疾病（如再生障碍性贫血、白细胞过多）特效。此外，尚以此组穴位为主治疗尿潴留、尿失禁等均获显效。

【详解】

1. 天黄、明黄、其黄合用简称上三黄，为治疗肝脏病变及肝之藏象所主病变之主要穴道，对于急性肝炎，则以先针肝门、肠门为要。

2. 上三黄穴治疗颈椎骨刺、腰椎骨刺，疗效也佳。

3. 通过调整肝脾之作用，治血液病效果极佳，如白细胞过多，再生障碍性贫血，齿衄、鼻衄等。

4. 通过平肝息风镇定之作用，治疗梅尼埃病（重症性头晕）、帕金森病、舞蹈病亦有一定疗效，配肾关、复溜疗效更好。治失眠效也佳。

5. 肝主风，游走性疼痛属风，针本穴有效。

6. 天黄、明黄、其黄三穴皆在肝经上，治肝经病确实有效。依董师认定之作用而言，本穴可作用于肝、肾、心，治疗依深浅而作用达于各脏。本穴治血液病及肾虚腰骨之病也甚效。天黄、明黄、其黄并用，有全身上、中、下皆治之全息意义。

木全（又称火全穴）

【位置】在其黄穴直下1.5寸处（图8-3）。

【主治】黄疸、头晕、眼花、急性胆囊炎、脊背痛、足跟痛。

【针法】直刺1.5～2.5寸。

【指法】指按、指压或用硬物点按刺激，7～15分钟。

木枝（又称火枝穴）

【位置】在其黄穴直上1.5寸处（图8-3）。

【主治】黄疸、头晕、眼花、背痛、急性胆囊炎。

【针法】直刺1.5～2.0寸。

【指法】指按、指压或用硬物点按刺激，7～15分钟。

【经验】明黄、木枝、其黄、木黄4穴为治疗急慢性胆囊炎的特效穴。

木 华

【位置】在明黄穴直上1.5寸处（图8-3）。

【主治】黄疸、头晕、眼花、急性胆囊炎、脊背痛、足跟痛。

【针法】直刺1.5～2.5寸。

【指法】指按、指压或用硬物点按刺激，7～15分钟。

木 脊

【位置】在天黄穴直上1.5寸处（图8-3）。

【主治】黄疸、头晕、眼花、急性胆囊炎、脊背痛、足跟痛。

【针法】直刺1.5～2.5寸。

【指法】指按、指压或用硬物点按刺激，7～15分钟。

【经验】木全、木华、木脊3穴为治疗脊椎骨痛（骨刺）、颈椎骨痛、足跟痛、手麻痹、五指伸屈不灵、舌强之特效穴。

【详解】

1. 木全、其黄、木枝3穴治疗上述各病确有特效，有时为了取穴方便，在治疗胆囊病变时多以面部的木枝穴取代，也可以由外侧对应的九里、七里穴代替。

2. 木枝、木全配肾关（脾肾双治）可治癫痫。

3. 木全、木枝、木华、木脊分别在其黄、明黄、天黄上下，也在肝经上，属肝之分支，肝胆表里相属，故治肝胆疾病有特效。

驷马一

【位置】驷马一穴位于大腿外侧正中线，髌骨上缘7寸内开3.5寸处（即胆经风市穴），或直立时手臂下垂，中指尖前开3.5寸处（图8-4）。

【主治】背痛、腰痛、肺病、鼻炎、耳聋、耳鸣、面神经麻痹、结膜炎、哮喘、半身不遂、牛皮癣、下肢扭伤等。

【针法】针深1.0～2.5寸。

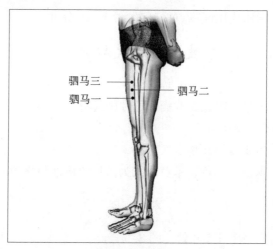

图8-4　驷马穴

【指法】指按、指压或用硬物点按刺激，7～15分钟。

【运用】该组穴治疗背痛、坐骨神经痛宜单足取穴，其余各症均6针齐下。该组穴为中医肺脏综合征之特效穴。唯治疗吸气不利时，基于取穴方便，素喜取穴列缺，疗效迅速而佳。治疗甲状腺肿亦效，根据金可生水之理论，故疗耳疾亦极效。

驷马一、驷马二、驷马三穴为治疗肺脏综合征之特效要穴，治疗鼻炎、牛皮癣、青春痘均有特效。治疗皮肤病、结膜炎、甲状腺肿、耳鸣、耳聋亦有卓效。本穴治疗胸痛、胸肋痛、胸连背痛均有效。

驷马二

【位置】驷马二穴位于驷马一穴上2寸处（图8-4）。

【主治】背痛、腰痛、肺病、鼻炎、耳聋、耳鸣、面神经麻痹、结膜炎、哮喘、半身不遂、牛皮癣、下肢扭伤等。

【针法】针深1.0～2.5寸。

【指法】指按、指压或用硬物点按刺激，7～15分钟。

【运用】该组穴治疗背痛、坐骨神经痛宜单足取穴，其余各症均6针齐下。该组穴为中医肺脏综合征之特效穴。唯治疗吸气不利时，基于取穴方便，素喜取穴列缺，疗效迅速而佳。治疗甲状腺肿有效，根据金可生水的理论，故疗耳疾也极效。

驷马一、驷马二、驷马三穴为治疗肺脏综合征之特效要穴，治疗鼻炎、牛皮癣、青春痘均有特效。治疗皮肤病、结膜炎、甲状腺肿、耳鸣、耳聋亦有卓效。本穴治疗胸痛、胸肋痛、胸连背痛均有效。

驷马三

【位置】驷马三穴位于驷马二穴上2寸处（图8-4）。

【主治】背痛、腰痛、肺病、鼻炎、耳聋、耳鸣、面神经麻痹、结膜炎、哮喘、半身不遂、牛皮癣、下肢扭伤等。

【针法】针深 1.0 ~ 2.5 寸。

【指法】指按、指压或用硬物点按刺激，7 ~ 15 分钟。

【运用】该组穴治疗背痛、坐骨神经痛宜单足取穴，其余各症均 6 针齐下。该组穴为中医肺脏综合征之特效穴。唯治疗吸气不利时，基于取穴方便，素喜取穴列缺，疗效迅速而佳。治疗甲状腺肿有效，通过金可生水的理论，治疗耳疾也有极效。

驷马一、驷马二、驷马三穴为治疗肺脏综合征之特效要穴，治疗鼻炎、牛皮癣、青春痘均有特效。治疗皮肤病、结膜炎、甲状腺肿、耳鸣、耳聋亦有卓效。本穴治疗胸痛、胸肋痛、胸连背痛均有效。

【详解】

1. 驷马三穴治疗胸痛、胸肋痛、胸连背痛皆有效。

2. 驷马三穴为补气理气要穴，主治之症甚多，无非补气理气之故。

3. 治皮肤病，上有指驷马（在食指）、木穴（在食指），下有驷马穴，皆在阳明经上，取其多气多血调气血的作用。

4. 根据体应原理，以皮治皮，常以肉代之。此处肌肉较厚，治皮肤甚效，其理同曲池及肩中。

5. 以肉治肉，故本穴尚能治肌萎缩。根据以肉应脾，尚能补气。

6. 驷马一、驷马二、驷马三与倒马并用，有上中下全身通治的意义。

下 泉

【位置】下泉穴位于膝关节外侧正中央直上 2.5 寸处（图 8-5）。

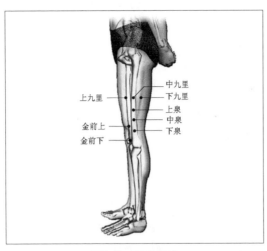

图8-5 下泉等穴

【主治】颜面神经瘫痪（特效）、面神经痉挛、口喎眼斜（特效）、半身瘫痪、脑血栓、中风后遗症、皮肤过敏。

【针法】针刺0.3～1.0寸。

【指法】指按、指压或用硬物点按刺激，7～15分钟。

【运用】该组穴位治上述病症确有卓效。与灵骨合用更佳，唯此穴需单足（健侧）取穴为宜。若配地仓、颊车（方向对刺）益佳，尚可治疗耳鸣、耳聋。治疗面神经瘫痪有卓效。

【经验】上泉穴、中泉穴、下泉穴配三重穴为治疗颜面神经麻痹、口喎眼斜、脑出血之特效穴。在临床211例中，有72人针3次治愈，其余平均针7次治愈。患病数年或数十年的患者也有2～3个月始能治愈。顽固的颜面神经瘫痪，最好先在患侧小腿三重穴附近以三棱针在青筋上点刺出血后再进针，效果较快。

中 泉

【位置】中泉穴位于下泉穴直上2寸处（图8-5）。

【主治】颜面神经瘫痪（特效）、面神经痉挛、口喎眼斜（特效）、半身瘫痪、脑血栓、中风后遗症、皮肤过敏。

【针法】针刺0.3～1.0寸。

【指法】指按、指压或用硬物点按刺激，7～15分钟。

【运用】该组穴位治疗上述病症确有卓效。与灵骨合用更佳，唯此穴需单足（健侧）取穴为宜。若配地仓、颊车（方向对刺）益佳，尚可治疗耳鸣、耳聋。治疗面神经瘫痪有卓效。

【经验】上泉穴、中泉穴、下泉穴配三重穴为治疗颜面神经麻痹、口喎眼斜、脑出血之特效穴。在临床211例中，有72人针3次治愈，其余平均针7次治愈。患病数年或数十年的患者也有2～3个月始能治愈。顽固的颜面神经瘫痪，最好先在患侧小腿三重穴附近以三棱针在青筋上点刺出血后再进针，效果较快。

上 泉

【位置】上泉穴位于中泉穴直上2寸处（图8-5）。

【主治】颜面神经瘫痪（特效）、面神经痉挛、口喎眼斜（特效），半身瘫痪、脑血栓、中风后遗症、皮肤过敏。

【针法】针刺0.3～1.0寸。

【指法】指按、指压或用硬物点按刺激，7～15分钟。

【运用】该组穴位治上述病症确有卓效。与灵骨合用更佳，唯此穴需单肢（健侧）取穴为宜。若配地仓、颊车（方向对刺）益佳，尚可治疗耳鸣、耳聋。治疗面神经瘫痪有卓效。

【经验】上泉穴、中泉穴、下泉穴配三重穴为治疗颜面神经麻痹、口㖞眼斜、脑出血之特效穴。在临床 211 例中，有 72 人针 3 次治愈，其余平均针 7 次治愈。患病数年或数十年的患者也有 2 ～ 3 个月始能治愈。顽固的颜面神经瘫痪，最好先在患侧小腿三重穴附近以三棱针在青筋上点刺出血后再进针，效果较快。

【详解】

1. 上泉、中泉、下泉3穴合称三泉穴，位于胆经线上，治颜面神经麻痹及颜面神经震颤有卓效，治耳鸣、重听也有效。

2. 上泉、中泉、下泉3穴皆在胆经上，以祛风为主，主治上述各病皆与风有关。

金前下

【位置】在膝盖骨外侧上角之直上 1 寸处（图 8-5）。

【主治】胸骨外鼓、肺弱、癫痫、头痛、肝弱、皮肤敏感。

【针法】针刺 0.3 ～ 1.0 寸。

【指法】指按、指压或用硬物点按刺激，7 ～ 15 分钟。

金前上

【位置】在膝盖骨外侧上角上 2.5 寸处（图 8-5）。

【主治】胸骨外鼓、肺弱、癫痫、头痛、肝弱、皮肤敏感。

【针法】针刺 0.3 ～ 1.0 寸。

【指法】指按、指压或用硬物点按刺激，7 ～ 15 分钟。

【经验】作用于肝、肺，故治疗与肺有关之病及与肝风有关之病。本穴能治肝弱肺弱，肺主气，肝主血，本穴也能调气血。穴名金，肺属金，故能治肺病。穴在膝上 1 寸之筋旁，故治肝风之病。

中九里

【位置】中九里穴位于直立时手臂下垂，中指尖所触之处（图 8-5）。

【主治】腰背痛、肢颈痛、脊椎骨痛、头晕眼胀、手臂麻木、下肢无力。

【针法】针刺 1.0 ～ 2.5 寸。

【指法】指按、指压或用硬物点按刺激，7 ～ 15 分钟。

【运用】该穴即胆经风市穴。治疗时可参阅风市之主症，本穴对于侧身病变极佳。基于其祛风疏络作用，也可用于头痛、神经痛、遍身瘙痒等疾患。

【经验】上九里穴与中九里穴同为止痛要穴。中九里穴配三叉穴为治疗中风后遗症之特效穴。中九里穴配八关穴为治疗半身不遂之特效穴。

【详解】

1. 中九里穴与胆经之风市穴位置相符，为极常用之镇痛及镇定要穴（疏风作用极强），也为董师治愈前高棉总统龙诺半身不遂之主穴。

2. 中九里穴除上述治症外，对耳神经痛、口喎眼斜、太阳穴痛、偏头痛、三叉神经痛等亦有疗效。本穴之主治极多，对于身体侧面（尤其是胆经）各种病变尤为特效；应用时可配合七里（即胆经中渎穴）拉倒马，效果更佳。

3. 中九里穴治耳鸣及风疹瘙痒亦极有效。

4. 少阳主风，穴同风市。风市者，风之市，治风之力尤强，镇定作用甚强，治痛治痒均效，亦为治失眠之要穴（心与胆通，亦为其治痛治痒有效之原因）。

5.《灵枢经》云：凡十一脏者取决于胆。胆经在头部之经脉最长，穴位最多，镇定作用甚强，亦有其道理。对于各种疼痛皆有一定疗效。

6. 少阳主骨，本穴能治骨刺，效果甚好。进针抵骨效果尤佳，并且能肝肾并治。

上九里

【位置】上九里穴位于中九里向内 1.5 寸处（图 8-5）。

【主治】腰背痛、肢颈痛、脊椎骨痛、头晕眼胀、手臂麻木、下肢无力。

【针法】针刺 1.0 ~ 2.5 寸。

【指法】指按、指压或用硬物点按刺激，7 ~ 15 分钟。

【经验】上九里穴与中九里穴同为止痛要穴。

【综论】上九里穴在阳明经及少阳经之间，治臂痛、眼痛甚好。董师认为其穴也可作用于心肾，尚治肾虚之腹胀。

下九里

【位置】下九里穴位于中九里向外 1.5 寸处（图 8-5）。

【主治】腰背痛、肢颈痛、脊椎骨痛、头晕眼胀、手臂麻木、下肢无力。

【针法】针刺 1.0 ~ 2.5 寸。

【指法】指按、指压或用硬物点按刺激，7 ~ 15 分钟。

【经验】下九里穴与中九里穴同为止痛要穴。中九里穴为董师治疗前高棉总统龙诺之主穴。中九里穴配三叉穴为治疗中风后遗症之特效穴。中九里穴配八关穴为治疗半身不遂之特效穴。

【综论】下九里穴距胆经之风市 1.5 寸，介于太阳、少阳两经之间，所以能治两经交集之病。

七 里

【位置】大腿外侧，在中九里穴下 2 寸处（图 8-6）。

【主治】皮肤病、半身麻痹、腿痛、胸痛、背痛、神经痛、肺病、腹胀痛。

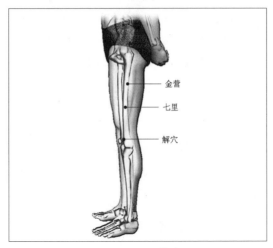

图8-6　七里等穴

【针法】直刺2～3寸。

【指法】指按、指压或用硬物点按刺激，7～15分钟。

【经验】七里穴配中九里穴治疗各种神经痛。

金营上（董氏七十二绝针之一）

【位置】金营上穴位于中九里穴上2寸，向外横开5分处（图8-6）。

【主治】药物中毒、食物中毒、急性胃肠炎、全身痛，各种急症。

【针法】直刺1.5～3.0寸。

【指法】指按、指压或用硬物点按刺激，7～15分钟。

【经验】金营上、金营下穴临床任取1穴即可。金营上、金营下穴也是董氏三十二解穴之一。

金营下（董氏七十二绝针之一）

【位置】金营下穴位于金营上穴直上2寸处（图8-6）。

【主治】药物中毒、食物中毒、急性胃肠炎、全身痛，各种急症。

【针法】直刺1.5～3.0寸。

【指法】指按、指压或用硬物点按刺激，7～15分钟。

【经验】金营上、金营下穴临床任取1穴即可。金营上、金营下穴也是董氏三十二解穴之一。

解　穴

【位置】膝盖骨外侧上角直上1寸，向前横开3分（图8-6）。

【主治】晕针、跌打损伤、肝经逆乱及疲劳过度引起之诸痛。

【针法】针刺 3 ~ 5 分。

【指法】指按、指压或用硬物点按刺激，7 ~ 15 分钟。

【运用】针后缓慢行针，痛解取针。该穴治疗新患之各种疼痛极具疗效，尤其是新得扭伤。

【详解】

1. 解穴治疗上述各症确有特效。

2. 解穴治疗新发初患之各种疼痛疗效极佳，尤其是各种新得之扭伤尤具卓效。

3. 解穴在胃经郄穴梁丘下，调理气血作用甚强，因此能解晕针、滞针、弯针、解气血错乱，解新急之痛。效理同梁丘类近。

失音（2穴）

【位置】膝盖内侧之中点 1 穴，再向下 2 寸 1 穴，共 2 个穴（图 8-7）。

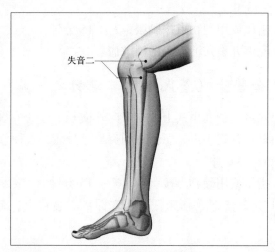

失音二

图8-7　失音穴

【主治】哑嗓、喉炎、失音。

【针法】针刺 5 ~ 8 分。

【指法】指按、指压或用硬物点按刺激，7 ~ 15 分钟。

【运用】该穴临床中有疗效，对于久病者配伍列缺、照海极效。而对于声带病变者，则效欠佳。治疗诸种哑嗓，均有特效。

【详解】

1. 失音穴治疗失音、音哑确实有效。治疗扁桃腺炎、甲状腺肿大、咽喉肿痛亦有疗效。

2. 失音穴在膝弯上，针刺时从脾经向肾经沿皮刺，脾肾经脉皆至喉，此处在小腿之上部，全息亦与喉对应，故治喉病，尤其是失音甚效。

火府（董氏七十二绝针之一）

【位置】俯卧取穴，臀下横纹正中央直下 3 寸处（图 8-8）。

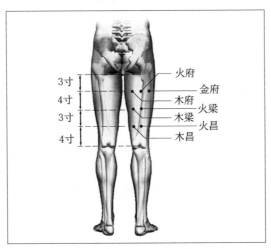

图8-8　火府等穴

【主治】脊椎骨骨刺、坐骨神经痛（特效）、颈椎骨骨刺（奇效）、腰痛、背痛、后脑部挫伤、脑神经痛、项紧痛、偏头痛、胸闷、肾炎、痔疮（特效）、半身不遂、冠心病（特效）。

【针法】直刺 1.0 ~ 2.5 寸或用三棱针点刺出血立即见效。

【指法】指按、指压或用硬物点按刺激，7 ~ 15 分钟。

火梁（董氏七十二绝针之一）

【位置】当臀下横纹正中央直下 7 寸处是穴，即火府穴下 4 寸处（图 8-8）。

【主治】脊椎骨骨刺、坐骨神经痛（特效）、颈椎骨骨刺（奇效）、腰痛、背痛、后脑部挫伤、脑神经痛、项紧痛、偏头痛、胸闷、肾炎、痔疮（特效）、半身不遂、冠心病（特效）。

【针法】直刺 1.0 ~ 2.5 寸或用三棱针点刺出血立即见效。

【指法】指按、指压或用硬物点按刺激，7 ~ 15 分钟。

火昌（董氏七十二绝针之一）

【位置】在火梁穴下 3 寸，即在后腿横纹正中央（委中穴）直上 4 寸处（图 8-8）。

【主治】脊椎骨骨刺、坐骨神经痛（特效）、颈椎骨骨刺（奇效）、腰痛、背痛、后脑部挫伤、脑神经痛、项紧痛、偏头痛、胸闷、肾炎、痔疮（特效）、半身不遂、冠心病（特效）。

【针法】直刺 1.0 ~ 2.5 寸或用三棱针点刺出血立即见效。

【指法】指按、指压或用硬物点按刺激，7 ~ 15 分钟。

木府（董氏七十二绝针之一）

【位置】在火府穴向内横开 2 寸处（臀下横纹正中央直下 3 寸，图 8-8）。

【主治】坐骨神经痛、下腰痛、背痛、头痛、肝炎、痔疮、痛经、前列腺肿大、骨刺、便秘、腹泻、膀胱炎、尿道炎、腿痛、风湿性关节炎、冠心病（特效）。

【针法】直刺 1 ~ 3 寸或三棱针点刺出血立即见效。

【指法】指按、指压或用硬物点按刺激，7 ~ 15 分钟。

木梁（董氏七十二绝针之一）

【位置】在木府穴直下 4 寸，即火梁穴向内横开 2 寸处，臀下横纹正中央直下 7 寸向内横开 2 寸（图 8-8）。

【主治】坐骨神经痛、下腰痛、背痛、头痛、肝炎、痔疮、痛经、前列腺肿大、骨刺、便秘、腹泻、膀胱炎、尿道炎、腿痛、风湿性关节炎、冠心病（特效）。

【针法】直刺 1 ~ 3 寸或三棱针点刺出血立即见效。

【指法】指按、指压或用硬物点按刺激，7 ~ 15 分钟。

木昌（董氏七十二绝针之一）

【位置】在火昌穴向内横开 2 寸（后腿横纹正中央直上 4 寸），距膝横纹 4 寸处（图 8-8）。

【主治】坐骨神经痛、下腰痛、背痛、头痛、肝炎、痔疮、痛经、前列腺肿大、骨刺、便秘、腹泻、膀胱炎、尿道炎、腿痛、风湿性关节炎、冠心病（特效）。

【针法】直刺 1 ~ 3 寸或三棱针点刺出血立即见效。

【指法】指按、指压或用硬物点按刺激，7 ~ 15 分钟。

金 府

【位置】在臀下横纹正中央直下 3 寸，向外横开 2 寸处（图 8-8）。

【主治】肩臂痛、腰痛、坐骨神经痛（特效）、两胁痛、偏头痛、半身不遂、痿证、背痛、痔疮、急慢性肺炎、胸痛、冠心病。

【针法】直刺 1 ~ 3 寸或三棱针点刺出血立即见效。

【指法】指按、指压或用硬物点按刺激，7 ~ 15 分钟。

金 梁

【位置】在金府穴（臀下横纹 3.5 寸）直下 4 寸，即火梁穴向外旁开 2 寸处（图

8-9）。

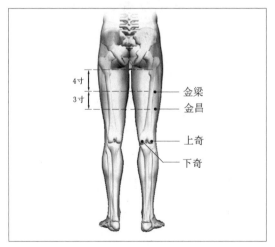

图8-9 金梁等穴

【主治】肩臂痛、腰痛、坐骨神经痛（特效）、两胁痛、偏头痛、半身不遂、痿证、背痛、痔疮、急慢性肺炎、胸痛、冠心病。

【针法】直刺 1 ～ 3 寸或三棱针点刺出血立即见效。

【指法】指按、指压或用硬物点按刺激，7 ～ 15 分钟。

金 昌

【位置】在金梁穴直下 3 寸，距膝横纹 4 寸处（图 8-9）。

【主治】肩臂痛、腰痛、坐骨神经痛（特效）、两胁痛、偏头痛、半身不遂、痿证、背痛、痔疮、急慢性肺炎、胸痛、冠心病。

【针法】直刺 1 ～ 3 寸或三棱针点刺出血立即见效。

【指法】指按、指压或用硬物点按刺激，7 ～ 15 分钟。

【经验】火府、火梁、火昌、木府、木梁、木昌、金府、金梁、金昌 9 穴为治疗坐骨神经痛、腰痛之特效穴。如配合局部刺络法，在治疗上可减少一半时间。火府、火梁、火昌 3 穴在临床中同时取穴，效果显著。

上 奇（双奇之一）

【位置】在膝窝横纹正中央向外侧横开 1.6 寸处，委中穴之外侧（图 8-9）。

【主治】心肌肥厚、心脏无力、心肌梗死（特效）、心绞痛（特效）、头痛、背痛、胸痛（特效）。

【针法】直刺 0.5 寸或以三棱针点刺出血立即见效。

【指法】指按、指压或用硬物点按刺激，7 ～ 15 分钟。

【经验】上奇穴为治疗心脏疾病之主要穴道之一，临床取用确具神效。

下奇（双奇之一）

【位置】在膝窝横纹正中央向内侧横开 1.6 寸，委中穴之内侧（图 8-9）。

【主治】心肌肥厚、心脏无力、心肌梗死（特效）、心绞痛（特效）、头痛、背痛、胸痛（特效）。

【针法】直刺 0.5 寸或以三棱针点刺出血立即见效。

【指法】指按、指压或用硬物点按刺激，7 ~ 15 分钟。

【经验】下奇穴为治疗心脏疾病之主要穴道之一，临床取用确具神效。

土灵（董氏七十二绝针之一）

【位置】在通胃穴向内横开 1 寸处（图 8-10）。

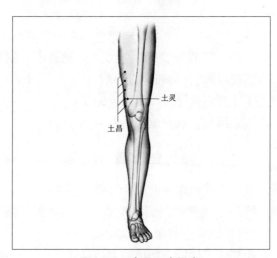

图8-10　土灵、土昌穴

【主治】恶性贫血（再生障碍性贫血症状）、血癌（白细胞过多或过少症），急性病。

【针法】直刺 1.0 ~ 1.5 寸。

【指法】指按、指压或用硬物点按刺激，7 ~ 15 分钟。

土昌（5穴）

【位置】在通肾穴向内横开 2 寸，通肾穴在膝髌骨内侧上缘凹陷处。每穴直上 2 寸增加 1 穴，共 5 个穴（图 8-10）。

【主治】脾肿大、四肢痛、头昏、头晕、头痛、胃酸过多、肝炎、胆囊炎、肝硬化、白细胞过少症。

【针法】直刺 1.5 ~ 2.0 寸。

【指法】指按、指压或用硬物点按刺激，7 ~ 15 分钟。

【经验】土昌穴为治疗脾脏疾病之特效穴。临床可任取 1 ～ 3 穴使用。土昌穴配三重穴治疗脾肿大效果更佳，临床治疗 307 例中有 303 人痊愈。

【本节综论】七七、八八部位为董氏奇穴最精华部分，七七部位即小腿部位，八八部位即大腿部位。临床常用于全身功能的调整及脏腑综合征的整体治疗，效果迅速而显著，除解穴外，七七、八八部位均为倒马并用，各组穴道除治疗脏腑病变外，对有关其他病变亦有疗效，例如驷马穴为治疗肺脏病变之要穴，透过肺主皮肤之关系亦为治皮肤病的特效穴，但董师常用此穴治疗各类鼻系疾病，效果非常好。其他各有关穴道，如上三黄治肝病，下三皇、通肾、通胃、通背治肾脏病，通关、通山、通天治心脏病等。综上所述，驷马三穴为治肺系疾病，上三黄为治肝系疾病。三通穴为治心系疾病，但在临床中治疗胃疾疗效很好，其原理是心包与胃通之故。下三皇为治肾系疾病，另有记载三重穴为治脾系疾病，姐妹三穴为治妇科疾病。笔者各组穴位在临床中作为主穴治疗上述各系疾病，的确收到很好的疗效。

八八部位歌诀

大腿正中线，膝盖五七九。通关山天扎，头晕并眼花。通关下二四，通灵并通心。惊悸四肢痛，心脏疗效佳。堪治脑贫血，胃病医者夸。通山内一寸，姐妹一穴见。一穴二寸半，二穴来跟前。二穴二寸半，三穴现眼前。肠痛胃出血，妇科症状全。膝盖内上缘，通肾胃背连。早泄淋阳痿，糖尿病肾炎。风湿与头晕，宫痛妇科痊。肩痛及水肿，亦能疗流产。大腿内中央，取穴为明黄。明黄上下三，天黄与其黄。三黄所主症，肝病骨骼胀。脊椎骨膜炎，眼昏痛专长。疲劳及腰酸，消化有不良。尤是白血病，三穴效最强。通山旁开一，上二下二取。穴名称驷马，肺系疗效佳。肋痛与鼻炎，耳聋甲腺肿。皮肤效更佳，中风倒马良。下中上三泉，关节外二半。再上二四寸，中泉和上泉。血栓面麻痹，口眼㖞斜奇。面部神经跳，三泉针到平。膝外上一寸，金前下穴取。若再上寸五，此为金前上。肝弱羊角风，皮肤敏感灵。直立手臂垂，指尖中九里。内外寸半处，上九下九里。背痛肢颈痛，半身有无力。头晕与眼胀，麻木在手臂。腰椎骨刺痛，神经有麻痹。风疹或瘙痒，灵骨配中九。膝盖外侧角，直上一寸寻。向内开三分，解穴在此藏。其穴疗诸痛，气血不归经。针后体不舒，解穴功效强。

第九节　九九部位（耳朵部位）

耳　环

【位置】位于耳垂正中央处（图 9-1）。

【主治】用于醒酒。

【针法】由外向内（面部）斜刺 1 ～ 2 分。

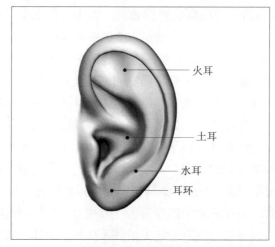

图9-1　耳环等穴

【指法】指按、指压或用硬物点按刺激，7 ~ 15分钟。

【运用】该穴常用于各种眼科疾病，治疗酒精中毒者配正本穴，疗效极佳。

【详解】

1. 治酒醉耳环穴与素髎穴并用，效果更佳。

2. 耳环穴相当于耳穴之眼点，眼与肝应，强肝而能解酒。解酒之理与火包穴类似。

火　耳

【位置】位于对耳轮之外缘中部（图9-1）。

【主治】心脏衰弱及膝盖痛、四肢痛。

【针法】直刺1 ~ 2分。

【指法】指按、指压或用硬物点按刺激，7 ~ 15分钟。

【运用】①火耳穴相当于耳针之膝点，但治疗范围更为广泛。②董师注重膝与心之关系，故用于心脏病变亦有疗效。③能治心脏者皆能治膝，反之能治膝者亦能治心脏，治四肢痛亦同其理。

土　耳

【位置】位于耳甲腔之中（图9-1）。

【主治】神经衰弱、红细胞过多、高烧、糖尿病。

【针法】直刺1 ~ 2分。

【指法】指按、指压或用硬物点按刺激，7 ~ 15分钟。

【运用】土耳穴同耳穴之脾区，能治与脾相关之病。

水　耳

【位置】位于对耳轮之外缘下端（图9-1）。

【主治】肺弱引起之坐骨神经痛、腰脊椎骨弯曲、过敏性感冒。

【针法】直刺1～2分。

【指法】指按、指压或用硬物点按刺激，7～15分钟。

【详解】

1. 水耳穴同耳穴之肾炎点，能治与肾有关的疾病。

2. 火耳、木耳、土耳、金耳、水耳等穴以五行命名者，对于五脏之五行体系各病亦有疗效。

金　耳

【位置】位于耳壳背之外缘上端（图9-2）。

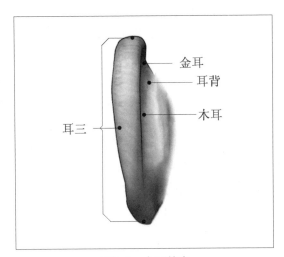

图9-2　金耳等穴

【主治】肺弱引起之坐骨神经痛、腰脊椎骨弯曲、过敏性感冒。

【针法】直刺1～2分。

【指法】指按、指压或用硬物点按刺激，7～15分钟。

【综论】金耳穴作用于金耳，故治感冒，董氏奇穴作用于肺者多能治坐骨神经痛。

木　耳

【位置】位于耳后上半部横血管之下约3分处（图9-2）。

【主治】肝硬化。

【针法】直刺1～2分或用三棱针点刺出血。

【指法】指按、指压或用硬物点按刺激，7 ~ 15 分钟。

【综论】金耳穴作用于肝，治疗与肝有关之各病。

耳 背

【位置】位于耳背处上 2/3，青筋显露处（图 9–2）。

【主治】喉炎、喉蛾。

【针法】三棱针点刺出血。

【指法】指按、指压或用硬物点按刺激，7 ~ 15 分钟。

【运用】耳背穴不拘泥于穴位，凡现青筋（或微小血管者）均宜刺之。该穴治疗皮肤病、头痛、咽痛、咀嚼障碍、发热等极有效。治疗头部诸症（主要为火邪上扰等）尤喜取之。治疗高血压亦有良效。

【详解】

1. 耳背穴点为点刺要穴，点刺出血治疗皮肤病、青春痘、面部黄褐斑、偏头痛、张口不灵、扁桃腺炎、结膜炎极有效。

2. 耳背穴附近常有青筋浮现（静脉血管），较易出血，刺血治多种病变。

耳三（3穴）

【位置】位于耳轮外缘上端、中央、下端各 1 穴，计 3 个穴，分别为耳上、耳中、耳下穴（图 9–2）。

【主治】霍乱、偏头痛、感冒、扁桃腺炎、顽固性面肌痉挛、麦粒肿。

【针法】三棱针出血，每次取 2 ~ 3 穴。

【指法】指按、指压或用硬物点按刺激，7 ~ 15 分钟。

【运用】耳上穴治疗感冒发热具有卓效。从传统医学上来说，该组穴位具有清热解毒、明目利咽、开窍宁神的功效。

【详解】

1. 本组穴以耳上穴为主，耳上穴又称耳尖穴。

2. 耳上穴点刺出血，治疗多种病变，除上述疾病外，尚可治发热、高血压、急性结膜炎、麦粒肿、失眠、心悸、皮肤痒疹、腰痛、泌尿系统疾病均甚有效。

3. 耳背穴处若无明显青筋，可在耳上穴处点刺。本穴不需对准青筋，亦能出血。

4. 由于太阳经至耳上，又少阳经绕耳，太阳主表，少阳主风，因此本穴善治表证及风证，治感冒、发烧、扁桃腺炎及肿大、皮肤痒疹均甚效。

5. 由于肾开窍于耳，心亦开窍于耳（见《素问·金匮真言论》），因此本穴治心悸、多汗、失眠、腰痛亦颇有效。

【本节综论】董师于耳部设穴符合中医耳针及全息理论，其疗效甚好。临床中笔者常用刺络疗法治疗面部疾患（如麦粒肿、结膜炎、局限性痤疮、头面部无名肿毒等）皆宜耳背、耳三穴点刺出血。如董针爱好者本节结合耳针的教材，当大有裨益。

九九部位歌诀

耳垂正中央，董针称耳环。要与正本配，醒酒效最强。耳背喉蛾炎，金木水火土、五穴耳上找，穴性对五行，治疗五行找，美容此穴兼。火邪冲头面，刺血效更先。耳三疗感冒，卓效是高烧。霍乱偏头痛，咽痛此穴高。

第十节　十十部位（头面部位）

正　会

【位置】头顶正中线与两耳尖连线的交点处（图 10-1）。

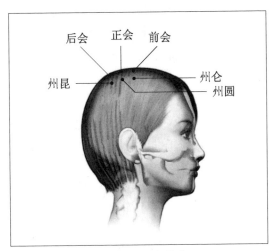

图10-1　正会等穴

【主治】高热、目赤、癫狂、中风后遗症、体弱、惊风。

【针法】横刺，可向前后或左右进针 0.5 ～ 1.5 寸，或三棱针点刺出血。

【指法】指按、指压或用硬物点按刺激，7 ～ 15 分钟。

【运用】本穴即督脉百会穴，百会擅开窍宁神、平肝息风、升阳固脱，故疗上述疾患甚妙，临床中该穴常与前会（或后会）并用，以加强疗效。

【详解】

1. 正会穴董师常用于治半身不遂，配灵骨、大白疗效更好。

2. 正会穴与百会相重，镇定作用甚强。

3. 正会穴为督脉、肝经、太阳经之交会点。督脉能温阳镇定，肝主风，太阳主表，故主治疾病甚多。

前 会

【位置】正会前 1.5 寸处（图 10-1）。

【主治】高热、目赤、癫狂、中风后遗症、体弱、惊风。

【针法】横刺，可向前后或左右进针 0.5 ~ 1.5 寸，或三棱针点刺出血。

【指法】指按、指压或用硬物点按刺激，7 ~ 15 分钟。

【运用】前会穴即督脉前顶穴，常为正会（后会）之配伍穴。

后 会

【位置】正会穴后 1.5 寸处（图 10-1）。

【主治】头痛、眩晕、骨结核、脊椎骨疼痛、面神经瘫痪、精神障碍、中风后遗症等。

【针法】同正会穴，或直刺 1 ~ 3 分。

【指法】指按、指压或用硬物点按刺激，7 ~ 15 分钟。

【运用】该穴即督脉之后顶穴。与神门、正会、镇静相伍治疗精神障碍颇佳，该穴也常为正会之配伍穴。主治功能方面，三穴（正会、前会、后会）大致相同，而本穴单独应用，治疗尾椎痛极佳。

【详解】

1. 前会、后会治疗原理同百会穴。

2. 基于头顶对应之全息律，治尾椎痛甚效。本处疼痛，针尾椎处也能治疗（见冲霄穴）。

3. 后会穴连同正会、州圆、州仓、州昆、前会等穴镇定及活络作用均极强，治疗半身不遂及各种风证概为常用。

州 圆

【位置】当正会穴向右及左旁开 1.3 寸处（左右各 1 穴，图 10-1）。

【主治】半身不遂、四肢无力、虚弱、气喘、坐骨神经痛、背痛、神经失灵。

【针法】横刺，可向前后或左右进针 0.5 ~ 1.5 寸，或三棱针点刺出血。

【指法】指按、指压或用硬物点按刺激，7 ~ 15 分钟。

州 昆

【位置】当州圆穴直后 1.5 寸处（左右各 1 穴，图 10-1）。

【主治】半身不遂、四肢无力、虚弱、气喘、坐骨神经痛、背痛、神经失灵。

【针法】横刺，可向前后或左右进针 0.5 ~ 1.5 寸，或三棱针点刺出血。

【指法】指按、指压或用硬物点按刺激，7 ~ 15 分钟。

州　仓

【位置】当州圆穴直前 1.5 寸处（左右各 1 穴，图 10-1）。

【主治】脑瘤及半身不遂、四肢无力、虚弱、气喘。

【针法】横刺，可向前后或左右进针 0.5 ~ 1.5 寸，或三棱针点刺出血。

【经验】常与州圆或州昆以倒马针并用，以加强疗效。州圆、州昆、州仓皆在膀胱经上，能治太阳经之坐骨神经痛。足太阳膀胱经与肺通，能治肺气不足之病及背痛。

【详解】

1. 常与州圆或州昆以倒马针并用，以加强疗效。

2. 州圆、州昆、州仓皆在膀胱经上，能治太阳经之坐骨神经痛。

3. 足太阳膀胱与肺通，能治肺气不足之病及背痛。

总　枢

【位置】后发际正中直上 8 分处（图 10-2）。

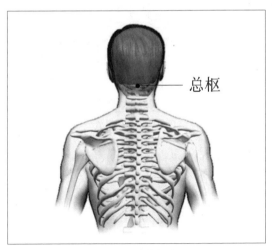

图10-2　总枢穴

【主治】呕吐、霍乱、项痛、失音。

【针法】针刺 3 ~ 5 分，或三棱针点刺出血。

【指法】指按、指压或用硬物点按刺激，7 ~ 15 分钟。

【运用】因该穴位居督脉风府略下 2 分，疗效也颇相似，尤长于疏解脑府之风邪，系五官科及头面部病症常用要穴。取用该穴，多以三棱针点刺出血，疗效极为迅速确切。该穴不宜深刺，切记。对于诸种急性上吐下泻者，该穴点刺后另取承山、不容，必见卓效。

【详解】

1. 治疗上述各症以三棱针点刺确有特效；以26号针施治效果亦佳，唯不宜刺入太深。

2. 基于前后对应，能治前面之口喉病如呕吐、发言无声。

3. 穴性同正经的风府穴，又系督脉穴，镇定作用甚强。

七星（7穴）

【位置】即总枢下1寸之分枢、下2寸之时枢，时枢、分枢向两侧各横开8分之支禹、士禹穴，含总枢共计7个穴（图10-3）。

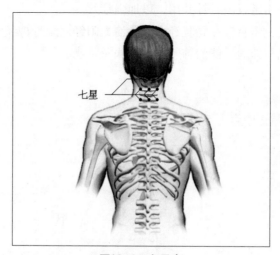

图10-3　七星穴

【主治】呕吐（五脏不安）、感冒头痛、小儿高烧、小儿急慢性惊风。

【针法】三棱针点刺出血。

【运用】本穴治疗上述疾病确有疗效。一般来说，只需针总枢、分枢即能达到疗效，无须7穴俱针。

【详解】

1. 七星穴组包括督脉及膀胱经穴位，膀胱经主表，能治感冒。督脉统诸阳，能调寒热。而本穴之总枢、分枢与风府、哑门穴相符，有祛风之作用。

2. 七星穴治疗呕吐亦属前后对应法。

3. 应用验血糖针或耳部采血片（约长2分）点刺，极为方便安全，不捏起穴位肌肉也无妨。

镇　静

【位置】当两眉头之间正中之上3分处是穴（图10-4）。

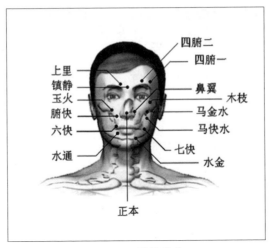

图10-4　镇静等穴

【主治】神经错乱、四肢发抖、两腿酸软、四肢神经瘫痪、鼻炎、小儿惊厥、产后血晕、高血压、失眠、眼球疼痛等。

【针法】针刺3～5分，由上至下，夹持刺入。

【指法】指按、指压或用硬物点按刺激，7～15分钟。

【运用】该穴即奇穴之印堂穴，颇具祛风热、宁神志之效，此穴多与正会相配，疗效益彰。治疗失眠时，该穴可配人皇、神门极效。此外，治疗热性病、急性病时，点刺出血而大妙。强刺激并留针，对于急性腰扭伤极效。而长时间埋针则为治疗前额痛之特效针。该穴治疗鼻炎时宜与太阳穴同时点刺出血。但若鼻腔增生、肥大或息肉样变者，或额窦发育不良者，则疗效欠佳。

【综论】镇静穴与印堂相符，在督脉上，具有很好的镇静作用。依全息对应来看，本穴约当心之对应区，心主神，故亦能治胸满烦惊睡卧不安。

上　里

【位置】当眉头之上2分处（图10-4）。

【主治】头痛、一切目疾。

【针法】针深1～2分，或三棱针点刺出血。

【指法】指按、指压或用硬物点按刺激，7～15分钟。

【综论】上里穴与攒竹相近，即系治头昏、头痛要穴。

四腑二

【位置】当眉中央之上2分处（图10-4）。

【主治】小腹胀、头痛、一切目疾。

【针法】针深1～2分，或三棱针点刺出血。

【指法】指按、指压或用硬物点按刺激，7 ~ 15 分钟。

四腑一

【位置】当眉尖之上 2 分处（图 10-4）。

【主治】头痛、一切目疾。

【针法】针深 1 ~ 2 分，或三棱针点刺出血。

【指法】指按、指压或用硬物点按刺激，7 ~ 15 分钟。

【运用】上里穴即膀胱经之攒竹；四腑二穴即奇穴之鱼腰；四腑一穴即三焦经之丝竹空。上三穴点刺出血为前头痛之特效针，并治癫痫、发狂。

【详解】

1. 四腑一穴与上里刺同为治疗前头痛之特效要针。

2. 四腑一、四腑二与奇穴鱼腰穴及三焦经之丝竹空相近，即能治头昏、头痛。

3. 四腑一、四腑二当全息之大小肠所在，故治腹胀。

正　本

【位置】鼻尖端正中，凹陷处（图 10-4）。

【主治】过敏性鼻炎、瘾病。

【针法】针尖由鼻尖端斜上刺入，针深 0.5 ~ 1.5 寸。

【指法】指按、指压或用硬物点按刺激，7 ~ 15 分钟。

【运用】正本穴即督脉素髎穴。回阳救逆、开窍泄热、调理气血、提神醒脑颇佳。针灵骨、点刺正本，治疗酒渣鼻极具特效。并治鼻息肉、鼻黏膜肥大。若治疗酒后头痛、妄语，除点刺本穴外，常以风府、正会、太阳、耳背伍之，则立见疗效。

【详解】

1. 正本穴邻近大肠经及胃经(手足阳明经)，并在督脉上。督为诸阳之会，能通阳。阳明经多气多血，因此本穴调气血及通阳急救作用甚强。

2. 正本穴提神醒脑作用极强，能治酒醉。

3. 点刺能治酒渣鼻、鼻黏膜肥大、鼻塞等。

腑　快

【位置】与鼻下缘齐平，从鼻角向外横开 5 分处（图 10-4）。

【主治】腹胀、腹疼痛、疝气。

【针法】横刺，可向前后或左右进针 0.5 ~ 1.5 寸，或三棱针点刺出血。

【指法】指按、指压或用硬物点按刺激，7 ~ 15 分钟。

【综论】腑快穴为胃、大肠经之交会点，能治腹胀、腹痛。又大肠与肺通，能理气而治疝气。

鼻 翼

【位置】鼻翼上端，鼻翼沟陷中（图10-4）。

【主治】眉棱骨痛、头昏眼花、肾虚、四肢骨痛、面神经麻痹、舌紧舌硬、舌痛、偏头痛、喉痛。

【针法】针刺1~2分。

【指法】指按、指压或用硬物点按刺激，7~15分钟。

【运用】该穴为镇痛要穴，尤善治气虚、气郁所致各种疼痛。该穴尚能消除疲劳，提神醒脑极妙。董师也常以此穴治疗坐骨神经痛，极妙。

【详解】

1. 玉火、鼻翼均为镇痛要穴；玉火善治血虚、血瘀所致各种疼痛，鼻翼善治气虚、气郁所致各种疼痛。

2. 鼻翼穴尚能消除疲劳，提神醒脑尤为妙用。笔者常用治全身酸痛极效。

3. 笔者常用此穴治坐骨神经痛也极效。

4. 鼻翼穴在督脉与手足阳明经之间，温阳及调理气血之作用均甚佳。

5. 鼻翼作用于肺、脾、肾，所治之病以理气为主，治气虚气滞之病。也能补肾提振精神，消除疲劳，盖脾主四肢，肾为作强之官也。

马金水

【位置】外眼角直下方，颧骨下缘凹陷处（图10-4）。

【主治】肾结石、肾炎、闪腰、岔气、鼻炎、面部神经功能紊乱。

【针法】针深1~3分。

【指法】指按、指压或用硬物点按刺激，7~15分钟。

【详解】

1. 治疗上述各症确有卓效，治疗腰痛效果亦佳。

2. 马金水顾名思义可作用于肺、肾。治腰肾病甚效，补肾又理气，因此治闪腰岔气甚效。

马快水

【位置】马金水直下4分，约与鼻下缘齐处（图10-4）。

【主治】膀胱结石、膀胱炎、小便频数、脊椎骨痛、鼻炎。

【针法】针深1~3分。

【指法】指按、指压或用硬物点按刺激，7~15分钟。

【运用】马金水者，即小肠经之颧髎穴。治疗上述诸症，疗效极佳。若取穴正确，则疗效立见。而与马快水相伍，并取中封、蠡沟等穴，治疗泌尿系统结石，远较常规取穴为佳。但所排结石，应在 1 厘米以下，否则，应考虑其他疗法。

【综论】马快水位置在马金水下边，治疗部位亦略下，治膀胱病变效果好。

六　快

【位置】从人中向外平开 1.4 寸处（图 10-4）。

【主治】尿道结石、尿道炎。

【针法】横刺，可向前后或左右进针 0.5 ~ 1.5 寸，或三棱针点刺出血。

【指法】指按、指压或用硬物点按刺激，7 ~ 15 分钟。

【综论】六快穴全息对应下焦，在马快水旁略下，治疗部位较腑快及马快水略下，治尿道病常用。

七　快

【位置】当嘴角外开 5 分处（图 10-4）。

【主治】面部麻痹、肺虚弱、尿道结石。

【针法】横刺，可向前后或左右进针 0.5 ~ 1.5 寸，或三棱针点刺出血。

【指法】指按、指压或用硬物点按刺激，7 ~ 15 分钟。

【综论】七快穴与地仓穴相符，自古即为治颜面神经麻痹常用穴。但应用时左病治右，右病治左。本穴在六快之下，也治尿道疾病。

木　枝

【位置】马金水外上方斜开 1 寸处（图 10-4）。

【主治】胆虚、胆结石、小儿夜啼。

【针法】针刺 1 ~ 3 分。

【指法】指按、指压或用硬物点按刺激，7 ~ 15 分钟。

【运用】木枝穴即胃经之下关穴。治疗老人双脚无力有效。治疗小儿夜啼时，伍以中冲放血极效。治疗胆结石亦有卓效，但由于丘墟透照海为治疗胆系疾患的重要腧穴，故并取之，疗效妙极。治疗牙痛（尤其是上牙痛）极佳，若能伍以灵骨，凡风火牙痛皆极特效（对于牙齿松动隐痛者疗效欠佳）。

【详解】

1. 木枝穴与下关穴相近，下关为胃经胆经之会穴，治胆病甚效，尤其胆胃并病之胆结石效果更好。

2. 木枝穴顾名思义，木者肝也，木枝者，胆也，治疗各种胆病，尤其是胆结石，确具卓效。

3. 治疗胆虚所致各种病，效果也佳。

4. 木枝穴又能治老人双脚无力易跌倒。

【综论】本穴在下关至马金水之间，接近下关，即下关前凹陷处。

水　通

【位置】嘴角下 4 分处（图 10-4）。

【主治】风湿病、肾虚诸症、闪腰岔气。

【针法】针由内向外斜扎，针刺 1 ~ 5 分，若向颧骨方向皮下入针可至 1.5 寸。

【指法】指按、指压或用硬物点按刺激，7 ~ 15 分钟。

【综论】水通即通于水（肾），治疗肾脏病变甚效。又在全息分布之下焦，治肾腰病甚效。

水　金

【位置】水通内开 5 分，与下唇平行处（图 10-4）。

【主治】风湿病、肾虚诸症、闪腰岔气。

【针法】针由内向外斜扎，针刺 1 ~ 5 分，若向颧骨方向皮下入针可至 1.5 寸。

【指法】指按、指压或用硬物点按刺激，7 ~ 15 分钟。

【运用】水通、水金两穴均主治肾病，下针时不必拘泥穴位，就发青处扎之即可（常规来说，凡出现该穴主症时，二穴附近则呈现乌青色）。该组穴理气作用极强，对咳嗽、气喘、打嗝、腹胀、呕吐等皆有特效，为临床常用要穴。

【详解】

1. 水金、水通顺气作用极强，对咳嗽、气喘、打呃、腹胀、呕吐、干霍乱等皆有特效，对于肾虚所致各病，本穴又有补虚之效，为董师常用要穴之一。

2. 水金穴针刺时向颧骨方向皮下针，可针至寸半。治咳嗽、气喘立见大效，其效果绝非十四经穴可及。

3. 本穴组所在及所刺入之处，正当全息倒象之气管及肺所在之处，顺象则为下焦肾气所在，故本穴补气益肾作用极强，名为水金、水通，名副其实。

4. 水金穴顾名思义，有金水相通之意，补肺补肾、肺降肾纳，共同完成呼吸功能。本穴理气调节呼吸效果甚好。

5. 水金穴又为手足阳明所过，阳经多气多血，调理气血之作用甚好。

6. 大肠（手阳明经）与肺表里，足阳明经能补土生金，均为治肺有效之原理。

玉　火

【位置】眼中央直下，颧骨直下凹陷处（图 10-4）。

【主治】坐骨神经痛、肩臂痛、四肢痛、膝盖痛、颧骨痛、腮骨痛。

【针法】针刺 1 ~ 3 分。

【指法】指按、指压或用硬物点按刺激，7 ~ 15 分钟。

【运用】该穴为镇痛要穴，尤善治血虚、血瘀所致的各种疼痛。

【综论】玉火穴作用于心肝，以调血为主，治血虚血瘀之病。

州 火

【位置】用手压耳抵头，在耳尖上 1.5 寸处（图 10-5）。

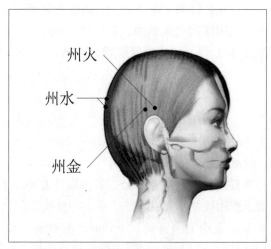

图10-5　州火等穴

【主治】风湿性心脏病、四肢无力、腰痛。

【针法】横刺，可向前后或左右进针 0.5 ～ 1.5 寸，或三棱针点刺出血。

【指法】指按、指压或用硬物点按刺激，7 ～ 15 分钟。

【经验】州火穴顾名思义作用于心，能治心血管病。

州 金

【位置】从州火穴向后 1 寸处（图 10-5）。

【主治】肺经之腰痛、坐骨神经痛及风湿痛。

【针法】横刺，可向前后或左右进针 0.5 ～ 1.5 寸，或三棱针点刺出血。

【指法】指按、指压或用硬物点按刺激，7 ～ 15 分钟。

【经验】州金穴顾名思义能作用于肺，董师作用于肺之穴位多能治坐骨神经痛已如上述。又此穴在三焦胆及膀胱经交会处，治上述病当然有效。

州 水（2穴）

【位置】在后脑高骨之尖端中央 1 穴，其上 8 分又 1 穴，共 2 个穴（图 10-5）。

【主治】腰部脊椎骨痛、下肢麻痹、神经无力。

【针法】横刺，或三棱针点刺出血。

【指法】指按、指压或用硬物点按刺激，7～15分钟。

【经验】州水穴在督脉上，故治腰脊椎病。督脉穴有温阳作用，治下肢无力与风府穴穴理类近。

【本节综论】本节组穴，笔者喜用，尤以正会、前会、后会加配三重、肾关治疗中风后遗症效佳。

十十部位歌诀

百会即正会，前会近前顶。四肢若颤抖，中风体弱针。正会后寸五，后会骨结核。善治尾椎痛，头晕痛中风。总枢入发八，六腑不得安。心脏功能弱，音低及霍乱。三棱针点刺，疗效人称赞。总枢下一穴，分枢居宫阙。下二旁一寸，三穴下一跃。七星疗呕吐，感冒头痛图。小儿若发烧，风症此为枢。镇静两眉间，神经与错仙。产后血晕症，肢抖及腿酸。小儿惊睡梦，肢痹兼失眠。如与百会配，疗效如神针。眉头上里寻，头痛及眼昏。鱼腰丝竹空，堪能定乾坤。三穴若出血，前头特效佳。正本居鼻端，鼻炎瘪病专。特效酒渣鼻，补脑治酒患。鼻翼鼻陷中，气虚气瘀花。眉棱骨不遂，四肢骨痛夸。面痹偏头痛，喉痛舌恙插。提神去疲劳，还治头昏中。全身酸痛症，针下坐骨松。颧骨下金水，鼻肾炎症充。闪腰肾结石，皆在此穴踪。木枝肝胆虚，胆炎胆结石。小儿夜啼哭，直向穴中取。嘴角下四分，水通此为根。下唇平行处，内五是水金。二穴常青处，正是下针处。针向颧骨方，堪与医者遵。水金与水通，风湿肾亏宏。闪腰与岔气，咳喘立时功。呃逆呕霍乱，腹胀俄顷空。玉火眼球下，颧骨直下中。主治周身痛，血虚及血瘀，此穴立奇功。

第十一节　十一部位（背部部位）

分枝上（董氏三十二解穴之一）

【位置】在肩胛骨与肱骨连接之叉口下 1.5 寸处（图 11-1）。

【主治】药物中毒、各种虫毒（蛇、蝎、蜈蚣等）、狐臭、口臭、糖尿病、疯狗咬伤、小便痛、淋病、梅毒、食物中毒、服毒自杀（轻者可治，重者难医）、全身发痒、煤气中毒、原子尘中毒、胸痛。

【针法】直刺 1.0～1.5 寸。

分枝下（董氏三十二解穴之一）

【位置】在分枝上穴直下 1.5 寸处（图 11-1）。

【主治】药物中毒、各种虫毒（蛇、蝎、蜈蚣等）、狐臭、口臭、糖尿病、疯狗咬伤、小便痛、血淋及性病之淋病、梅毒、食物中毒、服毒自杀（轻者可治，重者难医）、

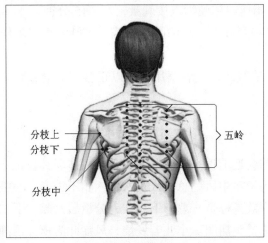

图11-1　分枝等穴

全身发痒、煤气中毒、原子尘中毒、胸痛，兼治乳腺炎。

【针法】直刺 1.0 ~ 1.5 寸。

分枝中（董氏三十二解穴之一）

【位置】在分枝下穴向内横开6分处（图11-1）。

【主治】药物中毒、各种虫毒（蛇、蝎、蜈蚣等）、狐臭、口臭、糖尿病、疯狗咬伤、小便痛、淋病、梅毒、食物中毒、服毒自杀（轻者可治，重者难医）、全身发痒、煤气中毒、原子尘中毒、胸痛，兼治乳腺炎。

【综论】分枝下穴当肩贞穴旁，为小肠脉气所发，能分清泌浊，董师之分泌神经系指其有泌别清浊，利尿利湿之作用。也有疏利三焦，调整内分泌，增强免疫机能的作用。

【针法】直刺 1.0 ~ 1.5 寸。

五岭（40个穴）

【位置】即大椎骨下第二节起，每下1节为1穴，至第十椎下止，计10穴；大椎骨下第二节旁开3寸，每下1寸为1穴，计有8穴，两侧共16穴；大椎骨下第二节旁开6寸，每下1寸为1穴，计有7穴，两侧共14穴。共计40个穴。

【主治】高血压、重感冒、阵发性头晕头痛、中风后遗症、诸霍乱、诸痧证、呕吐。

【针法】三棱针点刺出血。

【运用】治疗时有选择地选取穴位，根据疾病的原因及症状，择相宜穴位施针即效。

【详解】

1. 五岭穴组包含40个分穴，各穴各以其五行属性命名。取名土的作用于脾；取名火的作用于心；取名金的作用于肺；取名木的作用于肝。第一行与督脉相重，上7穴属火，下3穴属土；第二行与膀胱外行相重，上5穴属金，下3穴属木；第三行距督脉6寸，上3穴属金，下4穴属木。应用时可根据五行属性及作用施针或点刺出血少许。

2. 本穴组包含精枝、金林、顶柱、感冒三穴及部分后心穴，因此还包括这些穴位的治疗作用。应用时可将这些穴的作用考虑进去，使其发挥最大效用。

双　凤

【位置】大椎骨下第二与第三脊椎间，左右各横开 1.5 寸起，每下 1 寸为 1 穴。计有 7 个穴（图 11-2）。

【主治】手脚疼痛、麻木，手足血管硬化。

【针法】三棱针点刺出血。

【运用】该穴组点刺时应以患侧穴位为主，以加强通调气血之效。

【综论】全部穴位皆属火，调整血液循环作用甚好，治手脚痛麻效果甚好。

精枝（2穴）

【位置】第二、三胸椎旁开 6 寸处，计 2 个穴（图 11-2）。

【主治】小腿发胀、小腿痛。

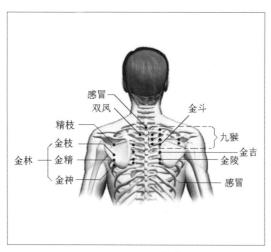

图11-2　双凤等穴

【针法】三棱针点刺出血。

【运用】该穴组治疗上述疾病疗效迅速而突出，若该穴点刺后不见速效，则需配灵骨穴。

【详解】

1. 精枝穴（左右2个）分别位于第二、三椎旁开6寸处，点刺出血，治疗小腿酸胀疼痛，效果极为迅速而突出。

2. 此2穴以上治下，合乎古法泻络远针。

金林（金枝、金精、金神）

【位置】金枝位于第四胸椎旁开6寸处，金精位于第五胸椎旁开6寸处，金神位于第六胸椎旁开6寸处（图11-2）。

【主治】大腿痛、坐骨神经痛。

【针法】三棱针点刺出血。

【运用】该穴组经临床验证，疗效极佳。

【详解】

1. 金枝、金精、金神（左右各1）分别位于第四至第六椎旁开6寸处，亦即紧接于精枝穴下，点刺治疗大腿及坐骨神经痛确有卓效。

2. 金枝、金精、金神合称"金林"，点刺出血，合乎古法泻络远针、以上治下的原理。

感冒（3穴）

【位置】大椎骨凹陷为1个穴点（即督脉之陶道穴）；第五椎旁开3寸处（膀胱经之魄户穴），左右各1个穴点，计3个穴（图11-2）。

【主治】重感冒、发烧。

【针法】三棱针点刺出血。

【运用】该穴组治疗感冒极效。感冒时取上述穴，再配液门穴能加强疗效。

【详解】

1. 感冒穴系指督脉之陶道而言，金斗穴即膀胱经之魄户穴。

2. 陶道连同两侧之魄户计3穴治感冒甚效，故称"感冒三穴"。用三棱针点刺效果更佳。

【综论】感冒穴在督脉上，督脉统诸阳。魄户在膀胱经上，主表且与肺经相通，亦在后背与肺相应，3穴治感冒甚效。

三金（金斗、金吉、金陵）

【位置】第三至第五胸椎旁开3寸处各1个穴，金斗、金吉、金陵，计3个穴（图11-2）。

【主治】膝盖痛。

【针法】三棱针点刺出血。

【运用】该穴组相当于膀胱经之魄户、膏肓、神堂，点刺出血，治疗久年膝痛极效。验证多例，唯胖者见效多不如瘦者。若治疗风湿性及难度颇大者之膝痛，先针风府，而后点刺三金，再针肩中或内关，皆验。若膝盖疼痛又兼膝无力，宜先针灵骨，而后点刺三金。

【详解】

1. 三金穴点刺出血少许，治疗膝关节疼痛，确有立竿见影之效，数年大疾亦往往愈于霍然。

2. 三穴皆以金开头，故称为三金，与肺（魄户）、心包（膏肓）、心（神堂）有关，能强心治膝。以上治下并以点刺治疗，甚合"泻络远针"之道。

3. 由于三金穴与心包相关，其理与内关治膝痛相同。

九猴（9穴）

【位置】从第二胸椎旁开0.5寸的火风穴起，每下1寸1穴，计有3穴（含火风）；大椎旁开3寸之金堂穴起每下1寸1穴，计有4穴（含金堂）；第二椎旁开6寸之金枝及下1寸之金精，计2穴。总共9个穴，为治疗猴痧之要穴，故称九猴穴（图11-2）。

【主治】猴痧，72种痧证。

【针法】用三棱针点刺出血，特效。

【详解】

1. 本穴之排列共分3行，位置为第二椎旁开寸半之火风穴起，每下1寸1穴，计有3穴（含火风）；大椎旁开3寸之金堂穴起每下1寸1穴，计有4穴（含金堂）；第二椎旁开6寸之金枝及下1寸之金精，计2穴。总共9穴。为治疗猴痧之要穴，故称九猴穴，可记为"二椎寸半连三穴，一椎旁三连四穴，二椎旁六连二穴"。

2. 此9穴能清肺泻火，治疗猴痧。

冲霄

【位置】第二十椎下陷处、第二十一椎下陷处及第二十一椎下陷处下方1寸处，计3个穴点（图11-3）。

【主治】小脑痛、小脑涨、项骨正中胀痛。

【针法】三棱针点刺出血。

【运用】该穴组治疗上述疾病极具卓效，曾尝试以该穴组为主治疗脑瘤、脑癌，均有显效。

【综论】头骶对应，此穴可治骶部疼痛，亦可治后脑病位之病痛。

三江

【位置】包括第十三椎下之分线穴起，每下1节1穴，其顺序为水分、水充、水管、六宗、凤巢、主巢6穴及十四椎下旁开四指之六完、六满、六道、华巢、环巢、河

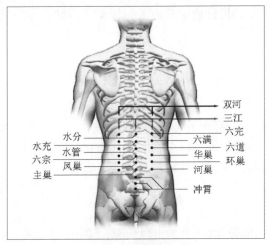

图11-3　冲霄等穴

巢穴，两边共 12 穴（图 11-3）。

【主治】闭经、子宫炎、肠炎、闪腰、岔气、急性肠炎。

【针法】三棱针点刺出血。

【综论】三江穴包含两侧之双河穴及中央十三椎下每下一椎一穴之连续 7 穴，计有三行，故称为三江穴，除治疗上述症状外，亦含有双河穴之疗效，可记为"十三椎下连七穴，十四旁三连六穴"。此处所列多为局部病，但因包括双河，所以也可治手臂痛、肩背痛。

双　河

【位置】第十四椎旁开 3 寸起，每下 1 寸各 1 穴，计 6 穴，两侧合计 12 穴（图 11-3）。

【主治】手臂痛、肩臂痛。

【针法】用三棱针点刺出血。

【注意】点刺时出黑血有效，红血无效。

【运用】双河穴为两行，其位置分布与膀胱经符合。

【经验】董师以背治下肢病，以腰臀治上肢病，此亦泻络远针及全息对应之应用。

【综论】双河穴为两行，位置为自第十四椎旁开 3 寸起，每下一椎旁开 3 寸各 1 穴，计 6 穴，两侧合计 12 穴，其位置分布与膀胱经符合，记为"十四旁三连六穴"。董师以背治下肢病，以腰臀治上肢病，此为泻络远针及全息对应之应用。

十一部位歌诀

二椎下十穴，旁三连八招。旁六有七穴，五岭斯为妙。可治高血压，蓦然晕痛扰。手足有麻痹，不遂重感冒。阴阳两霍乱，呕吐发高烧。发冷诸痧证，疼痛胃与

腰。二三椎之间，一寸五分点。左右各七处，均为双凤连。双凤攻手脚，麻痛堪称
妙。血管倘硬化，血针有奇效。二三椎外旁，开六精枝伤。血针有奇效，小腿痛与
胀。四五六椎下，旁六金林佳。善治大腿痛，坐骨神经夸。

一二椎凹处，自是陶道出。三四椎旁三，有穴是魄户。三穴重感冒，妙手效
不俗。椎下三四五，旁三三金出。如治膝部痛，肩中内关殊。二椎寸半三，一椎旁
三四。二椎旁六二，泻肺治猴痧。冲霄有三穴，点刺脑涨消。若是项骨痛，针到就
有效。双河十四椎，旁三连六穴。经闭子宫炎，肠炎闪腰岔。双河十四椎，旁三连
六穴。手臂肩臂痛，马上取双河。

第十二节 十二部位（前胸部部位）

喉蛾九穴

【位置】喉结正中央及上 1 寸和下 1.5 寸处，另加该 3 处左右旁开 1.5 寸，共 9
个穴（图 12-1）。

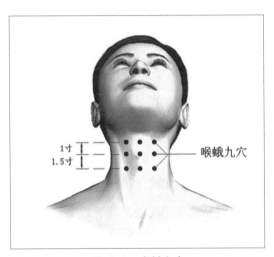

图12-1 喉蛾九穴

【主治】喉蛾、喉痛、甲状腺炎、喉痒、顽痰黏喉不出。
【注意与禁忌】扎针时需将穴部皮肉捏起，以免扎伤筋及软骨。
【针法】用三棱针点刺出血。
【综论】局部治病，急症为主，刺血较浅，既效速又安全。

十二猴穴

【位置】平行锁骨下 1.3 寸处 1 穴，内外旁开 1 寸各 1 穴，共 3 穴；于此 3 穴下 1.5
寸处又 3 穴，左右共 12 个穴点。于锁骨与肋骨间凹陷中央（图 12-2）。

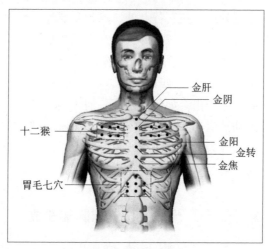

图12-2　十二猴等穴

【主治】猴痧（猩红热）、哮喘、肝霍乱、下痢不止（特效），伤寒、重感冒、霍乱均会引起猴痧。

【针法】用三棱针点刺出血，扎针时需将穴部皮肉捏起，以免扎伤筋及软骨。

【综论】急重症，局部刺血较浅，安全且效速。

金　肝

【位置】在胸骨上端半月状之下陷凹处为金肝穴（图12-2）。

【主治】干霍乱、消化不良（胃胀）、肋痛、支气管炎、各种痧证。

【针法】用三棱针点刺出血。

金　阴

【位置】在胸骨上端半月状之下陷凹处再往下数1节为金阴穴（图12-2）。

【主治】肝霍乱、消化不良（胃胀）、肋痛、支气管炎、各种痧证。

【针法】用三棱针点刺出血。

金　阳

【位置】在胸骨上端半月状之下陷凹处往下数2节为金阳穴（图12-2）。

【主治】肝霍乱、消化不良（胃胀）、肋痛、支气管炎、各种痧证。

【针法】用三棱针点刺出血。

金　转

【位置】在胸骨上端半月状之下陷凹处往下数3节为金转穴（图12-2）。

【主治】肝霍乱、消化不良（胃胀）、肋痛、支气管炎、各种痧证。

【针法】用三棱针点刺出血。

金 焦

【位置】在胸骨上端半月状之下陷凹处往下数 4 节为金焦穴（图 12-2）。

【主治】肝霍乱、消化不良（胃胀）、肋痛、支气管炎、各种痧证。

【针法】用三棱针点刺出血。

胃毛七穴

【位置】从岐骨下缘凹陷处起直下 1 寸 1 穴，共 3 穴；旁开 1.5 寸两边各 2 穴，共 4 个穴。总共 7 个穴（图 12-2）。

【主治】羊毛痧、胃病、胃出血、十二指肠溃疡、心悸。

【针法】用三棱针点刺出血。

腑巢二十三穴

【位置】肚脐直上 1 寸 1 穴，共 2 穴；肚脐每下 1 寸 1 穴，共 5 穴；肚脐旁开 1 寸 1 穴，其上 1 穴，其下 2 穴（共 4 穴，两边共 8 穴）；肚脐旁开 2 寸 1 穴，其上 1 穴，其下 2 穴（共 4 穴，两边共 8 穴）。总共 23 个穴（图 12-3）。

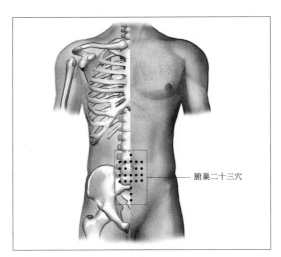

图12-3 腑巢二十三穴

【主治】肠癌、绞肠痧（特效）、肠炎、子宫炎、肾炎、脐痛。

【针法】用三棱针点刺出血。

【运用】腑巢二十三穴虽有 23 穴之多，但并不是每穴皆用，在精穴简针原则下，一般只针以肚脐为中心，四旁各开 1 寸之穴位为主，随病情之严重而向四方扩张用穴，局部治疗，急病速效，慢病亦效。

【综论】十一部位、十二部位均为点刺放血疗法，《内经·血气形志》云："凡治病，必先去其血，乃去其所苦，伺之所欲，然后泻有余，补不足。"刺血对于某些疾病多有立起沉疴、消除痼疾的作用，取得其他疗法难以达到的疗效。久病必瘀，怪病必瘀，难病必瘀，痛病必瘀。故清朝名医王清任认为："治病之要，在明气血。"通经络、调脏腑、养情志、激发经气等，达到治愈疾病的目的。十一部位、十二部位均以刺血为主，不但取效迅速，更是避免了医疗事故的发生。董师设穴巧妙，施治广泛，在临床中取得极好的疗效，值得同人在临床中借鉴并总结其更好的疗效。

附：董景昌奇穴针方赋

侧三侧下三，取穴并肾关。　留针三刻钟，头痛应会痊。
五岭若点刺，即可立时缓。　耳痛偏头痛，四花外三重。
点刺出积血，霍然病无踪。　前头火菊用，顷刻见轻松。
头晕血压高，五岭血针通。　尔后针火硬，竖子去匆匆。
灵骨偷针眼，交刺效如仙。　双目瞑瞑闭，肾关火菊牵。
视物若模糊，明黄舞翩翩。　眉棱骨处痛，火菊指下捻。
夜盲医夜盲，其效不堪言。　见风如流泪，木穴见中天。
鼻部各处症，驷马皆流连。　若医酒渣鼻，正本血出痊。
外踝四周血，堪疗中耳炎。　耳鸣泻驷马，尔后补肾关。
梅核劳宫后，咽痛血耳先。　鱼骨倘刺喉，足下千金添。
颈疬从何治，三重并六完。　亦可三重血，承扶与秩边。
项痛与项强，正筋正宗兼。　痄腮耳背血，落枕重子前。
再针承浆穴，金针名下传。　手指有麻木，复溜与肾关。
若然食指痛，四花中穴添。　或取五虎一，亦见医名玄。
侧三侧下三，医者疗手酸，并治腕关节，疼痛复无言。
症见中指（趾）麻，通山与通关。　手指关节痛，五虎一堪选。
特效诚如是，兼疗腱鞘炎。　手臂不得举，对侧针肾关。
同侧四花中，疾恙去霍然。　手痛难握物，列缺功效罕。
亦可重子穴，倒马针重仙。　曾言左臂痛，特效在膝眼。
肘部关节痛，灵骨必有验。　或取四花中，济世将壶悬。
曾闻手抽筋，对侧针火山。　两手见拘挛，泻曲针肾关。
坐骨神经痛，灵骨大白兼。　若是大腿痛，金林血针连。
脚部常抽筋，正筋指下看。　足跟疼痛症，且将委中拦。
亦疗难行处，患者言腿酸。　复治踝扭伤，功效不等闲。
腿软兼心跳，肩中与通天。　脚麻外驷马，对侧肩中添。
膝盖疼痛久，三金结善缘。　或可针肩中，拂云见欢颜。

脚痛不履地，对侧九里玄。　　大腿风湿痛，同在一针间。
脚痛背心血，双凤尤关联。　　小腿胀痛酸，次白抱针眠。
精枝如放血，何惧疾恙顽。　　背面倘出血，笑指两腿酸。
脚掌脚背痛，五虎四与三。　　或是单背痛，重子与重仙。
常遇双背痛，正士搏球先。　　背连下腿痛，马快水应验。
脊椎有疼痛，委中成方圆。　　问症心绞痛，火包黑血灵。
心跳如过速，心门为俊英。　　肝炎针肝门，明黄症应停。
尤言添肠门，其效医者惊。　　胆石疼痛症，木枝堪安宁。
四花中外血，肺部胀闷轻。　　肺部有结核，四花外与中。
尔后针驷马，青囊成遵经。　　咳嗽与气喘，水金水通名。
胃痛花外中，通关通山清。　　呕吐总枢穴，脾大针三重。
三通肾胃背，肾炎情独钟。　　兼疗水湿盛，堪笑周身肿。
膀胱肾结石，马快水中松。　　通天一针效，症候名水肿。
肠炎门金穴，盲肠四花功。　　内踝三阴交，肠疝去无踪。
大小中外浮，五间亦奇功。　　尿急频频袭，海豹木妇松。
或是取肾关，乃叹指下宏。　　隐恙生殖器，下三黄为通。
妇科与还巢，堪笑子宫痛。　　兼开输卵管，祛瘤在子宫。
何惧赤白带，持针治阴肿。　　久年不见孕，金针二穴耸。
细细查经痛，特效门金中。　　半身有不遂，灵骨大白用。
或针九里穴，倒马妙无穷。　　昏迷不得语，二会灵骨雄。
舌强不能语，商丘正会通。　　四肢见颤抖，肾关复溜从。
取穴兼明黄，何曾见平庸。　　对侧重子仙，中风手挛泷。
血压高昂时，何不点委中。　　下三皇通天，四肢何水肿。
黄疸上三黄，医症若雕虫。　　风疹耳背血，驷马九里功。
失眠下三皇，镇静二穴封。　　高热针大白，五岭亦可充。
酒醉耳环血，正本莫飞彤。　　癫痫金吉陵，疗症自从容。
鼻塞侧三里，一针气息通。　　上下静脉血，静脉瘤开壅。
血管有硬化，委中血自涌。　　四花中与外，亦可称上工。
激增白细胞，三黄业绩丰。　　睡中听咬牙，四花下针洪。
精神疲倦久，鼻翼指下逢。　　皮肤诸多症，驷马一针同。

第二章 医案篇

第一节 面部神经疾病

1.丁先生，年龄：50岁。住址：北京市朝阳区

症状：左侧面瘫（面肌痉挛）。此患者面肌痉挛已有10个月。在此期间曾采用过多种治疗方法，如中药、针灸、贴膏药等，都没有达到理想的效果。来医院时左侧眼睛及嘴角往左侧抽动，而且抽动频率较高。

2011年4月26日，针方：右取灵骨、大白、侧三、侧下三（斜刺），左取灵骨、大白、中九里留针（在治疗过程中配合吃中药）。子午美容（熏蒸），大椎刺络。

2011年4月28日，针方：右取灵骨、大白、肾关、三重、三泉，左取灵骨、大白、肾关、三重留针。子午美容（熏蒸），心肺段刺络。右侧后脑部位走针，左取手腕上2寸心经处埋针。

2011年4月30日，针方：右取灵骨、大白、肾关、三重、三泉，左取灵骨、大白、肾关、三重留针。子午美容（熏蒸），右侧后脑部位走针。

2011年5月2日，针方：右取灵骨、大白、肾关、三重、三泉，左取灵骨、大白、肾关、三重留针。子午美容（熏蒸），肝胆段刺络。

2011年5月4日，上午针方：右取灵骨、大白、三重、三泉，左取灵骨、大白、肾关、三重留针。子午美容（熏蒸）。下午针方：右取腑快、六快、七快留针，脾胃段刺络。

2011年5月6日，针方：右取灵骨、大白、三重、三泉，左取灵骨、大白、火主留针。子午美容（熏蒸），肾段刺络。

2011年5月9日，上午针方：右取灵骨、大白、侧三、侧下三（斜刺）、三泉，左取火主留针。子午美容（熏蒸）。下午针方：右取腑快、脸侧面位于耳朵前2穴。腰段刺络，右侧后脑部位走针。

2011年5月11日，针方：灵骨、大白、肾关、三重留针。子午美容（熏蒸）。

2011年5月13日，针方：右取灵骨、大白、三叉三、侧三、侧下三，左取火主、四花上穴、间骨留针。子午美容（熏蒸）。

2011年5月15日，上午针方：右取三重、三泉、灵骨、大白，左取四花上穴、火硬、间骨留针。子午美容（熏蒸）。下午针方：面部右取明目、腑快等6穴。

2011年5月16日，针方：右取灵骨、大白、侧三、侧下三（斜刺）、上泉、中泉，左取火硬、四花上穴、间骨留针。子午美容（熏蒸）。

2011年5月18日，针方：右取灵骨、大白、侧三、侧下三（斜刺），左取间

骨、四花上穴、火硬留针。子午美容（熏蒸）。

2011年5月21日，上午针方：右取三重、三泉、灵骨、大白，三叉三，左取灵骨、大白、火主留针。子午美容（熏蒸）。下午针方：右取面部四白、颧骨处侧至耳朵前的中央处上下各1穴，总计2穴留针。

2011年5月23日，针方：右取水通、水金、四白、腑快、六快、七快、颧骨处侧2穴同上次一样，灵骨、大白、侧三、侧下三（斜刺），左取合谷、足三里、火主留针。

2011年5月26日，针方：双取灵骨、大白，右取侧三、侧下三（斜刺），左取肾关、三重留针。子午美容（熏蒸）。

2011年5月28日，针方：右取灵骨、大白、侧三、侧下三、三泉，左取灵骨、大白、肾关、三重、火主留针。子午美容（熏蒸）。

2011年5月30日，针方：右取灵骨、大白、三重、三泉。左取肾关、三重、眼三针、面动三穴留针。

小结：经过以上疗程的治疗，患者面部抽动频率明显减轻，基本得以控制，效佳。

2.高先生，年龄：70岁。住址：河北省定州市

症状：右侧面瘫（已有1周的时间）。来医院现状：此患者面肌痉挛。导致右侧眼睛闭不上，嘴角向左歪（左高右低），鼓腮时嘴角向外漏气，右侧耳朵疼。

当前脉象：浮脉，证明体内有大热，这时需要先清热。此病是由肺热引起的面部中风，所以一定要先去肺热才可以。

2011年3月6日，针方：左取四白穴、腑快、六快、七快、灵骨、大白、指三重、侧三、侧下三（此两穴成45°角向膝关节方向斜刺），右取灵骨、大白、心常、外三关留针。双侧：口腔内瘀络处点刺出血。

注：经过以上治疗，右侧眼睛能闭上了，嘴角也没那么歪了。

2011年3月8日，上午针方：右取驷马，左取下三皇、三重、三泉。双取灵骨、大白留针。子午美容（熏蒸），面部熏蒸。下午针方：左取四白、腑快、六快、七快、上中下三里留针。以上针全部起完后，左取面瘫穴短暂性强刺激未留针。

2011年3月9日，上午针方：左取灵骨、大白、侧三、侧下三（斜刺）、三泉，右取灵骨、大白、肾关、三重留针。子午美容（熏蒸）。下午针方：左取四白、腑快、六快、七快、上中下三里留针。

2011年3月11日，上午针方：左取灵骨、大白、侧三、侧下三，右取灵骨、大白、肾关、三重留针。子午美容（熏蒸）。下午针方：左取腑快、六快、七快留针。

2011年3月13日，上午针方：左取三重、三泉、灵骨、大白，右取灵骨、大

白、肾关、三重留针。子午美容（熏蒸）。下午针方：左取四白、腑快、六快、七快、上中下三里留针。

2011年3月14日，针方：左取三重、三泉、灵骨、大白，右取灵骨、大白、肾关留针。

2011年3月16日，针方：左取侧三、侧下三（斜刺）、中九里、灵骨、大白、四白、腑快、六快、七快、上中下三里，右取灵骨、大白、驷马、血海留针。

2011年3月19日，患者右侧耳朵疼，咽唾沫也疼，这时须解毒、清热。针方：左取上中下三里、四白、腑快、六快、七快、灵骨、大白、侧三、侧下三，右取灵骨、大白、中九里、十里留针。

2011年3月21日，针方：七星穴刺络，耳三、耳背点刺。双取灵骨、大白，左取三重、三泉，右取中九里留针。

2011年3月23日，右侧耳朵疼痛减轻。针方：左取灵骨、大白、侧三、侧下三、中九里、金营上下穴、腑快、六快、七快、上中下三里，右取灵骨、大白留针。

2011年3月25日，针方：左取侧三、侧下三、中九里、金营上下穴、灵骨、大白、腑快、六快、七快、上中下三里，右取灵骨、大白留针。大椎刺络。

2011年3月27日，针方：左取三重、三泉、中九里、灵骨、大白，右取灵骨、大白、肾关、三重留针。

2011年3月29日，针方：双取灵骨、大白，左取三重、三泉、七快，右取外三关留针。心肺段刺络。

2011年3月31日，患者自从上次针灸完耳朵疼痛明显减轻，后脑部涨痛。针方：左取侧三、侧下三、中九里、十里、灵骨、大白、鼻翼、玉火、腑快、六快、七快、上中下三里、面部侧面耳朵前2穴。右取灵骨、大白、外三关留针。

2011年4月2日，针方：左取三重、三泉、灵骨、大白、腑快、六快、七快，右取灵骨、大白、外三关留针。

2011年4月10日，患者右耳疱疹及疼痛明显减轻，右侧眼闭不上。针方：左取上中下三里，在此三穴上5分处又各取1穴总计6穴。双取腑快、六快、七快，左取灵骨、大白、肾关、三重、中封透解溪一穴（此穴下针后眼睛立刻能闭上了），右取灵骨、大白、侧三、侧下三留针。

2011年4月23日，患者面瘫已形成倒错，嘴角左侧高右侧低，右侧眼睛闭不上。针方：升提穴，左取上中下三里，右取腑快、六快、七快，左取灵骨、大白、三重，右取灵骨、大白、三叉三、三泉留针。

2011年4月26日，针方：灵骨、大白、肾关、三重、右侧额头部用5分针走针。左取上中下三里，右取腑快、六快、七快留针。

2011年4月29日，针方：右取七快，双取灵骨、大白、肾关、三重留针。心肺段刺络。

2011年5月13日，针方：双取灵骨、大白、肾关、三重，左取上中下三里、腑快、六快、七快、中九里留针。大椎刺络。

2011年5月15日，针方：左取木穴、灵骨、大白、三重、三泉、间骨、四花上穴、火硬、上中下三里、急救穴，右取七快留针。心肺段刺络，左侧后脑勺部走针。

2011年5月17日，患者右侧眼闭不上，感觉脸往下垂。针方：升提穴，双取灵骨、大白、肾关、三重、中九里。左取上中下三里，右取七快留针。肝胆段刺络。

2011年5月19日，针方：左取灵骨、大白、三重、三泉、上中下三里、腑快、七快、胃痛、人中沟正中向鼻方向平刺，右取间骨、四花上穴、火主留针。

2011年5月21日，患者右侧耳朵疼痛消失，右侧眼闭不上，嘴角左高右低吃东西往外漏。针方：左取三重、三泉、灵骨、大白、三叉三，右取火主、灵骨、大白，左取四白、腑快、六快、七快、人中沟向鼻方向平刺一穴、上中下三里，在此三穴直上5分处各1穴，总计3排9个穴，胃痛穴，右取水通、水金留针。

2011年5月23日，针方：右取三重、三泉、灵骨、大白，左取火主、足三里、灵骨、大白、七快、人中沟向鼻方向平刺一穴、四白、腑快、六快、上中下三里及三穴直上5分处各1穴总计6穴。右取七快、升提穴留针。右侧眉毛上缘点刺走针。头部走针。

2011年5月27日，针方：右取灵骨、大白、三重、三泉、四白、腑快、六快、七快、人中沟向鼻方向平刺一穴，左取火主、四花上穴、灵骨、大白。

2011年5月29日，患者右侧眼睛闭不上，嘴角左高右低，针方：右取七快、面瘫穴（相当于四白穴）、腑快、六快、人中沟正中处向鼻方向斜刺一穴、灵骨、大白、三重、三泉，左取灵骨、大白、四花上穴、火主、下眼睑处2穴（用5分针直刺）。

小结：经过以上的治疗，患者整体症状都已经有了明显的改善，效佳。

3.刘先生，年龄：33岁。住址：北京市海淀区

症状：面瘫。来医院时已有6年的病史。右侧面瘫，嘴角向右侧歪，偶尔向右侧抽动。

2008年10月11日，针方：左取面瘫、明目、牙痛、偏瘫、胃痛留针。任督火龙、透药。子午美容（熏蒸）。

2008年10月12日，针方：升提穴，左取灵骨、侧三、侧下三、三重留针，右侧取偏瘫、面瘫、明目、牙痛、鼻翼、七快留针。大椎刺络。耳三、耳背点刺。任督透药。子午美容（熏蒸）

2008年10月13日，针方：升提穴，后背华佗夹脊共计15对。左取鼻翼、七快、

灵骨、中九里、侧三、侧下三、三重、肾关留针。子午美容（熏蒸）。走针：偏瘫、明目、牙痛、面瘫。

2008年10月14日，针方：升提穴，后背华佗夹脊留针。左取鼻翼、七快、灵骨、侧三、侧下三、肾关，右取灵骨、肩痛留针。子午美容（熏蒸）。

2008年10月15日，针方：升提穴，背部华佗夹脊左右总计30针。左取偏瘫、明目、牙痛、鼻翼、七快、灵骨、次白、侧三、侧下三、肾关、中九里、胃痛，右取肾关留针。子午美容（熏蒸）。

2008年10月16日，针方：左取上里、明目、牙痛、牵正、鼻翼、七快、胃痛、灵骨、侧三、侧下三、三重、中九里、肾关，右取肾关留针。任督火龙、透药。子午美容（熏蒸）。

2008年10月17日，患者即日起开始吃中药，连续吃3天，药后出汗了。针方：升提穴，华佗夹脊左右共计36针。左取明目、牙痛、偏瘫、镇静、上里、鼻翼、胃痛、灵骨、侧三、侧下三、三重、肾关，右取灵骨、下三皇留针。子午美容（熏蒸）。

2008年10月18—20日，连续3天行任督火龙、透药。子午美容（熏蒸）。

2008年10月25日，针方：左取明目、牙痛、七快、鼻翼、灵骨、侧三、侧下三、三重、肾关、三泉，右取肾关留针。督脉刮痧，督脉透药。子午美容（熏蒸）。

2008年10月26日，针方：左取偏瘫、明目、牙痛、鼻翼、七快、灵骨、三泉、侧三、侧下三、三重、腕痛穴（透解溪），右取肾关留针。督脉透药。子午美容（熏蒸）。

2008年11月1日，针方：左取鼻翼、七快、灵骨、三重、光明穴、腹部老十针（脐中四边各1穴，上下各1穴共计10针）留针。任督火龙、透药。子午美容（熏蒸）。

2008年11月2日，针方：左取灵骨、侧三、侧下三，右取肾关留针。督脉透药。子午美容（熏蒸）。

2008年11月8日，针方：左取眼黄、光明、留针。任督火龙、透药。子午美容（熏蒸）。

小结：经上述治疗，患者抽动症状消失，疾病痊愈。效好。

4.刘女士，年龄：34岁。住址：山东省荣成市

症状：右侧脸面神经麻痹、面肌痉挛。此患者已有一年多的病史，在此期间一直用各种方法治疗，按摩、针灸以及吃中药，始终都没有明显的效果。来医院现状：右侧外眼角（视神经）及嘴角（下颌神经）呈间断性向右上方抽动，偶尔伴有偏头痛，右侧脸颊肌肉和左侧相比有些萎缩。

2008年12月19日，针方：侧三、侧下三、肾关、中九里留针，双侧取穴。任督火龙、透药。子午美容（熏蒸）。走针：升提穴，左取偏瘫，明目、面瘫。

2008年12月20日，升提穴，左取鼻翼，右取次白，左取明目、眼黄留针。左取上三黄、三泉、侧三、侧下三、下三皇，右取上中下三九里、三重、肾关留针。背部走龙罐。任督透药。子午美容（熏蒸）。

2008年12月21日，升提穴，左取鼻翼、七快、偏瘫、明目、面瘫、灵骨、眼黄，右取次白留针。左取侧三、侧下三、三泉、上中下三九里、驷马、上三黄、下三皇，右取中九里、驷马、三重、肾关留针。子午美容（熏蒸）。大椎刺络。耳背及口腔内瘀络处点刺。

2008年12月22日，上午针方：升提穴，左取偏瘫、明目、面瘫、鼻翼、七快、灵骨、大白留针。任督火龙、透药。下午针方：左取中九里、三泉、侧三、侧下三、肾关、光明留针，右取三重一带青筋处点刺。子午美容（熏蒸）。

2008年12月23日，升提穴，左取偏瘫、明目、牙痛、鼻炎、胃痛、面瘫、镇静留针。任督透药。左取灵骨、中九里、三泉、侧三、侧下三、肾关、光明，右取肾关、三重留针。子午美容（熏蒸）。右侧面部神经带点刺。背部走龙罐。

2008年12月24日，患者面部跳动得还是比较厉害。针方：左取三重、三泉、肾关，右取三重，双侧灵骨留针。子午美容（熏蒸）。走针：左取偏瘫、明目、牙痛、鼻炎、胃痛、面瘫未留针。镇静留针。口腔内瘀血点刺出血。

2008年12月25日，患者今天开始吃中药。针方：左取侧三、侧下三、三重、肾关、三泉、腕痛穴，右取三重、肾关留针。任督火龙、透药。子午美容（熏蒸）。走针：左侧明目穴。

2008年12月26日，患者左侧肩关节疼。右侧面肌痉挛。针方：左取侧三、侧下三、三重、肾关、三泉，右取中九里、侧三、侧下三、三重、肾关留针。子午美容（熏蒸）。背部走龙罐。任督透药。走针：左侧明目、牙痛、鼻炎、面瘫、大白。

2008年12月27日，针方：左取侧三、侧下三、三重、肾关、三泉、灵骨，右取三重、侧三、侧下三、肾关、中九里留针。子午美容（熏蒸）。大椎刺络。口腔内青筋处点刺。

2008年12月28日，针方：左取三泉、三重、侧三、侧下三、肾关、灵骨、眼黄，右取中九里、侧三、侧下三、三重、肾关留针。背部刮痧。任督火龙、透药。子午美容（熏蒸）。走针：左取明目、牙痛。

2009年1月2日，针方：左取三泉、肾关，右取三重、肾关留针。子午美容（熏蒸）。

2009年1月3日，针方：左取侧三、侧下三、三泉、肾关、灵骨，右取三重留针。督脉火龙、透药。子午美容（熏蒸）。背部刮痧。大椎刺络。走针：左侧明目、牙痛。

2009年1月4日，针方：左取侧三、侧下三、肾关、三泉、灵骨，右取三重留针。背部透药。子午美容（熏蒸）。

2009年1月6日，针方：火府、火梁、火昌、正筋、正宗，正脊双侧取穴。左取三泉、侧三、侧下三、肾关、灵骨、大白，右取三重留针。督脉颈肩部透药。子午美容（熏蒸）。走针：左侧明目、牙痛。

2009年1月7日，针方：左取侧三、侧下三、三泉、三重、肾关、灵骨，右取三重留针。督脉透药。子午美容（熏蒸）。右取面部从颧骨至嘴角的神经带点刺。颈肩部刮痧。

2009年1月8日，针方：左取侧三、侧下三、三重、肾关、三泉、中九里、灵骨、鼻翼、七快，右取三重留针。督脉火龙、透药。子午美容（熏蒸）。

2009年1月9日，上午针方：升提穴，左取明目、牙痛、鼻翼、次白、眼黄留针。下午针方：左取侧三、侧下三、三重、肾关、三泉、中九里。右取肾关、三重留针。子午美容（熏蒸）。

2009年1月10日，针方：左取侧三、侧下三、三重、肾关、三泉、中九里、上三黄，右取肾关、三重留针。督脉火龙、透药。子午美容（熏蒸）。针方：升提穴，左取鼻翼、七快、明目、牙痛、偏瘫，右取次白留针。

2009年1月11日，针方：左取上三黄、侧三、侧下三、三重、肾关、三泉、中九里、眼黄，右取三重、肾关留针。督脉透药。子午美容（熏蒸）。针方：升提穴，左取明目、牙痛、鼻翼、七快，右取次白留针。

2009年1月12日，经过以上的治疗，面部跳动的次数越来越少。针方：左取上三黄、侧三、侧下三、三重、肾关、三泉、中九里、灵骨、眼黄，右取三重、肾关留针。子午美容（熏蒸）。针方：双取百会、印堂，左取偏瘫、明目、牙痛、鼻翼、七快，右取次白留针。

2009年1月13日，针方：左取上三黄、侧三、侧下三、三重、肾关、三泉、中九里、灵骨，右取三重、肾关留针。督脉透药。子午美容（熏蒸）。背部走罐。针方：升提穴、镇静穴。左取鼻翼、七快、偏瘫、明目、牙痛、眼黄，右取次白留针。

2009年1月14日，针方：左取上三黄、侧三、侧下三、三重、肾关、三泉、中九里、灵骨，右取肾关、三重留针。子午美容（熏蒸）。

小结：经上述治疗后，患者症状消失，效好。

5.田女士，年龄：47岁。住址：内蒙古赤峰市

症状：左侧面瘫（没有抬头纹属中枢性面瘫）。来医院现状：此患者已有5年的病史。在此期间没有间断过治疗，但始终没有找到一个合理的治疗方法。左侧脸部已经大面积萎缩，没有抬头纹；左侧面部没有任何表情，处于僵硬状态。

2011年2月22日，针方：右取灵骨、大白、肾关、三重、三泉，左取灵骨、大白、肾关、三重、火主留针。子午美容（熏蒸）。针方：右取上中下三里、四白、腑快、六快、七快，以上均留针1小时。大椎刺络。

2011年2月23日，针方：右取灵骨、大白、三叉三、三泉、侧三、侧下三，左取灵骨、大白、肾关、三重。子午美容（熏蒸）。上午针方：右取四白、腑快、六快、七快、上中下三里。下午针方：右取三重、三泉留针1小时。

2011年2月24日，上午针方：升提穴，双取灵骨、大白、肾关、三重留针。子午美容（熏蒸）。下午针方：右取侧三、侧下三留针1小时。右侧小腿外侧瘀血处点刺出血。左侧颧骨周围点刺出血。

2011年2月25日，经过以上几次的治疗，左侧面部的表情比治疗前好多了。上午针方：升提穴，双取灵骨、大白、肾关、三重留针。子午美容（熏蒸）。下午针方：右取三重、三泉，左取火硬留针1小时。

2011年2月26日，针方：灵骨、大白、肾关、三重留针，以上均双侧取穴。子午美容（熏蒸）。针方：右取三重、三泉留针1小时。

2011年2月27日，上午针方：灵骨、大白、肾关、三重，以上均双侧取穴。右取上中下三里、四白、腑快、六快、七快留针。下午针方：右取三重、三泉，左取上三黄、火硬留针。

2011年2月28日，上午针方：灵骨、大白、肾关、三重双侧取穴。子午美容（熏蒸）。口腔内瘀络处点刺出血。下午针方：右取侧三、侧下三留针。左侧面部点刺。

2011年3月1日，自昨天下午开始，左侧面部的神经已经出现抽动的现象。上午针方：双取灵骨、大白，右取上三黄，左取下三皇。子午美容（熏蒸）。下午针方：右取三重、三泉、中九里、三叉三、上中下三里、腑快、六快、七快。

2011年3月2日，针方：灵骨、大白、肾关、三重均双侧取穴。子午美容（熏蒸）。口腔内瘀络点刺出血。下午针方：右取侧三、侧下三斜刺。左取面部上中下三里及颧骨周围点刺出血。

2011年3月3日，左面部已出现痉挛和抽动现象。上午针方：升提穴，双取灵骨、大白，左取上三黄，右取下三皇。下午针方：右取侧三、侧下三（斜刺）、上中下三九里、三叉三、面瘫穴、腑快、六快、七快、上中下三里及其两穴中点外又各加1穴总计5穴，左取水通、水金留针。

2011年3月4日，针方：升提、灵骨、大白、肾关、三重。子午美容（熏蒸）。针方：右取三重、三泉、上中下三里、腑快、六快、七快留针。

2011年3月5日，针方：双取灵骨、大白，右取上三黄，左取下三皇留针。子午美容（熏蒸）。口腔内瘀血处点刺。下午针方：右取侧三、侧下三、上中下三九里、上中下三里、腑快、六快、七快、面瘫穴留针。左侧：面部眼睛周围及眉毛以上、颧骨周围点刺。经过以上这一疗程的治疗，左侧面部原来已经萎缩、无表情，现在左侧面部已有表情，有抽动感了。

2011年3月21日，左侧面部已有抬头纹，面部表情也有了。针方：双取灵骨、大白、肾关、三重。子午美容（熏蒸）。针方：右取面瘫、腑快、六快、七快、上中下三里留针。大椎刺络。右侧牙疼，上午针方：左取牙痛穴、外膝眼、中三里，右取侧三、侧下三留针。下午针方：左取侧三、侧下三留针。

2011年3月22日，上午针方：右取三重、三泉、灵骨、大白，左取火硬、灵骨、大白。下午针方：右取侧三、侧下三、指驷马、腑快、六快、七快留针。心肺段刺络。

2011年3月23日，针方：双取灵骨、大白、肾关、三重，右取三泉、腑快、六快、七快。下午针方：双取侧三、侧下三留针。

2011年3月24日，上午针方：右取上三黄，左取下三皇留针。子午美容（熏蒸）。下午针方：右取侧三、侧下三、三泉、灵骨、大白、上中下三里取五穴、面瘫、腑快、六快、七快，左取间骨留针。左侧眉毛上缘额头部及面部神经带点刺。

2011年3月25日，上午针方：双取灵骨、大白、肾关、三重。子午美容（熏蒸）。大椎刺络。下午针方：双取侧三、侧下三、三泉、三叉三、上中下三里、面瘫、腑快、六快、七快、额头上9针。左取灵骨、大白留针。双侧口腔内瘀络处点刺（尤其是在倒数第二颗牙附近出血较多），右取面瘫穴收针。

2011年3月26日，上午针方：双取灵骨、大白，右取上三黄留针，左取下三皇留针。下午针方：右取侧三、侧下三、三泉、三叉三、腑快、六快、七快、上中下三里、太阳穴、偏瘫，左取灵骨、水通、水金留针。

2011年3月27日，上午针方：双取灵骨、大白、肾关、三重留针。子午美容（熏蒸）。左侧面部神经带及黑点处点刺。下午针方：右取侧三、侧下三、腑快、六快、七快留针。

2011年3月28日，上午针方：双取灵骨、大白，右取上三黄留针。左取下三皇留针。下午针方：右取侧三、侧下三、中九里、木穴，左取指驷马留针。

2011年3月30日，针方：双取灵骨、大白、肾关、三重。子午美容（熏蒸）。下午针方：右取侧三、侧下三、中九里、三叉三、鼻翼、面瘫、腑快、六快、七快，左取水通、水金、间骨留针。左侧面部用梅花针叩刺。

2011年3月31日，上午针方：双取灵骨、大白、肾关、三重。下午针方：右取三重、三泉、腑快、六快、七快，左取水通、水金留针。左侧面部点刺出血。

2011年4月1日，上午针方：双取灵骨、大白、肾关、三重。下午针方：双取侧三、侧下三留针。

小结：经过几个疗程的治疗，患者恢复得非常好。

6. 王女士，年龄：47岁。地址：北京动物园

患者已有两年多的面瘫病史。来医院现状：右侧面瘫、右侧眼肌痉挛、眼皮内侧感觉有东西磨眼睛，双眼圈发黑。

2009年12月20日，针方：双取灵骨、大白、侧三、侧下三、明目穴留针。子午美容（熏蒸）。大椎刺络。

2009年12月22日，针方：双取灵骨、大白、三重、三泉留针。子午美容（熏蒸）。

2009年12月24日，针方：双取侧三、侧下三、三泉、灵骨、大白留针。子午美容（熏蒸）。肝胆段刺络。

2009年12月26日、28日、30日，针方：双取三重、三泉、灵骨、大白、光明一、光明二穴留针。子午美容（熏蒸）。

2010年1月3日，针方：双取侧三、侧下三、三泉、光明一二穴、八关留针。子午美容（熏蒸）。四花外洛书刺络。

2010年1月5日，右侧眼皮内长一小疱磨眼睛。针方：双取侧三、侧下三、光明一二三穴、天黄、灵骨、大白、木穴留针。子午美容（熏蒸）。

2010年1月7日，针方：双取三重、三泉、光明一二三穴、灵骨、大白、木穴，双取上三黄留针。子午美容（熏蒸）。

2010年1月10日，针方：双取三重、三泉、灵骨、大白、木穴、光明一二三穴留针。子午美容（熏蒸）。

2010年1月13日，针方：双取木穴、灵骨、大白、侧三、侧下三、光明一二三、上三黄留针。子午美容（熏蒸）。

2010年1月16日，针方：双取灵骨、大白、木穴、三重、三泉、光明一二三留针。子午美容（熏蒸）。

2010年1月19日，右侧眼睛不磨了，现在开始跳了。针方：双取侧三、侧下三、光明一二三、上三黄、上白、分白留针。子午美容（熏蒸）。

2010年1月22日，针方：双取侧三、光明一二三、三泉、明黄、指三重留针。子午美容（熏蒸）。

2010年1月25日，右侧眼不流泪了，也不磨了，只是下眼皮偶尔跳动。针方：双取木穴、上白、分白、光明一二三、三重、三泉留针。子午美容（熏蒸）。

2010年1月28日，针方：双取侧三、侧下三、光明一二三、上三黄、上白留针。子午美容（熏蒸）。

2010年1月31日，针方：双取侧三、侧下三、上三黄、灵骨、大白留针。子午美容（熏蒸）。

2010年2月3日，针方：双取侧三、侧下三、上三黄、灵骨、大白、木穴留针。

子午美容（熏蒸）。双侧四花外洛书刺络。

2010年2月6日，针方：双取侧三、侧下三、光明一二三、上三黄、灵骨、大白、木穴留针。子午美容（熏蒸）。肝胆段刺络。

2010年3月5日，针方：双取木穴、灵骨、大白、眼黄、侧三、侧下三、光明留针。子午美容（熏蒸）。

2010年3月9日，右侧脸被凉风吹时就发麻。针方：双取灵骨、大白、三重、三泉留针。子午美容（熏蒸）。右侧颧骨肌肉处点刺。

注：自本次点刺完右侧面部肌肉就不僵硬了，麻的感觉也越来越轻松了。

2010年3月17日，针方：双取三重、三泉、灵骨、大白、木穴留针。子午美容（熏蒸）。

2010年3月22日，右眼皮还有点儿磨。针方：灵骨、大白、光明一二三、上三黄留针。子午美容（熏蒸）。

2010年3月29日，右侧面瘫已恢复，眼不磨了，脸也不麻了。今晚开始吃中药，连续吃3天。针方：灵骨、大白、三重、三泉、光明双侧取穴留针。子午美容（熏蒸）。

2010年4月2日，右侧眼有点儿痒，药吃完没有出汗。针方：双取木穴、上白、三重、三泉、光明留针。子午美容（熏蒸）。

小结：综上治疗，患者得以康复，效好。

7.王某，年龄：5岁。住址：北京市房山区

症状：小儿中风引起的面瘫，已有两年的病史。在此期间曾采用多种方法，都没有理想的效果。来医院现状：脸往右侧歪，右侧脸较左侧偏小，在说话和微笑时嘴角也歪。

2010年5月10日，针方：双取灵骨、大白。左取三重，右取肾关留针。

2010年5月11日，面部有红血丝证明有血瘀。针方：升提穴，双取灵骨、大白、肾关、三重留针。子午美容（熏蒸）。

2010年5月13日，针方：双取灵骨、大白、三重、七快留针。子午美容（熏蒸）。

2010年5月15日，右侧脸偏，嘴形已较正。针方：左取七快、灵骨、大白、三重、三泉、指驷马，右取灵骨、肾关留针。子午美容（熏蒸）。

2010年5月17日，针方：左取七快，双取灵骨、大白、肾关、三重留针。子午美容（熏蒸）。

2010年5月20日，针方：双取灵骨、大白、三重，左取七快留针。子午美容（熏蒸）。

2010年5月22日，针方：左取灵骨、大白、三重、三泉、七快，右取灵骨、肾

关、三重留针。子午美容（熏蒸）。

2010年5月24日，针方：左取七快、灵骨、大白、肾关、三重，右取灵骨、肾关、三重留针。子午美容（熏蒸）。

2010年5月26日、28日，针方：左取七快，双取灵骨、大白、肾关、三重留针。子午美容（熏蒸）。

2010年5月30日，针方：双取灵骨、大白、肾关、三重留针。子午美容（熏蒸）。

2010年6月1日，针方：左取七快、双取灵骨、大白、肾关、三重留针。子午美容（熏蒸）。

2010年6月3日，针方：左取七快、三重、三泉，右取灵骨、大白、肾关、三重留针。子午美容（熏蒸）。

2010年6月5日，针方：左取七快、三重、三泉，右取灵骨、大白、肾关、三重。子午美容（熏蒸）。

2010年6月13日，针方：左取七快，双取灵骨、大白、侧三、侧下三留针。子午美容（熏蒸）。

2010年6月15日，针方：左取灵骨，双取侧三、侧下三留针。子午美容（熏蒸）。

小结：经上述治疗后，患者完全康复，效好。

8.杨先生，年龄：38岁。住址：中国香港

症状：中风引起的面瘫。来医院现状：左侧面瘫，舌头不灵活，嘴角往左歪。

2011年4月28日，针方：右取面瘫，双取灵骨、大白、升提穴、七快、三叉三、四花上穴留针。

注：由于刚刚发病4天，症状较轻，所以不必用太多的针强刺激。

2011年4月29日，针方：右取七快、面瘫、腑快、六快、灵骨、大白、三叉三、侧三、侧下三、升提穴，左取灵骨、大白、肾关、三重留针。双侧三耳点刺。口腔内瘀络处点刺出血。由于面部全是阳经，所以用大肠经、小肠经、胃经及三焦经等阳经恢复。

2011年4月30日，经过以上治疗嘴角不歪了，但舌头还是往左侧歪。针方：升提穴，右取灵骨、大白、三重、三泉，左取灵骨、大白、火硬。子午美容（熏蒸）。大椎刺络。舌头金津、玉液点刺。

2011年5月6日，针方：双取灵骨、大白、肾关、三重，右取七快留针。

小结：经过以上几次的治疗，患者症状已明显好转，疗效确切。

9.赵先生，年龄：44岁，住址：北京市十里堡

症状：脑血栓后遗症。来医院现状：属肝系中风，左侧半身不利。

2010年3月3日，针方：升提穴，右取灵骨、大白、上中下三九里留针。

2010年3月4日，针方：右取灵骨、大白、下三皇、上三黄、通关、通山、通天，左取灵骨、大白、肾关、三重留针。双侧委中、委阳刺络。走针：右取偏五针。

2010年3月5日，患者经过以上治疗腿不软了，走路能使上劲了。针方：双取灵骨、大白、肾关、三重留针。走针：右侧偏五针。大椎刺络。

2010年3月6日，针方：右取木火四穴留针，升提穴，右取灵骨、大白、肾关、三重，左取灵骨、大白、上中下次白、肾关、三重留针。左取尺泽、曲泽刺络。走针：右侧偏五针。经过本次治疗，走路感觉轻松多了，也能使上劲了。

2010年3月8日，针方：右取木火4穴留针。针方：升提穴，右取灵骨、大白、肾关、三重，左取四缝、肾关、三重留针。右取偏五针。

2010年3月9日，昨天治疗后，走路时感觉较轻松。针方：右取木火4穴。

针方：升提穴，右取灵骨、大白、肾关、三重，左取肾关、三重、四缝留针。走针：右取偏五针。心肺段、七星穴刺络。周天5穴点刺。

2010年3月10日，针方：右取木火4穴。子午头针24穴。双取灵骨、大白留针。走针：右取偏五针。

2010年3月11日，针方：右取木火4穴。双取灵骨、大白、肾关、三重留针。右取偏五针，升提穴。

2010年3月12日、13日，针方：右取木火中指一穴留针。针方：右取灵骨、大白、上三黄、下三皇、通关、通山、通天，左取灵骨、大白、三叉一二三、肾关、三重留针。走针：升提穴，右取偏五针，五岭穴点刺。

2010年3月15日，手比以前好多了，腿走路也能使上劲了。针方：右取灵骨、大白、上三黄、下三皇、通关、通山、通天，左取灵骨、大白、上中下次白、肾关、三重留针。走针：升提穴，右取偏五针。

2010年3月17日，针方：右取木火一穴。针方：右取灵骨、大白、上三黄、下三皇、通关、通山、通天，左取四缝、肾关、三重留针。走针：升提穴，右取偏五针。

2010年3月20日，针方：升提穴，双取灵骨、大白、肾关、三重留针。走针：右取偏五针。

小结：经过以上治疗后，患者症状明显改善，效好。

10.王女士，年龄：43岁。住址：北京市海淀区

症状：右侧面瘫。因右侧的抬头纹还在，所以诊断为周围性面瘫，属于中经络类。来医院症状：鼓腮时右侧明显比左侧偏小，如果不及时治疗，很快就会出现萎缩现象。

2011年3月8日，针方：左取侧三、侧下三（这两穴均以45°向膝关节方向斜刺），双取灵骨、大白留针。子午美容（熏蒸）。

注：经过以上治疗，右侧脸鼓腮时好多了。

2011年3月11日，针方：左取三重、三泉、灵骨、大白，右取灵骨留针。子午美容（熏蒸）。腹部火龙。

2011年3月12日，腰腹火龙、透药。

2011年3月14日，针方：左取侧三、侧下三（斜刺）、灵骨、大白，右取三叉三留针。子午美容（熏蒸）。腹部火龙。

2011年3月16日，针方：左取三重、三泉、灵骨、大白，右取三叉三留针。子午美容（熏蒸）。腹部火龙。

2011年3月18日，针方：左取侧三、侧下三留针。子午美容（熏蒸）。腹部洛书拔罐。

2011年3月30日，针方：左取侧三、侧下三。子午美容（熏蒸）。

2011年4月1日，督脉及腹部火龙。

2011年4月8日，患者感冒。针法：任督二脉火龙、透药。背部刮痧。

2011年4月10日，患者嗓子疼。针方：左取侧三、侧下三（斜刺）、灵骨、大白、明目，右取灵骨留针。子午美容（熏蒸）。腹部火龙。心肺段刺络。

2011年4月12日，针方：左取明目、灵骨、大白、侧三、侧下三留针。腹部火龙。

2011年4月29日，患者感冒咳嗽。大椎刺络。后脑部点刺走针。腹部火龙、透药。针方：左取侧三、侧下三、火硬、灵骨、大白留针。子午美容（熏蒸）。

2011年5月24日，右侧面瘫，眼皮睁不开。针方：左取灵骨、大白、侧三、侧下三，右取火主留针。子午美容（熏蒸）。

小结：经过以上治疗，患者面瘫康复，效好。

11.纽先生，年龄：52岁。住址：河北省定州市

症状：右侧眼肌痉挛。前列腺炎。来医院现状：右侧眼睛跳。前列腺炎。

2011年3月19日，针方：左取明目穴、灵骨、大白、侧三、侧下三，右取天阳、地阳、人阳、内阴、沉阴留针。

2011年3月19日，针方：左取明目穴、灵骨、大白、眼黄、侧三、侧下三（斜

刺），右取天阳、地阳、人阳、内阴、沉阴、下三皇留针。

2011年3月26日，针方：左取灵骨、大白、侧三、侧下三（斜刺）、明目，右取天阳、地阳、人阳、内阴、沉阴、下三皇留针。大椎刺络。

2011年3月27日，针方：左取天阳、地阳、人阳、内阴、沉阴，右取灵骨、大白留针。直肠黏膜按摩。

2011年4月2日，针方：左取耳朵后侧正中偏下5分处向脑勺方向横开1寸处1穴，再向横开1寸处1穴（接近风池穴），总计3穴。这三针下针后右眼立刻不跳了。留针10分钟。针方：左取侧三、侧下三、灵骨、大白，右取下三皇，双取大间、小间、外间、浮间留针。腹部火龙。

2011年4月3日，腰腹火龙、透药。针方：左取侧三、侧下三、大小外浮间，右取灵骨、大白、肾关、三重留针30分钟起针后右侧眼还是跳。再加针方：左取明目、风池、中封透解溪留针15分钟。这三针下针后右眼即刻不跳了。

2011年4月23日，腰腹火龙。针方：左取灵骨、大白、侧三、侧下三，右取天阳、地阳、人阳、内阴、沉阴、火主。肚脐正中央用2寸针向下阴部斜刺。子午美容（熏蒸）。后脑部走针。

2011年5月14日，针方：左取天阳、地阳、人阳、内阴、沉阴、三重，右取灵骨、下三皇留针。小腹火龙。大椎刺络。

2011年5月15日，针方：左取三重、三泉、灵骨、大白，右取间骨、四花上穴、火主留针。子午美容（熏蒸）。针方：左取明目、耳后位于风池处用5分针左中右各1穴，总计3穴留针。

2011年5月28日，右侧眼跳、前列腺增生。针方：左取天阳、地阳、人阳、内阴、沉阴、下三皇，右取侧三、侧下三、灵骨、大白留针。

2011年5月29日，右侧眼跳、腿疼、前列腺增生、右侧肩疼。针方：左取天阳、地阳、人阳、内阴、沉阴、肾关、三重、肩中，右取侧三、侧下三、灵骨、大白留针。起针后右侧肩还是有点疼，又针左侧反后穴。下针后活动得气疼痛消失。

小结：经过以上的治疗，患者整体症状有明显的好转，效佳。

12.皮女士，年龄：40岁。住址：北京地坛公园附近

症状：右侧三叉神经痛，由面神经引起的神经根水肿。还患有子宫肌瘤、脂肪肝。来医院现状：此患者已有5年的病史，在此期间始终没有间断治疗，但一直都没有治好。具体症状：张嘴幅度不能太大，右侧口禾髎处阵发性疼痛，每次疼痛的时候能带动到右侧颧骨外侧及头维穴这一带都疼。此痛处与胃经、胆经、三焦经有关。

2009年3月6日，针方：升提穴，左取侧三、侧下三、三重、肾关、三泉，以上均留针45分钟。双侧口腔内侧青筋处点刺。大椎刺络。子午美容（熏蒸）。

2009年3月16日，针方：左取侧三、侧下三、肾关、三重、三泉、灵骨留针40分钟。子午美容（熏蒸）。

2009年3月17日，针方：左取肾关、侧三、侧下三、三重、三泉、灵骨、鼻翼留针。子午美容（熏蒸）。左侧面部痛点处点刺。

2009年3月18日，经过以上3次的治疗，疼痛有所减轻。但张大嘴时还是疼。针方：左取肾关、侧三、侧下三、三重、三泉，双取灵骨、大白。子午美容（熏蒸）。右取大腿部位腿弯正中直上1寸、2寸、3寸处各1针，用三棱针点刺。点刺后张嘴立刻就不疼了。走针：左侧明目穴。

注：经过以上治疗，疼痛明显消失。

2009年3月19日、20日，经过以上几次的治疗，疼痛明显减轻。针方：左取肾关、侧三、侧下三、三重、火硬、三泉，双取灵骨、大白留针。子午美容（熏蒸）。

2009年3月22日，针方：左取肾关、侧三、侧下三、三重、火硬、三泉，双取灵骨、大白留针。子午美容（熏蒸）。走针：牙痛穴、明目穴。

2009年3月23日，经过以上治疗，面部疼痛明显减轻。另有子宫肌瘤、脂肪肝。针方：右取面部阳明经痛点（青筋）处点刺出血。双侧耳背点刺。双侧小腿外侧足三里及三重一带瘀血点刺（左侧出血，右侧未出）。左取肾关、侧三、侧下三、三重、火硬、木斗、木留、三泉，双取灵骨、大白留针。子午美容（熏蒸）。

2009年3月24日，右侧面部阳明经瘀血点刺出血。口腔内侧点刺（先右侧后左侧）。小腿阳明经足三里及三重一带青筋处点刺（先右侧后左侧）。针方：左取肾关、三重、木斗、木留、三泉，双取灵骨、大白留针。子午美容（熏蒸）。

2009年3月25日，针方：左取偏瘫、肾关、侧三、侧下三、三重、火硬、木斗、木留、三泉留针。子午美容（熏蒸）。走针：左取牙痛穴、明目穴、鼻炎穴。

注：因患者手疼没取灵骨、大白，所以又把侧三侧下三及偏瘫穴加上。

2009年3月26日，患者右侧三叉神经又有点疼得厉害。针方：左取八关、肾关、侧三、侧下三、三重、木斗、三泉留针。子午美容（熏蒸）。

注：减掉偏瘫穴、木留穴，加上八关穴。

2009年3月27日，针方：左取八关、肾关、三重、三泉、上三黄、通肾、通胃、通关留针。子午美容（熏蒸）。大椎刺络。

2009年4月1日，患者疼痛明显减轻。针方：左取上三黄、肾关、三重、三泉、灵骨、外膝眼向内侧用1.5寸针平刺1穴。子午美容（熏蒸）。点刺：右侧小腿外侧足三里处及四花中穴附近青筋处点刺出血。右侧从口禾髎向颧骨下缘一带一直到太阳穴及头维穴这条疼痛处青筋处点刺出血。右侧耳背点刺。

经过以上治疗，患者感觉较好，疼痛时间逐渐减少，疼痛时间也越来越短，而且张嘴的幅度也越来越大了。

2009年4月2日，针方：升提穴，左取偏瘫、中九里、肾关、三重、侧三、侧下

三、三泉、外膝眼向内刺直刺一穴。子午美容（熏蒸）。点刺：右侧痛点在左侧的对应点处点刺出血。

2009年4月4日，针方：左取肾关、侧三、侧下三、三重、三泉、灵骨留针。子午美容（熏蒸）。这时患者张嘴还是感觉疼，用5分针针左侧颧骨正中央处向鼻方向平刺一穴，又在此上下5分处各1穴，总计3穴。从口禾髎向颧骨下缘一带一直到太阳穴及头维穴这条疼痛处青筋处点刺出血。最后针方：左取六完穴。在耳朵肝、脾处贴耳豆。

小结：经过以上治疗，患者疼痛时间逐渐减短，张嘴的幅度也变大了，效佳。

13.唐女士，年龄：50岁。地址：黑龙江省牡丹江市

症状：患者头向右侧歪，头、面部及双手不时地发抖。病史：已有3年的病史。在此期间经过好多种方法治疗都没有理想的效果。只有是靠吃西药来控制神经，避免抖动。药物服用量每天3片（最大量）。

2010年9月6日，针方：头顶9针。双取灵骨、大白，左取指三重、正筋、正宗留针。大椎刺络。经过以上治疗，头向右侧歪的程度有所减轻，而且抖动的频率也在逐渐降低。针方：左取面瘫穴留针5分钟，七快、眼睛正中直下颧骨正中处1穴，外眼角直下与颧骨下缘交会处向外旁开1寸处1穴，在此处直下1寸处又1穴，总计4穴。

2010年9月8日，患者以上症状都有所减轻。针方：头顶9针（三会、三州）。双取灵骨、大白、正脊，左取正筋、正宗、正士、腕顺一二。心肺段刺络。下午针方：双取灵骨、大白、肾关、三重留针。子午美容（熏蒸）。

2010年9月9日，由于患者昨晚把3片西药全部都停了，今天早晨起来时症状又有些反复。针方：双取灵骨、大白、肾关、三重，右取上三黄，左取面部4针留针。子午美容（熏蒸）。肝胆段刺络。下午针方：头部子午针法（16针），双取灵骨、大白、正脊、正筋、正宗、正士留针。

注：以上这套针法主要是治疗头向右侧歪的。

2010年9月10日，针方：头顶9针（三会、三州）。双取灵骨、大白、正脊、正筋、正宗、正士，左取指三重，右取中白、下白。脾胃段刺络。下午针方：升提穴，左取指驷马、中九里、下三皇，右取木穴、上三黄、肾关、三重留针。子午美容（熏蒸）。右取面部4针。

2010年9月11日，患者感觉夜里整条左腿及腰都不舒服。针方：怪三针，右取面部4针、间骨、三重、三泉，左取木华、上三黄、下三皇。子午美容（熏蒸）。肾段刺络。下午针方：正筋、正宗、正士、正脊、颈椎至心肺段华佗夹脊，右取灵骨、大白留针。

2010年9月12日，针方：双取水通、水金，右取三重、侧三、侧下三，左取三泉留针。走针：双侧外膝眼。下午针方：任督火龙、透药。升提穴，双取灵骨、大

白留针。子午美容（熏蒸）。

2010年9月13日，针方：头顶9针（三会、三州），双取水通、水金、灵骨、大白、肾关、三重。右取面部3针。下午针方：升提穴、正脊、正筋、正宗、正士。子午美容（熏蒸）。

2010年9月14日，患者头向右侧歪及手发抖好多了。针方：怪三针，左取中白、下白、下三皇，右取上三黄留针。子午美容（熏蒸）。下午针方：大椎刺络。头顶9针（三会、三州），双取心门、中白、下白、肾关留针。

2010年9月15日，针方：升提穴，双取灵骨、大白、肾关、三重，右取正脊留针。下午针方：头顶9针（三会、三州），左取正筋、正宗、正士、正脊、灵骨、大白。右取灵骨、大白、中白、下白留针。

2010年9月16日，针方：升提穴，双取灵骨、大白、肾关、三重。子午美容（熏蒸）。

小结：经过以上的治疗，患者症状得以有效控制，患者满意，效佳。

14.何先生，年龄：60岁。住址：北京前门大街

症状：右侧三叉神经痛。

2009年4月23日，针方：左取木留、三重、侧三、侧下三、灵骨留针，右取小腿胃经一带、四花中穴附近青筋处点刺出血。

2009年4月24日，针方：左取侧三、侧下三、三重、三泉、灵骨留针。

2009年4月25日，针方：左取三重、三泉、七华留针。子午美容（熏蒸）。双侧耳背点刺。右侧面部痛点处点刺。

2009年4月27日，针方：左取八关、灵骨、大白、三重、三泉、木留留针。子午美容（熏蒸）。

2009年4月28日，针方：左取灵骨、大白、三重、三泉、木留留针1小时。子午美容（熏蒸）。

注：因这次的中药没有吃好，所以治疗效果不明显。

2009年5月12日，右侧小腿阳经带及脚面阳经带青筋处点刺出血。针方：左取木斗、木留、三重、三泉、三叉三留针。

2009年5月15日，针方：左取三重、三泉、灵骨、大白留针。双侧小腿阳明经一带青筋处点刺出血。

2009年5月16日，右侧小腿及脚面胃经一带青筋处点刺出血。针方：左取木斗、木留、三重、三泉、中九里、灵骨、大白、三叉三、胃痛穴、鼻炎穴、偏瘫穴、升提、三齿，右取木斗、木留、三重留针30分钟。

2009年5月17日，针方：升提穴，左取偏瘫、明目、三叉三、灵骨、大白、三泉、三重、木斗、木留，右取侧三、侧下三留针。

2009年5月18日，针方：左取三重、三泉、肾关、八关、灵骨、大白留针。

2009年5月19日，针方：左取三重、木斗、木留、三泉、外膝眼向内侧平刺、三叉三、灵骨、大白留针。

2009年5月20日，针方：左取偏瘫、三叉三、灵骨、大白、三泉、侧三、侧下三、三重、木斗、木留留针，右侧面部太阳穴至嘴角处阳明经一带点刺出血。

2009年5月21日，针方：双取灵骨、大白、三重、三泉、侧三、侧下三、木斗、木留留针。

2009年5月22日，针方：双取偏瘫、三泉、侧三、侧下三、三重、木斗、木留留针。

2009年5月28日，针方：双取三叉三、灵骨、大白、木斗、木留、三重、三泉、太阳穴后与耳尖前的中间处以八卦的顺序进针计8穴。右侧脚面青筋处点刺。大椎刺络。

2009年5月29日，针方：双取侧三、侧下三、木斗、木留、三重、三泉、八关留针。

2009年5月30日，针方：双取牙痛、明目、三重、三泉、三叉一二三、灵骨、大白、胃痛，升提穴留针。

2009年5月31日，患者因前些天在治疗时一直是吃着药，所以影响治疗效果，从今天起把药停了，所以疼痛有点加重。右侧面部阳经一带点刺，太阳穴及嘴角处刺络出血。双侧耳背点刺出血。针方：升提穴，左取八关、灵骨、大白、三泉、中九里、十里穴、上三黄、通肾、通胃、通关、肾关、三重、木斗、木留、胃痛、鼻炎，右取灵骨、大白、三叉三、上三黄、通肾、通胃、通关、肾关、三重、木斗、木留留针。

2009年6月1日，上午针方：左取三重、三泉、鼻炎、胃痛。双取上三黄、通关、通山、通天、通肾、通胃留针。下午针方：双取八关、灵骨、大白，左取木斗、木留、中九里、十里穴留针。

2009年6月2日，针方：双取侧三、侧下三、三重、木斗、木留、三泉、八关、灵骨、大白留针。

2009年6月3日，针方：升提穴，左取偏瘫、牙痛、明目、灵骨、大白、三叉三、上三黄、三泉、中九里、十里穴、通关、通山、通天穴、通肾、通胃、侧三、侧下三留针，右侧小腿足三里及脚面一带点刺。

2009年6月5日，针方：左取灵骨、大白、三叉三、三重、三泉、中九里、上三黄、通关、通山、通天，右取三叉三留针。

2009年6月6日，大椎刺络。右侧太阳穴及嘴角痛点处刺络出血。针方：升提穴，左取灵骨、大白、三叉三、上三黄、通关、通山、通天、通肾、通背、三泉、中九里、三重、木斗、木留留针。

2009年6月7日，针方：升提穴，左取八关、灵骨、大白、上三黄、通关、通山、通天、三泉、中九里、肾关、三重，右取灵骨、大白、上三黄留针。右侧面部痛点一带点刺。

小结：经上述治疗后，患者症状消失，效佳。

15.朱先生，年龄：40岁。住址：北京市丰台区

症状：面肌痉挛。来医院现状：右侧面肌痉挛，嘴角向右侧歪，眼肌也不时地在跳动，睡眠也不好。

2009年4月16日，针方：左取三重、三泉、灵骨、大白、镇静留针。子午美容（熏蒸），大椎刺络，耳背点刺。

2009年4月17日，经过昨天的治疗右侧面部跳动次数减少。针方：左取三重、三泉、灵骨、大白留针。

2009年4月20日，针方：左取三重、三泉、灵骨、大白，双取肾关留针。子午美容（熏蒸）。口腔点刺。

2009年4月21日，针方：左取七快、三重、三泉、灵骨、大白，双取肾关留针。子午美容（熏蒸）。

2009年4月22日，针方：左取侧三、侧下三、中九里、灵骨、大白、三叉三留针，右取阳明经一带点刺。颈肩肌疼痛处点刺。

2009年4月23日，针方：升提穴，左取七快、灵骨、大白、中九里、侧三、侧下三、三重留针。子午美容（熏蒸）。

2009年4月24日，针方：镇静穴、下三皇，左取灵骨、大白、三泉、三重留针。子午美容（熏蒸）。

2009年4月25日，针方：镇静穴、下三皇、左取三重、三泉、灵骨、大白留针。子午美容（熏蒸）。

2009年4月26日，针方：镇静穴、下三皇、左取侧三、侧下三、三泉、灵骨、大白留针。

2009年4月27日，针方：左取镇静穴、八关、灵骨、大白、下三皇、侧三、侧下三、三泉留针。

2009年4月28日，经过以上几次的治疗，患者反映较好。针方：左取灵骨、大白、三泉、三重、木留留针。子午美容（熏蒸）。

2009年4月29日，因昨晚有事没有休息好，所以病情有些加重。针方：左取七快、鼻炎、三重、三泉、镇静穴留针。右侧面部黑点以及痛点处点刺。

2009年4月30日，针方：左取侧三、侧下三、三泉、灵骨、肾关、足千金留针。子午美容（熏蒸）。

2009年5月4日，针方：左取侧三、侧下三、三泉、灵骨、大白、七快留针。

2009年5月5日，针方：左取八关、灵骨、大白、侧三、侧下三、三泉留针。子午美容（熏蒸）。

2009年5月6日，针方：镇静穴、肾关、左取三重、三泉留针。子午美容（熏蒸）。

2009年5月7日，上午针方：左取侧三、侧下三、中九里、腕顺一二穴留针。子午美容（熏蒸）。下午针方：镇静穴，右取太阳穴附近青筋处点刺出血，右侧耳尖、耳背点刺出血。

小结：经过上述治疗，患者病情得到缓解，效佳。

16.门先生，年龄：70岁。住址：北京奶子房

症状：抑郁症、心脏病。来医院现状：总是感觉自卑，对自己没有自信心，情绪也不稳定。

2009年10月24日，针方：怪三针，双取四花中穴，左取小节、间骨，右取灵骨、大白留针。

2009年10月25日，患者心脏不适、抑郁。针方：双取心常，左取通关、通山，右取通山留针。针方：镇静穴，双取灵骨、大白、下三皇留针。

2009年10月27日，针方：升提穴，镇静三穴，左取鼻翼，右取次白，双取灵骨、大白、下三皇留针。

2009年10月29日，针方：怪三针，镇静穴，双取灵骨、大白、下三皇留针。肝胆段刺络。

2009年10月31日，针方：怪三针留针。

2009年11月2日，针方：升提穴，镇静穴，左取鼻翼，双取灵骨、大白、下三皇留针。

2009年11月4日，针方：怪三针，镇静三穴，左取灵骨、大白、木穴留针。踝痛穴收针。

2009年11月10日，针方：怪三针，双取灵骨、大白、下三皇留针。

2009年11月12日，针方：升提穴，左取鼻翼，双取灵骨、大白、下三皇留针。

2009年11月14日，针方：镇静三穴，双取次白、上三黄、四花中穴留针。

2009年11月16日，针方：怪三针，双取四花中穴留针。

小结：综上治疗，患者症状消失，效好。

17.李女士，年龄：23岁。住址：中国传媒大学

症状：头疼（右侧头疼及前额疼）。

2011年3月12日，针方：左取灵骨、大白、侧三、侧下三，右取眼黄、肾关留针。

2011年3月16日，患者右侧头疼、胃疼。针方：胃痛穴，左取手针（前头痛、头顶疼、偏头疼、后头疼），双取侧三、侧下三，右取灵骨、大白、下三皇留针。大椎刺络。

2011年3月18日，右侧偏头疼减轻。针方：左取灵骨、大白、侧三、侧下三，右取手针（头痛四穴）、下三皇留针。双侧委中、委阳刺络。

2011年3月21日，患者右侧头疼、胃疼。冲霄穴刺络。针方：双取灵骨、大白，左取中九里，右取肾关、侧三、侧下三留针。

2011年3月29日，针方：左取通天穴未留针，右取胃痛穴、中九里留针。脾胃段刺络。腹部火龙。

2011年4月1日，患者左侧头疼、胃寒。针方：右取火硬、中九里、灵骨留针。腹部火龙、拔罐，头部火龙。

小结：经以上治疗后，患者痊愈，效好。

18.田女士，年龄：54岁。住址：内蒙古锡林郭勒

症状：脑鸣、耳鸣。

2011年3月2日，针方：双取灵骨、大白，右取驷马、腕顺一二，左取下三皇、三叉三留针。大椎刺络。

注：经过以上治疗，头感觉清醒多了。

2011年3月4日，针方：双取灵骨、大白，右取三叉三、驷马，左取腕顺一二、下三皇留针。双侧委中、委阳刺络。

2011年3月6日，腰带护具。针方：头9针（正会、前会、后会、州圆、州昆、州仑），左取灵骨、大白、下三皇，右取七华、下三皇留针。心肺段刺络。

2011年3月8日，针方：头9针（正会、前会、后会、州圆、州昆、州仑），左取八华，右取灵骨、大白、腕顺一二，双取中九里、肾关留针。肝胆段刺络。

2011年3月11日，针方：双取灵骨、大白、肾关、三重、中九里，左取腕顺一二，右取中下白留针。脾胃段刺络。

2011年3月13日，针方：头顶9针（三州、三会），右取七华、中九里、下三皇，左取灵骨、大白、中下白、驷马留针。肾段刺络。

2011年3月15日，针方：双取灵骨、大白，左取腕顺一二、下三皇，右取中下白、肩中、建中、驷马留针。腰段刺络。

2011年3月17日，上午针方：头部三会、三州，右取灵骨、大白、中下白、下三皇，左取腕顺一二、上三黄留针。下午针方：正脑一、二穴留针（位于正宗上下各旁开1寸处）。

2011年3月19日，针方：右取灵骨、大白、中下白、其黄，左取灵骨、大白。双取下三皇留针。心肺二段刺络。

2011年3月22日，腰带护具。针方：升提、灵骨、大白。腕顺一二、肾关、三重、中九里留针。肝胆二段刺络。

2011年3月24日，腰带护具。针方：灵骨、大白、腕顺一二、中九里、七里。脾胃二段刺络。针方：耳聋三穴、右取肾关、中九里，左取驷马留针。

2011年3月26日，上午针方：双取灵骨、大白，左取腕顺一二，右取中下白、驷马，左取下三皇。下午针方：耳聋三穴、中九里、十里均双侧取穴。

2011年3月29日，针方：手部（前头痛、头顶痛、偏头痛、后头痛），左取灵骨、大白、腰痛点、耳聋三穴、中九里留针。肾二段刺络。腰火龙、透药。

2011年3月31日，腰带护具。针方：双取灵骨、大白、腕顺一二，右取上三黄，左取下三皇、三重留针。腰部火龙。

2011年4月2日，针方：右取灵骨、大白、腕顺一二、下三皇、三重，左取耳聋三穴、中九里、三叉三留针。双侧委中、委阳刺络。腰腹部火龙、透药。

2011年4月7日，腰部火龙、透药。针方：右取灵骨、大白、中白、下白、肾关、三重，左取耳聋三穴、中九里、十里、三叉三留针。腰二段刺络。第一疗程已结束。经过以上这一疗程的治疗，整体症状都有所改善。

2011年4月11日，针方：左取灵骨、大白、腕顺一二，右取灵骨、大白、中白下白、下三皇、耳聋三穴、镇静留针。大椎刺络。

2011年4月16日，今天开始吃中药。针方：双取灵骨、大白、镇静穴，左取腕顺一二，右取中下白、下三皇、耳聋三穴。

2011年4月19日，针方：双取灵骨、大白，左取驷马，右取下三皇留针。腰、腿部火龙。

2011年4月22日，针方：双取灵骨、大白，左取腕顺一二、中九里、十里、耳聋3穴，右取中下白、肾关、中间任脉天突直下3寸约紫宫穴处一穴。走针：头部（督脉及膀胱经和耳后点刺走针）。左侧腰胯腿酸疼，走针：右侧胳膊上臂段位于三焦经一带走针。治疗完症状减轻了许多。

2011年4月25日，针方：左取灵骨、大白、腕顺一二、耳聋三穴、中九里、十里，右取灵骨、大白、中下白、肾关留针。腰腹部火龙、透药。

2011年4月28日，患者左侧臀部及腰疼。针方：子午头针8穴，双取灵骨、大白、腕顺一二，右取驷马、中九里，左取下三皇、中九里留针。后背督脉及右侧上肢心经一带每隔3寸走1针。埋针：手腕横纹直上2寸处右取大肠经处1穴，左取肺经处1穴。

2011年5月5日，针方：升提穴，双取灵骨、大白，右取中下白、肩中、建中、肾关、三重，左取耳聋三穴、中九里、十里。腰刺络。腰火龙、透药。

2011年5月8日，针方：头部三会、三州，双取灵骨、大白，右取三叉三、肾关、三重、三泉，左取中下白、下三皇留针。双侧委中、委阳刺络。

2011年5月10日，针方：升提穴，右取灵骨、大白、中下白、肩中、建中、肾关、三重，左取灵骨、大白、腕顺一二、耳聋三穴、中九里、十里留针。

2011年5月13日，针方：双取灵骨、大白，右取中下白、驷马，左取下三皇留针。

2011年5月17日，针方：升提穴，双取灵骨、大白，右取中下白、驷马、下三皇、中九里留针。肾段刺络。

2011年5月20日，针方：双取灵骨、大白，左取腕顺一二、肾关、三重、中九里，右取中下白、下三皇留针。大椎刺络。

2011年5月24日，针方：升提穴，镇静穴，双取灵骨、大白、下三皇、中九里，右取腕顺一二、火硬。

2011年5月29日，患者心慌、耳鸣。针方：镇静穴，左取灵骨、大白，右取心常。双取下三皇留针。耳聋穴收针。

2011年5月31日，针方：右取灵骨、大白、肾关、三重，左取灵骨、大白、中九里、耳聋三穴留针。

小结：综上治疗后，患者所有症状都减轻，患者非常满意。

第二节　失眠等疾病

1.陈先生，年龄：28岁。住址：江苏省南京市

症状：失眠、神经衰弱。来医院现状：此患者因工作性质导致睡眠不好、胳膊和腿疼痛。

2010年7月2日，针方：灵骨、大白、中九里、人皇（三阴交）留针。

2010年7月3日，患者四肢疼痛。阳虚引起的夜里盗汗、食欲不振。四肢透药。针方；升提穴，灵骨、大白、肾关，左取中白、下白，右取水曲。

2010年7月5日，经过以上两次的治疗，患者四肢疼痛已明显消失。四肢透药。针方：升提穴，左取鼻翼、灵骨、大白，右取次白，双取肾关留针。

2010年7月14日，患者腿不疼了，胳膊还是有点疼。双侧胳膊透药。针方：灵骨、大白、肾关、三重留针。

2010年7月27日，患者右侧胳膊感觉肌肉疼。右侧胳膊透药。针方：灵骨、大白、肾关、三重，左取四花上穴留针。

小结：上述治疗后，患者睡眠有很大改善，效佳。

2.高女士，年龄：30岁。住址：北京110指挥中心附近

症状：颈椎病、失眠、面色暗黄、面部长痤疮。

2009年7月22日，针方：灵骨、大白、驷马、肾关、三重。大椎刺络。

2009年7月26日，针方：镇静穴、灵骨、大白、肾关、三重。心肺段刺络。

2009年7月30日，患者感冒流鼻涕。针方：双取木穴，右取三叉三留针。任督火龙、透药。大椎刺络。

2009年8月3日，针方：灵骨、大白、下三皇、三重留针。肝胆段刺络。

2009年8月8日，患者失眠、便秘、面色灰暗。针方：镇静穴、灵骨、大白、三其、下三皇、三重留针。脾胃段刺络。

2009年8月15日，患者颈椎不适。浑身不舒服。针方：升提穴、灵骨、大白、驷马上中穴、下三皇、三重留针。肾段刺络，肩痛穴收针。

2009年8月20日，患者双侧颈肩不适。针方：镇静穴、三叉三、灵骨、大白、下三皇、三重留针。腰段刺络。

2009年8月23日，针方：镇静穴、三叉三、灵骨、大白、驷马、下三皇留针。大椎刺络。

2009年9月8日，针方：灵骨、大白、下三皇、三重。心肺段刺络。任督火龙、透药。

2009年9月13日，针方：灵骨、大白、三叉三、下三皇、驷马留针。

2009年9月20日，针方：升提穴、灵骨、大白、肾关、三重、驷马留针。大椎刺络。

2009年10月15日，针方：灵骨、大白、驷马、下三皇留针。

2009年11月8日，患者咳嗽。针方：升提穴、镇静穴、灵骨、大白、下三皇、咳喘穴留针。肝胆段刺络。

2009年11月24日，针方：镇静穴、灵骨、大白、三叉三、下三皇。心肺段刺络。

2010年4月29日，针方：升提穴、灵骨、大白、肾关、三重留针。大椎刺络。

小结：综上治疗后，患者感受身体轻松，入睡较快，疗效确切。

3.李先生，年龄：50岁。住址：航天部

症状：失眠、左手发抖、右侧耳鸣、前列腺增生。

2010年11月9日，针方：镇静穴、灵骨、大白、下三皇留针。走针：左取中九里。大椎刺络，双取踝痛穴收针。

2010年11月11日，针方：镇静三穴、灵骨、大白，左取火硬、中九里，右取下三皇留针。心肺段刺络。

2010年11月13日，针方：左取天阳、地阳、人阳、内阴、沉阴、下三皇，右取灵骨、大白、火硬、中九里留针。腹部火龙，肝胆段刺络。

2010年11月17日，针方：左取三叉三、下三皇，右取大小外浮间、驷马上穴留针。腰腹火龙、透药。

2010年12月1日，针方：镇静三穴、灵骨、大白、下三皇留针。肝胆段刺络。

2010年12月3日，针方：镇静穴，左取灵骨、大白、上三黄，右取间骨、下三皇留针。脾胃段刺络。

2010年12月27日，针方：镇静穴、灵骨、大白、下三皇留针。大椎刺络。

2010年12月29日，针方：镇静穴、灵骨、大白，左取火硬、中九里，右取下三皇留针。心肺段刺络。

2011年1月26日，针方：镇静穴、下三皇留针。肝胆段刺络。

小结：经过上述治疗后，患者症状改善，效果明显。

4.刘女士，年龄：43岁。住址：北京市四惠建材市场

症状：失眠，面部有斑。来医院现状：此患者夜里很容易受惊吓，导致把自己吓醒。面色灰暗没有光泽，面色发黄。

2009年10月11日，针方：升提穴、灵骨、大白、三叉三，右取重魁，双取下三皇、镇静穴留针。踝痛穴走针。

2009年10月19日，针方：升提穴、镇静穴，双取灵骨、大白、下三皇。大椎刺络。任督火龙、透药。

2009年10月21日，针方：升提穴、镇静穴，双取灵骨、大白、中九里、下三皇、火主。心肺段刺络。

2009年10月23日，针方：升提穴、镇静穴、灵骨、大白、中九里、下三皇、火主，左取心膝、胆穴。肝胆段刺络。

2009年10月25日，患者失眠已改善。针方：升提穴、镇静穴、灵骨、大白、心膝、胆穴，右取心门，双取中九里、下三皇、火主留针。脾胃段刺络。

2009年10月27日，针方：升提穴、镇静穴，双取灵骨、大白、中九里、下三皇、火主，左取心膝、胆穴留针。

2009年10月29日，针方：升提穴、镇静穴，双取灵骨、大白、下三皇、三重留针。肾段刺络。

2009年10月31日，针方：升提穴、镇静穴，双取灵骨、大白、下三皇、三重留针。腰段刺络。

2009年11月2日，患者双侧膝关节疼、食道有过烫伤。针方：升提穴、镇静穴、灵骨、大白、心膝、胆穴、下三皇、三重、足千金、足五金、指千金、指五金留针。委中、委阳刺络。

2009年11月4日，针方：镇静穴、灵骨、大白、心膝、胆穴、指五金、指千金、下三皇、足五金、足千金。

2009年11月6日，患者左侧大腿内侧疼。针方：升提穴、镇静穴、灵骨、大白，右取心门，双取指五金、指千金、下三皇、足千金、足五金留针。

2009年11月8日，针方：升提穴、镇静穴、灵骨、大白、下三皇，右取心门留

针。心肺段刺络。

2009年11月10日，针方：镇静穴、灵骨、大白，右取心门，双取指千金、指五金、下三皇、足千金、足五金。肝胆段刺络。

2009年11月12日，针方：升提穴、镇静穴、灵骨、大白、下三皇、指千金、指五金、足五金、足千金，右取心门留针。脾胃段刺络。任督火龙、透药。

2009年11月14日，针方：升提穴、镇静穴、灵骨、大白、心膝、胆穴、指千金、指五金、下三皇、足五金、足千金留针。肾段刺络。

2009年11月16日，患者失眠和食道烫伤均已好转。针方：升提穴、镇静穴、灵骨、大白、下三皇、三重、指千金、指五金留针。腰段刺络。

2009年11月18日，患者肩疼、祛斑。针方：镇静穴、灵骨、大白、手部肩痛穴、驷马、下三皇、肩痛穴留针。心肺段刺络。

注：经过以上这一个疗程的治疗，失眠和膝关节疼均已好转。第二疗程应进一步巩固睡眠效果，还要祛斑。

2009年11月21日，针方：膝痛、血海、驷马、灵骨、大白、下三皇、镇静穴留针。三耳、耳背点刺。右取眼睛下缘斑点处用三棱针点刺出血。

2009年11月24日，针方：镇静穴、灵骨、大白、指驷马、血海、驷马、肾关留针。右取眼睛长斑处点刺出血。

2009年11月27日，针方：镇静穴，双取灵骨、大白、血海、驷马、下三皇留针。

2009年11月30日，针方：镇静穴，双取灵骨、大白、驷马、血海、下三皇。面部斑点处刺络出血。

2009年12月3日，针方：镇静穴，左取妇科，右取还巢、灵骨、大白，双取指驷马、上三黄留针。右取面部斑点处点刺，大椎刺络。

2009年12月6日，针方：左取还巢、灵骨、大白，右取妇科，双取上三黄、驷马、通心、通灵。心肺段刺络。

2009年12月9日，针方：左取妇科，右取还巢、灵骨、大白，双取上三黄、驷马、通心、通灵。斑点刺络，大椎刺络。

2009年12月12日，患者食道有点发干。针方：膝痛、血海、驷马、下三皇、足千金、足五金、指千金、指五金留针。肝胆段刺络，面部斑点刺络。

2009年12月15日，针方：左取还巢、灵骨、大白，右取妇科，双取指千金、指五金、上三黄、驷马、通心、通灵。脾胃段刺络。

2009年12月19日，针方：镇静穴、膝痛、血海、驷马、下三皇留针。

2009年12月22日，针方：左取妇科，右取还巢、灵骨、大白，双取上三黄、驷马、通心、通灵、足千金、足五金留针。金五穴点刺。

2009年12月25日，针方：镇静穴、膝痛、血海、驷马、下三皇、足千金、足五金。耳背点刺。金五穴点刺。

2009年12月28日，针方：左取还巢、灵骨、大白，右取妇科，双取驷马、上三黄、通心、通灵、足千金、足五金、镇静穴留针。心肺段刺络。

2010年1月3日，针方：镇静穴、指千金、指五金、膝痛、血海、驷马、下三皇。面部斑点处刺络。

2010年1月6日，针方：右取还巢、灵骨、大白，左取妇科。双取驷马、上三黄、通心、通灵、镇静穴留针。面部斑点处刺络。

2010年1月9日，针方：镇静穴、膝痛、血海、驷马、下三皇。面部斑点处刺络。

2010年1月13日，针方：左取妇科，右取还巢、灵骨、大白，双取驷马、上三黄、通心、通灵。

2010年1月16日，针方：指驷马、上三黄（平均取四穴）留针。

2010年1月19日，针方：镇静穴，左取还巢，右取妇科，双取上三黄、门金一二留针。面部斑点处刺络。

2010年1月22日，针方：镇静穴、膝痛、血海、驷马、下三皇留针。大椎刺络。

2010年1月25日，针方：镇静穴，左取灵骨、大白，右取妇科，双取驷马、上三黄、通心、通灵留针。心肺段刺络。

2010年1月26日，患者右侧脚踝正中央有根筋走路的时候疼。针方：左取踝痛穴留针10分钟，下针后疼痛立刻缓解，在患侧部位刮痧。

小结：经上述治疗后，患者面色红润，面疗色斑减轻，效好。

5.刘先生，年龄：48岁。住址：北京市亦庄

症状：失眠多梦、颈椎病。

2010年5月11日，针方：升提穴、镇静穴、灵骨、大白、火硬、肾关，右取木炎留针。大椎刺络，双取踝痛穴收针。

2010年5月13日，患者睡眠有所改善。针方：升提穴、镇静穴、灵骨、大白、火硬、肾关、中九里留针，双取踝痛穴收针。七星穴刺络。

2010年5月14日，针方：正筋、正宗、灵骨、大白、正脊三穴留针。心肺段刺络。

2010年5月18日，患者失眠，左侧牙痛。针方：镇静穴，左取灵骨、大白、下三皇，右取木炎、上三黄留针。肝胆段刺络。

2010年5月20日，患者失眠。针方：正会、前会、后会、镇静穴、灵骨、大白、下三皇、火硬留针。

2010年5月22日，针方：镇静穴、灵骨、大白，左取下三皇，右取上三黄留

针。大椎刺络。

2010年5月24日，针方：升提穴、镇静穴、灵骨、大白、下三皇、中九里留针。心肺段刺络。双取踝痛穴收针。

2010年5月25日，针方：正筋、正宗以及在此两穴中间加一穴，总计3穴，灵骨、大白、正脊三穴留针。肝胆段刺络。

2010年6月1日，针方：镇静三穴、下三皇、火硬，左取灵骨、大白留针，右取踝痛穴收针。

2010年9月25日，患者失眠多梦、颈椎不适。针方：镇静穴、灵骨、大白、下三皇、水源穴留针。大椎刺络。

2010年9月26日，针方：镇静三穴、灵骨、大白、下三皇、水源穴留针。踝痛穴收针。

2010年10月7日，针方：镇静穴、灵骨、大白，左取正脊、肾关，右取下三皇、水源穴留针。大椎刺络。

2010年10月9日，患者感冒、咳嗽。针方：升提穴、镇静穴、灵骨、大白、感冒一二穴留针。心肺段刺络。

2010年10月17日，针方：镇静穴、下三皇，右取间骨，左取正脊留针。

2010年10月22日，患者失眠、口唇长疮、由上炎引起。针方：镇静穴、灵骨、大白、下三皇留针。

2010年11月25日，针方：镇静穴、下三皇留针。督脉火龙、透药。

2010年12月31日，针方：升提穴、镇静穴、灵骨、大白、下三皇留针。大椎刺络。

2011年5月17日，针方：镇静穴、灵骨、大白，左取下三皇、右取火硬、中九里留针。踝痛穴收针。

2011年10月10日，针方：镇静穴、灵骨、大白、下三皇留针。大椎刺络。踝痛穴收针。

2011年10月12日，患者颈椎不适，失眠多梦。针方：镇静三穴、灵骨、大白、三叉三。左取火硬、中九里。右取上三黄、下三皇留针。踝痛穴收针。

2011年10月13日，患者经过昨天的治疗感觉效果很好。针方：镇静三穴、灵骨、大白、三叉三，右取火硬、中九里，左取上三黄、下三皇留针。心肺段刺络。

2011年10月14日，患者梦多，颈椎不适。针方：镇静穴、足跟穴、火主、中九里，左取木穴，右取胆穴留针。踝痛穴收针。

2011年10月15日，针方：镇静三穴、灵骨、大白，左取下三皇，右取火硬、中九里、四花上穴留针。肝胆段刺络。

2011年10月18日，患者梦多好些了，脚心发热。针方：镇静三穴、灵骨、大白、三叉三、下三皇留针。脾胃段刺络。

2011年10月19日，患者昨夜没有睡好，梦多，早晨起来比较疲惫。针方：镇静三穴、灵骨、大白、足跟穴、下三皇留针。大椎刺络，踝痛穴收针。

2011年10月20日，经过昨天的治疗，患者夜里睡得特别好。针方：镇静三穴、灵骨、大白、下三皇、火硬留针。踝痛穴收针。

2011年10月22日，针方：镇静三穴、灵骨、大白，左取下三皇，右取上三黄留针。踝痛穴收针。

2011年10月28日，针方：镇静三穴、下三皇。踝痛穴收针。

2011年10月30日，针方：镇静三穴、灵骨、大白，下三皇留针。踝痛穴收针。

2011年11月3日，针方：镇静三穴、灵骨、大白，左取火硬、中九里，右取上三黄、下三皇留针。大椎刺络。踝痛穴收针。

2011年11月5日，针方：火硬、火主，左取木穴，右取胆穴。踝痛穴收针。

2011年11月24日，针方：镇静三穴、灵骨、大白，左取下三皇，右取火硬、中九里留针。

小结：经过以上治疗，患者睡眠有很大改善，效好。

6.刘先生，年龄：42岁。住址：广东省深圳市

症状：失眠。来医院现状：此患者是由情绪不好引起的失眠，脉浮数，上焦有热，眼睛看上去有浑浊感。

2011年9月13日，针方：镇静穴，右取木穴，左取胆穴。双取下三皇留针。双取足跟穴点刺，大椎刺络，踝痛穴收针。

注：经过本次的治疗，晚上睡眠较好。

2011年9月14日，针方：镇静穴，左取灵骨、大白，右取三叉三，双取下三皇留针。心肺段刺络，踝痛穴收针。

2011年9月16日，针方：镇静穴，左取灵骨、大白，右取木穴，双取下三皇留针。肝胆段刺络。

2011年9月17日，患者经过以上几次的治疗，睡眠好多了。左侧肩及胳膊有点不适。针方：镇静穴，左取灵骨、大白、上三黄，右取三叉三、下三皇留针。脾胃段刺络。

2011年9月19日，患者睡眠及眼睛的清晰度好多了。针方：左取灵骨、大白、下三皇，右取木穴、上三黄。肾段刺络。

2011年9月20日，患者有点感冒。督脉火龙、刮痧。针方：左取木穴、上三黄，右取灵骨、大白、下三皇留针。

2011年9月21日，患者感冒、鼻塞。针方：木穴、灵骨、大白，右取驷马，左取感冒一二穴。大椎刺络。

2011年9月22日，针方：灵骨、大白、木穴、感冒一二三穴留针。

2011年9月23日，针方：左取灵骨、大白、肾关，右取肾关留针。

2011年9月26日，患者左侧胳膊麻木，左侧臀部疼。针方：右取臀痛穴未留针。左取胆穴、上三黄，右取三重、中九里、金营上穴留针。

2011年9月27日，患者睡眠已明显好转，患有鼻炎、咽炎。针方：左取木穴，右取灵骨、大白，双取驷马留针。

2011年9月28日，针方：镇静穴、灵骨、大白、驷马留针。

2011年10月9日，针方：灵骨、大白、下三皇。左取中下白留针。任督火龙、透药。

2011年10月15日，患者左侧臀部不适，患有鼻炎。右取臀痛穴未留针。灵骨、大白，左取驷马，右取下三皇、中九里留针。

2011年10月16日，患者眼睛不适。针方：灵骨、大白，左取上三黄，右取下三皇留针。督脉火龙。

2011年10月17日，针方：镇静穴、灵骨、大白，右取上三黄、中九里，左取下三皇留针。

2011年10月22日，患者左侧臀部及腿疼，患有鼻炎。针方：右取臀痛穴未留针。灵骨、大白，右取三重、三泉，左取肾关、三重。督脉火龙。

小结：经过以上治疗，患者现在睡眠很好，各种不适均已减轻，效好。

7. 刘先生，年龄：30岁。住址：北京市海淀区

症状：自主神经紊乱、强迫症。看书时间长了就流眼泪，看报纸还稍好一些，尤其是看书等有直角的东西神经反应就厉害一些，还患有胆囊息肉。

2010年12月1日，针方：怪三针留针。

注：治疗完感觉好多了。

2010年12月8日，患者由自主神经紊乱引起的看书时间长了头及眼睛疼，睡眠不好。针方：怪三针，左取灵骨、大白，双取下三皇留针。

2010年12月10日，患者患有胆囊息肉及自主神经紊乱。针方：怪三针，右取中白、下白、心门、上三黄，左取灵骨、大白、通关、通山、通天留针。腹部火龙，大椎刺络。

2010年12月13日，患者睡眠不好，嗓子有痰，患有胆囊息肉。针方：怪三针、下三皇，右取木枝，左取灵骨、大白留针。腹部火龙，心肺段刺络。

2010年12月15日，针方：怪三针，左取中白、下白、心门、肾关，右取其黄、木全、木黄留针。腹部火龙，肝胆段刺络。

2010年12月17日，针方：怪三针、灵骨、大白，右取上三黄，左取下三皇留针。腹部火龙，脾胃段刺络。

2010年12月19日，患者自主神经紊乱症状有些反复，睡眠不好。针方：怪三

针、镇静穴、灵骨、大白、下三皇留针。肾段刺络。

2010年12月21日，针方：怪三针、镇静穴，左取上三黄，右取下三皇留针。腰段刺络。

2010年12月23日，针方：怪三针、肾关、三重、镇静穴，左取灵骨、大白留针。

2010年12月28日，患者有强迫症、胆囊息肉、肠炎腹泻。针方：怪三针，左取灵骨、大白、上三黄，右取通关、通山、通天、大间、小间、外间、浮间留针。腹部火龙，颈肩刮痧。

2010年12月31日，针方：怪三针，左取中白、下白、心门、上三黄、肾关，右取通关、通山、通天留针。

2011年1月12日，针方：灵骨、大白，右取上三黄，左取下三皇留针。大椎刺络。

2011年1月14日，患者有强迫症、胆囊息肉。针方：怪三针，左取灵骨、大白、上三黄，右取下三皇留针。心肺段刺络。

2011年1月19日，患者有强迫症、胆囊息肉。针方：怪三针，左取灵骨、大白、下三皇，右取上三黄留针。肝胆段刺络。

2011年1月24日，针方：镇静穴、中白、下白、心门、肾关留针。背部刮痧。

小结：综上治疗，患者症状得以缓解，效佳。

8.鲁女士，年龄：47岁。住址：北京市海淀区

症状：失眠，夜里尿频。

2010年9月5日，针方：镇静三穴、下三皇留针。踝痛穴收针。

2010年9月6日，针方：火硬、中九里、间骨、镇静三穴留针。踝痛穴收针，大椎刺络。

2010年9月8日，针方：镇静三穴、灵骨、大白，右取上三黄，左取下三皇留针。心肺段刺络，踝痛穴收针。

2010年9月10日，患者夜里小便次数增多，但白天正常。针方：镇静三穴、灵骨、大白、下三皇，左取妇科、火硬，右取还巢留针。肝胆段刺络，踝痛穴收针。

2010年9月14日，经过以上治疗，睡眠和夜尿都有明显的好转。针方：怪三针、镇静穴、下三皇，左取中九里、妇科、火硬，右取灵骨、大白留针。脾胃段刺络，踝痛穴收针。

2010年9月17日，针方：镇静穴、灵骨、大白、下三皇，左取妇科、海豹、木妇，右取还巢留针。腹部火龙，透药。

2010年9月22日，针方：镇静三穴、火硬、下三皇，左取妇科3穴。肾段刺络。

小结：经过上述治疗，患者自述有很大的改变，很高兴，效好。

9.马女士，年龄：44岁。住址：黑龙江省哈尔滨市

症状：失眠。来医院现状：此患者已有两年多的病史，在此期间曾用过好多种治疗方法，但效果始终不好。

患者精神非常紧张，体内有大热，脉象是数脉。治疗时需要先清热。平时到夜里感觉到困，但是就是睡不着，即使是睡着了醒后也很难再入睡。

2010年4月2日，针方：镇静穴、火连、火菊、火散留针。大椎刺络。双取踝痛穴收针。

2010年4月3日，针方：怪三针、镇静三穴、灵骨、大白、火硬，右取中九里留针。双取足跟穴点刺，肝胆段刺络，双取踝痛穴收针。

2010年4月4日，患者昨天晚上上半夜睡了有2个多小时，下半夜又没有睡着。针方：怪三针、镇静三穴、灵骨、大白、上三黄、下三皇留针。肾段刺络。双取三耳、耳背点刺，双取踝痛穴收针。

2010年4月5日，患者夜里有时还是睡不实，而且梦也多。针方：升提穴、镇静三穴，左取鼻翼，双取灵骨、大白、中九里、肾关、火硬留针。双取踝痛穴收针。

注：经过以上几次的治疗，患者感觉症状有所缓解。

2010年4月29日，针方：怪三针、镇静三穴、灵骨、大白、火硬、中九里、七里留针，双取足跟穴点刺。大椎刺络。双取踝痛穴收针。

2010年4月30日，针方：镇静三穴、下三皇留针。双取踝痛穴收针。

2010年5月1日，针方：镇静穴，灵骨、大白、肾关、火硬留针。肝胆段刺络。

2010年5月2日，针方：升提穴、镇静穴、心灵一穴、肩中留针。双取踝痛穴收针。

2010年5月3日，针方：镇静穴、下三皇留针。左取踝痛穴收针。

2010年5月4日，针方：升提穴、镇静穴、火硬、中九里留针。双取踝痛穴收针。

小结：经过以上的治疗，患者睡眠好多了，每天都能睡上几个小时，即使是睡的时间短一些，头脑也很清醒了，效佳。

10.王先生，年龄：48岁。住址：北京市海淀区

症状：失眠，是由心脾虚引起的失眠。本人已有两年多的病史。在此期间只能靠吃药来维持睡眠状态。

2010年3月5日，针方：镇静三穴、灵骨、大白、火硬、中九里留针。双取足跟穴点刺。大椎刺络。双取踝痛穴收针。

注：此针法主要是以强心为主。经过本次的治疗，晚上没有吃药，也睡着觉了，效果十分显著。

2010年3月6日，因患者体内有大热，所以身上起疙瘩，皮肤瘙痒。针方：升提穴、镇静三穴，左取鼻翼，双取灵骨、大白、中九里、肾关、火硬留针。心肺段刺络。双取分枝上中下三穴、耳背点刺。双取踝痛穴收针。

2010年3月7日，针方：曲池、血海、驷马，以上均双针进针。针方：怪三针、灵骨、大白、火硬、中九里留针。肝胆段刺络，双取踝痛穴收针。

2010年3月8日，患者今天开始吃中药。针方：镇静三穴，左取鼻翼，右取次白，双取上三黄、下三皇留针。脾胃段刺络，双取踝痛穴收针。

2010年3月10日，针方：镇静三穴、灵骨、大白、上三黄、下三皇留针。肾段刺络，双侧踝痛穴收针。

2010年3月12日，针方：镇静穴、灵骨、大白、上三黄、下三皇。腰段刺络，双取踝痛穴收针。

2010年3月15日，患者经过以上几次的治疗，睡眠质量较好，就是有点儿睡不实。针方：镇静穴、下三皇留针。左取踝痛穴收针。

2010年3月17日，针方：火硬、中九里留针。大椎刺络，右取踝痛穴收针。

2010年3月19日，针方：镇静穴、木炎，右取上三黄、下三皇，左取下三皇留针。肝胆段刺络，左取踝痛穴收针。

2010年3月21日，患者自从治疗的第一天开始一直睡眠都很好，但就是昨天晚上突然又反弹睡不着了，吃了半片西药才睡着。针方：小节、间骨、火硬、七里、中九里留针。大椎刺络，双取踝痛穴收针。

2010年3月23日，针方：镇静穴、足跟（此穴留针5分钟）、下三皇留针。委中、委阳刺络。左取踝痛穴收针。

2010年3月25日，针方：镇静穴、上三黄、下三皇留针。右取踝痛穴收针。

2010年3月27日，针方：镇静穴、上三黄、下三皇留针。肝胆段刺络，右取踝痛穴收针。左侧第四、第五掌骨中间处疼，这时针患侧三叉三未留针。又针患侧的痛点处用1寸针直刺，右取第一掌骨桡侧处采用四分法取三穴，用5分针直刺，留针10分钟。

2010年3月29日，针方：镇静穴、下三皇，右取中九里、火硬留针。右取踝痛穴收针。

2010年3月31日，针方：镇静穴、火硬、中九里、七里留针。右取踝痛穴收针。

2010年4月2日，针方：火硬、中九里、右取小节、间骨、镇静穴留针。大椎刺络，左取踝痛穴收针。

注：经过一个疗程的治疗（针灸配合吃中药），效果十分显著。失眠已缓解，就是有时候入睡慢。

2010年4月9日，患者今天中药已经吃完。针方：镇静穴、火主、中九里，左取上三黄留针。肝胆段刺络。

2010年4月13日，针方：火主、中九里、七里、镇静穴留针。大椎刺络，左取踝痛穴收针。左侧中下白位置处疼又针方：双取解穴。

2010年4月17日，针方：镇静穴、下三皇，左取踝痛穴收针。

2010年4月20日，针方：镇静穴、火主、七里、中九里留针。右取踝痛穴收针。

2010年4月24日，针方：镇静穴，左取上三黄，右取下三皇留针。肝胆段刺络，左取踝痛穴收针。

2010年4月30日，患者晚上有点担心睡不着，有恐惧感。针方：升提穴、镇静穴、灵骨、肾关、火主、胆穴留针，左取踝痛穴收针。

2010年5月6日，针方：镇静穴、灵骨、大白、中九里、火硬留针。肝胆段刺络，右取踝痛穴收针。

2010年5月10日，针方：镇静穴、火硬、中九里留针，左取踝痛穴收针。

2010年5月15日，针方：镇静穴、中九里、火硬留针，右取踝痛穴收针。侧第四、第五掌骨中间又疼，针方：左取手解穴未留针。

2010年5月21日，针方：镇静穴，左取火硬、中九里，右取肾关、小节、间骨留针，左取踝痛穴收针。

2010年5月25日，针方：镇静穴、火硬、中九里，左取灵骨留针，右取踝痛穴收针。

小结：经过几个疗程的治疗（针灸配合吃中药），效果十分显著，患者失眠已缓解，就是有时候入睡慢，效好。

11.王先生，年龄：57岁。住址：陕西省

症状：失眠。

2009年4月6日，针方：镇静穴（3穴）、灵骨、大白、足跟穴、上三黄（疏肝利胆）留针30分钟。走针：肾病穴、踝痛穴。大椎刺络。

2009年4月7日，患者经过昨天的治疗，晚上睡前所服药量减少了以后，睡眠有所改善。针方：周天四穴点刺。升提穴、镇静穴（3穴）、足跟穴、上三黄，以上均留针20分，时又加下三皇共计留针40分钟（起针后患者感觉右侧肩痛又针灸左侧三肩穴，下针后立刻止痛）。

2009年4月8日，患者右侧肩不疼了。针方：周天四穴点刺。升提穴、镇静穴（3穴）、灵骨、大白、足跟穴、上三黄、下三皇，以上均留针1小时。在下针后15分钟左右患者就睡着了。耳背点刺。

2009年4月9日，针方：周天四穴点刺。升提穴、镇静穴（3穴）、灵骨、大白、足跟穴、上三黄、下三皇，以上均留针50分钟。小腿内外侧及脚面外侧青筋处、瘀血点点刺出血。耳三点刺。走针：肾病穴、踝痛穴。

2009年4月10日，患者昨晚因没有睡着，安定又加到4片了，吃完还是没有睡

着。针方：周天四穴点刺。升提穴、安眠穴、镇静穴、灵骨、大白、足跟穴、上三黄、下三皇，以上均留针50分钟。

注：患者从今天开始吃中药，一天一剂共计15剂。早晚各一次。

2009年4月11日，患者睡前吃中药了，睡眠还可以。针方：升提穴、镇静三穴、灵骨、大白、足跟穴、下三皇、心灵一穴，以上均留针50分钟。患者经过以上几次的治疗，整体治疗效果比较显著。

小结：经过以上几次的治疗，整体治疗效果比较显著，患者满意，效佳。

12、薛女士，年龄：25岁。住址：北京市房山区

症状：失眠，是由血虚引起的。

2011年3月15日，针方：升提穴、镇静穴、灵骨、大白、下三皇留针。踝痛穴收针。

2011年3月17日，患者经过上次的治疗，在回去的路上睡着了。针方：升提穴、镇静三穴、足跟穴、灵骨、大白、下三皇，左取木穴，右取胆穴留针。大椎刺络。踝痛穴收针。

2011年3月18日，患者上次治疗完中午回家睡着了，胆虚。上午针方：升提穴、镇静穴、间骨、下三皇留针。下午针方：火硬、火主、中九里、十里，左取胆穴，右取木穴留针。踝痛穴收针。

2011年3月19日，上午针方：足跟穴、镇静三穴、下三皇，右取灵骨、大白，左取木炎穴留针。下午针方：火硬、中九里，左取间骨，右取小节留针。踝痛穴收针。

2011年3月20日，上午针方：怪三针、下三皇留针。心肺段刺络。下午针方：左取上三黄，右取火硬、中九里留针。踝痛穴收针。

2011年3月21日，经过以上的治疗，患者睡眠已改善多了。针方：镇静穴、足跟穴，左取中九里、七里，右取中九里、十里留针。肝胆段刺络。踝痛穴收针。

2011年3月22日，患者昨晚已经能睡着了。针方：镇静穴，右取足跟穴、中九里、左取下三皇留针。脾胃段刺络，踝痛穴收针。

2011年3月23日，针方：镇静穴、下三皇留针。七星穴点刺。下午针方：升提穴、镇静穴、左取神肩、心灵一二三、火硬、中九里。右取中白、下白、心门、足跟、肾关留针。踝痛穴收针。

2011年3月24日，患者昨晚已睡着了。针方：镇静穴、足跟、下三皇，左取木穴留针。肾段刺络。

2011年3月26日，患者失眠已改善，夜里能睡着了，就是入睡时有些慢，睡不实。针方：镇静穴，左取胆穴，右取木穴，双取下三皇留针，右取踝痛收针。

2011年3月28日，针方：镇静穴、下三皇留针，左取踝痛穴收针。

2011年3月30日，针方：镇静穴，左取间骨、足跟，右取火硬、中九里、灵骨、大白留针。后背脊柱正中左右旁开5分处从颈椎至腰椎段每隔1寸1穴。双侧点刺，右取踝痛穴收针。

2011年4月1日，患者昨晚没有睡好。针方：头顶9针（三会、三州）、镇静穴，左取中白、下白、心门、下三皇，右取灵骨、大白、上三黄留针。腹部火龙，踝痛穴收针。

2011年4月4日，针方：镇静穴，右取中白、下白、心门、下三皇，左取灵骨、大白、上三黄留针。左取踝痛穴收针。

2011年4月6日，针方：镇静穴、火硬、中九里，右取间骨、胆穴，左取灵骨、大白、留针。大椎刺络，踝痛穴收针。

2011年4月8日，针方：怪三针，左取灵骨、大白、下三皇，右取上三黄、镇静穴留针。心肺段刺络，踝痛穴收针。

2011年4月12日，针方：怪三针，左取下三皇，右取灵骨、火硬、中九里留针。

2011年4月14日，针方：怪三针、下三皇留针。

2011年4月16日，针方：镇静穴、下三皇、腕顺一二留针。

2011年4月18日，针方：镇静穴、火硬、中九里、腕顺一二留针。

2011年4月20日，针方：升提穴、镇静穴，左取灵骨、心灵一二三、神肩，右取灵骨、大白、中白、下白、心门、脐中向上、向下用3寸针平刺计2穴。右取下三皇、足跟，左取足跟、火主、火硬、中九里、十里留针。大椎刺络，开督脉。内关穴埋针。

2011年4月26日，患者今晚开始吃中药，水丸，早晚各150粒。针方：头顶9针（三会、三州）、镇静穴，左取手腕向上1寸处小肠经向肘弯方向平刺、下三皇，右取小肠经和心包经之间尺骨尺侧手腕上5分处用1.5寸处平刺。火主、火硬、中九里留针。肝胆段刺络，踝痛穴收针。

2011年4月29日，针方：任督火龙、透药。针方：升提穴、镇静三穴，左取心灵一二三，右取灵骨、大白、神肩，双取下三皇留针。心肺段刺络，踝痛穴收针。

小结：经上述治疗，患者症状有较大的改善，效佳。

13. 王先生，年龄：43岁。住址：马来西亚华人

症状：抑郁症、失眠。病史：患者已有三四年的病史。由于压力过大、心情不好，前期是先失眠，喝酒后才能睡觉。时间长了就形成酒精依赖，如果不喝酒就睡不着觉。久而久之就形成此症状。来医院现状：精神症状，失眠、情绪时好时坏。

2011年3月21日，针方：镇静穴、灵骨、大白，左取肾关、三重，右取上三黄

留针。下午针方：火硬、中九里、间骨，右取木穴（治疗手起皮）。

2011年3月22日，患者头晕、抑郁。上午针方：灵骨、大白、肾关、三重留针。大椎刺络。下午针方：镇静三穴，右取下三皇，左取上三黄。

2011年3月23日，针方：升提穴，灵骨、大白、肾关、三重留针。下午针方：镇静穴、足跟穴。

2011年3月24日，患者失眠、抑郁都有所好转，夜里睡觉时出汗。上午针方：灵骨、大白、肾关、三重留针。下午针方：火硬、中九里，右取重子、重仙，左取间骨、胃痛、腰痛穴留针。心肺段刺络。

2011年3月25日，患者失眠、抑郁已好。上午针方：灵骨、大白、肾关、三重留针。下午针方：镇静穴、下三皇留针。

2011年3月26日，上午针方：升提穴，灵骨、大白、肾关、三重留针。下午针方：火硬、中九里留针。

2011年3月27日，针方：灵骨、大白、肾关、三重留针。

2011年3月28日，上午针方：灵骨、大白、肾关、三重留针。下午针方：火硬、中九里留针。心肺段刺络。

2011年3月29日，针方：灵骨、大白、肾关、三重留针。

2011年5月14日，患者抑郁又严重，酒精中毒。上午针方：灵骨、大白、中下白、心门，左取下三皇，右取肾关、中九里留针。下午针方：升提穴，胃痛、胸痛、癫痫留针。大椎刺络。

2011年5月15日，上午针方：升提穴，灵骨、大白、肾关、三重留针。下午针方：胃痛、胸痛、癫痫留针。心肺段刺络。

2011年5月16日，上午针方：灵骨、大白，左取三重，右取下三皇留针。肝胆段刺络。下午针方：胃痛、膝痛、耳聋、肩痛、癫痫穴留针。

2011年5月17日，患者手无力、肌肉僵硬。针方：灵骨、大白，左取肾关、三重，右取下三皇留针。脾胃段刺络。下午针方：升提穴，胃痛、膝痛、肩痛、癫痫留针。

2011年5月19日，针方：灵骨、大白，左取肾关，右取三重留针。

2011年5月20日，针方：灵骨、大白、肾关、三重，左取指三重留针。

小结：经上述治疗，患者所有症状减轻，精神好多了，睡眠也好多了，效好。

14.马先生，年龄：35岁。住址：辽宁省海城市

症状：脑自主神经紊乱，癔病，有些脑供血不足。

2011年3月13日，上午针方：怪三针，左取灵骨、大白、中白、下白、心门、肾关，右取肾关、三重留针。大椎刺络。下午针方：升提穴，镇静穴，三重留针。晚上针方：火硬、火主、中九里留针。

2011年3月14日，针方：中白、下白、心门、下三皇留针。委中、委阳及七星穴刺络。

2011年3月16日，针方：升提穴、镇静三穴、下三皇，右取灵骨、大白留针。肝胆段刺络。

2011年3月20日，患者早晨起床后头晕。针方：升提穴、镇静三穴、灵骨、大白，左取肾关、三重，右取下三皇留针。大椎刺络。下午针方：头顶9针（三会、三州），左取七华，右取三叉三留针。踝痛穴收针。

2011年3月21日，针方：怪三针留针。心肺段刺络。下午针方：左取上三黄，右取下三皇留针。

2011年3月22日，患者大脑间歇性失忆，头晕，自主神经紊乱。针方：灵骨、大白、肾关、三重留针。下午针方：镇静穴，足跟、火硬、中九里留针。脾胃段刺络。左取踝痛穴收针。肝胆段刺络。

2011年3月23日，针方：左取上三黄留针。肾段刺络，腰段刺络。

小结：笔者对此病例印象非常深。通过上述7次治疗后，患者完全康复，至今未有反弹，疗效之好让人称奇。

15.郭女士，年龄：18岁。住址：北京市朝阳区

症状：癫痫。来医院现状：精神不正常。

2010年4月30日，针方：怪三针留针。

2010年5月3日，针方：升提穴、镇静穴，左取上三黄、通关、通山、通天，右取下三皇留针。心肺段刺络。

2010年5月5日，针方：升提穴、镇静穴，右取上三黄、通关、通山、通天，左取下三皇留针。肝胆段刺络，双侧四花中穴走针未留。

2010年5月7日，双取四花中穴走针未留。针方：升提穴、镇静穴，左取上三黄、通关、通山、通天，右取下三皇留针。脾胃段刺络。

2010年5月10日，针方：升提穴、镇静穴，左取下三皇，右取上三黄、通关、通山、通天留针。

2010年5月14日，针方：升提穴、镇静穴，左取上三黄、通关、通山、通天，右取下三皇留针。

小结：经过一疗程的治疗，患者症状得以缓解，效佳。

第三节　脑血栓、中风等疾病

1.程先生，年龄：52岁。住址：北京市通州区

症状：脑血栓后遗症，右侧半身不利。来医院现状：已有两年半的病史。在此

期间也陆续治疗过，但效果始终不太理想。当时是右侧上肢无力，下肢脚踝处打夹板，嘴巴偶尔有流涎现象，说话也不是太清晰。

2010年12月6日，针方：左取灵骨、大白、上三黄、通关、通山、通天，右取三叉一二三、虎口平刺、脾三穴留针。大椎刺络。

2010年12月15日，针方：左取木火三穴留针5分钟，升提穴，左取颞三针（向耳尖方向下刺），双取水通、水金，左取灵骨、大白、止涎穴、火连、火菊、火散、肾关、三重，右取灵骨、大白、上中下次白、肾关、三重留针。金津、玉液点刺出血，五岭穴点刺。

2010年12月17日，针方：左取木火四穴留针5分钟，子午头针（3圈24针），左取偏瘫、灵骨、大白、止涎穴、肩中、建中、云白、李白、上曲、下曲、上三黄、通关、通山、通天，右取四缝、八关、肾关、三重留针。大椎刺络。

2010年12月20日，针方：左取木火一穴留针3分钟，右取灵骨、大白、上中下次白、肾关、三重，左取止涎穴、重子、重仙、八关、上三黄、通关、通山、通天留针。心肺段刺络。走针：升提穴，左取偏五针。

2010年12月22日，针方：左取木火一穴留针3分钟，子午头针（3圈24针）、水通、水金，左取肩中、建中、云白、李白、上曲、下曲、灵骨、大白、上三黄、木华、通关、通山、通天、火连、火菊、火散，右取灵骨、大白、上中下次白、肾关、三重留针。双侧尺泽、曲泽处洛书刺络。走针：左取偏五针。

2010年12月24日，患者手软多了，腿走路无力，这时是气虚的现象。针方：左取木火三穴，头顶9针（三会、三州），左取颞三针、小节、上瘤、失音、三重、中九里，右取鼻翼、灵骨、大白、三叉一二三、肾关、三重留针。肝胆段刺络。走针：左取偏四针。

2010年12月27日，针方：左取木火四穴，头部子午针法（3圈24穴），左取肩中、建中、云白、李白、上曲、下曲、灵骨、大白、火连、火菊、火散、上三黄、通肾、通背，右取灵骨、大白、三叉一二三、通关、通山、通天留针。脾胃段刺络。走针：左取偏五针。

2010年12月29日，患者右侧胳膊走路时向下垂了，这样胳膊不向上去证明是个好现象，胳膊一旦能垂直下来，这时手就能活动拿东西了。针方：左取木火三穴，升提穴，左取颞三针、小节、上瘤、失音，右取鼻翼、灵骨、大白、三叉一二三、肾关、三重留针。肾段刺络。走针：左取偏四针。

2010年12月31日，针方：左取木火四穴留针，灵骨、大白、肾关、三重留针。腰段刺络。走针：左取偏五针。

2011年1月3日，针方：左取木火四穴。针方：子午头针（24穴），左取灵骨、大白、肩中、建中、云白、李白、上三黄，右取八关、通关、通山、通天留针。心肺二段刺络。走针：左取偏五针。

2011年1月5日，针方：左取木火一穴，升提穴，左取偏瘫、灵骨、大白、八关、火连、火菊、火散、中九里、上三黄、通关、通山、通天，右取灵骨、大白、上中下次白、下三皇、三重留针。肝胆二段及尺泽、曲泽刺络。走针：左取偏四针。

2011年1月7日，针方：左取木火一穴，子午头针（24穴），左取灵骨、大白、下三皇、三重，右取肾关、三重留针。脾胃二段刺络。走针：左取偏五针。左取颈肩大疱处刺络。

2011年1月10日，针方：左取木火一穴，升提穴，左取颞三针、重子、重仙、八关、火连、火菊、火散、上三黄、通关、通山、通天，右取灵骨、大白、中白、下白、肾关、三重留针。肾二段刺络。走针：左取偏四针。

2011年1月12日，针方：左取木火四穴，头顶9针（三会、三州），左取颞三针、重子、重仙、火连、火菊、火散、上中下三九里。右取灵骨、大白、三叉一二三、肾关、三重留针。腰二段刺络。走针：左取偏四针。

2011年1月14日，针方：左取木火三穴留针，头顶9针（三会、三州）、灵骨、大白、肾关、三重留针。大椎刺络。走针：左取偏五针。

2011年1月17日，针方：左取木火三穴，头顶9针（三会、三州）、灵骨、大白、肾关、三重，左取上中下三九里留针。心肺二段刺络。走针：左取偏五针。

2011年1月19日，针方：左取木火三穴，头顶9针（三会、三州），左取偏瘫、灵骨、大白、八关（取8穴）、火连、火菊、火散、上三黄、通关、通山、通天、中九里，右取灵骨、大白、三叉一二三、下三皇、三重留针。肝胆二段刺络。

第一疗程已结束，经过以上这一个疗程的治疗，患者整体症状都有明显的好转。

2011年1月21日，针方：左取木火一穴、子午头针（24穴）、水通、水金，左取灵骨、大白、上中下三九里、肾关、三重，右取灵骨、大白、肾关、三重留针。双侧尺泽、曲泽处洛书刺络，左侧肩膀大疱处刺络。走针：左取偏五针。

2011年1月24日，针方：左取木火一穴，升提穴，左取鼻翼、偏瘫、灵骨、大白、八关取8穴、肩中、建中、上三黄、木华、木枝、火连、火菊、火散，右取灵骨、大白、上中下次白、肾关、三重留针。脾胃二段刺络。走针：左取偏四针。

2011年1月26日，针方：左取木火一穴。头顶9针（三会、三州）、灵骨、大白，左取上三黄、通关、通山、通天，右取三叉一二三、肾关、三重留针。脾胃段刺络。走针：左取偏五针。贴耳穴：木耳、火耳、土耳、金耳、水耳（双侧）。

2011年2月21日，针方：左取木火一穴，头顶9针（三会、三州），左取颞三针（向耳尖方向下刺）、火连、火散、火菊、上三黄、木枝、木华、通关、通山、通天、通肾、灵骨、大白，右取灵骨、大白、三叉一二三、下三皇、三重留针。大椎及尺泽、曲泽刺络。走针：左取偏四针。

2011年2月25日，针方：左取木火一穴、升提穴、灵骨、大白、肾关、三重留针。心肺段刺络。

2011年2月28日，针方：左取木火一穴、头顶9针（三会、三州）、偏瘫、灵骨、大白、八关取8穴、上三黄、通关、通山、通天，右取灵骨、大白、三叉一二三、肾关、三重留针。肝胆段刺络。走针：左取偏五针。

2011年3月2日，针方：左取木火一穴、头顶9针（三会、三州）、偏瘫穴用1寸针取2穴，双取灵骨、大白、肾关、三重留针。脾胃段刺络。走针：左取偏四针。

2011年3月4日，针方：左取木火一穴、头顶9针（三会、三州）、偏瘫、肩中、建中，双取灵骨、大白、肾关、三重留针。肾段刺络。走针：左取偏四针。

2011年3月7日，患者感觉浑身无力，因春天属木生火，体内有热，所以用下三皇祛热。针方：左取木火一穴、头顶9针（三会、三州）、州火、州金、灵骨、大白、八关、上三黄、通关、通山、通天，右取灵骨、大白、三叉一二三、下三皇、三重留针。腰段刺络。走针：左取偏四针。

2011年3月9日，针方：左取木火一穴、头顶9针（三会、三州）、州火、州金、灵骨、大白、肩中、上中下三九里，右取灵骨、大白、三叉一二三、下三皇、三重留针。腰骶段刺络。走针：左取偏四针。

2011年3月11日，患者经过以上几次的治疗，右侧腿走路时感觉有劲了。针方：左取木火一穴、头顶9针（三会、三州）、州火、州金、灵骨、大白、上三黄、通关、通山、通天，右取灵骨、大白、三叉三（3个穴位）、下三皇、三重留针。委中、委阳刺络。走针：左取偏四针。

2011年3月14日，以上治疗时患者中药已吃完，从现在起又开始换新药方。针方：左取木火一穴、头顶9针（三会、三州）、州火、州金、重子、重仙、肩中、建中、上曲、下曲、上三黄、通肾、通胃，右取灵骨、大白、三叉一二三、通关、通山、通天留针。五岭穴点刺。左侧肩部大疱处刺络。走针：左取偏四针。

2011年3月16日，针方：左取木火一穴、子午头针（24穴），双取灵骨、大白留针，下针后活动得气。大椎刺络。

2011年3月18日，针方：左取木火一穴。针方：升提穴，左取灵骨、大白、中九里、七里、肾关、三重，右取灵骨、大白、肾关、三重留针。心肺二段刺络。走针：左取偏五针。

2011年3月23日，针方：左取木火一穴，左取偏瘫、灵骨、大白、上曲、上三黄、通肾、通关、通山、通天，右取灵骨、大白、三叉一二三、下三皇、三重留针。肝胆二段刺络。走针：左取偏四针。

2011年3月25日，针方：左取木火一穴、头9针，左取偏瘫、灵骨、大白、腕顺一二、上中下三九里，右取灵骨、大白、上中下次白、肾关、三重留针。脾胃二段刺络。走针：左取偏四针。左取肩膀大疱处刺络。

2011年3月28日，患者腿走路无力，右侧手拘挛不能拿东西。针方：左取木火一穴、尺泽、曲泽刺络，子午头针（24针），左取重子、重仙、八关、上三黄、通关、通山、通天、中九里，右取灵骨、大白、三叉一二三、通肾、通胃。肾二段刺络。走针：左取偏四针。

2011年3月30日，针方：左取木火一穴，升提穴，灵骨、大白、肾关、三重，左取肩中、云白、神肩留针。腰二段刺络。走针：左取偏五针。

2011年4月1日，针方：左取木火一穴，头9针，灵骨、大白、肾关、三重，左取火连、火菊、火散（降血压）。腹部火龙，委中、委阳刺络。走针：左取偏五针。

2011年4月4日，针方：左取木火一穴。头9针、灵骨、大白，左取火连、火菊、火散、上三黄，右取肾关、三重留针。大椎刺络。走针：左取偏五针。

2011年4月6日，针方：左取木火一穴、头9针，左取灵骨、大白、肩中、建中、肾关、三重，右取灵骨、大白、三叉一二三、肾关、三重留针。腹部火龙。五岭点刺。走针：左取偏五针。

2011年4月8日，针方：左取木火一穴，升提穴，左取偏瘫、灵骨、大白、上三黄、肾关、通关、通山、通天，右取灵骨、大白、上中下次白、肾关、三重留针。心肺段刺络。走针：左取偏四针。

2011年4月11日、13日，针方：子午头针（取8针），左取灵骨、大白、上三黄、通关、通山、通天，右取灵骨、大白、三叉一二三、下三皇、三重留针。走针：左取偏五针。

2011年4月15日，针方：升提穴，灵骨、大白、肾关、三重留针。

2011年4月18日，针方：子午头针（取24针），左取灵骨、大白、上三黄、通关、通山、通天，右取灵骨、大白、肾关、三重留针。开督脉（督脉走针）。

2011年4月20日，针方：左取木火一穴，子午头针（24），左取肩中、建中、云白、李白、上曲、下曲下针后活动得气。留针30分钟。开督脉（督脉从尾椎至百会、左取三焦经、心包经、腿部胆经、肝经走针）。埋针：手腕上3寸左取肺经。

2011年4月22日，针方：左取木火一穴，升提穴，左取偏瘫，双取灵骨、大白、肾关、三重留针。开督脉。

2011年4月25日，针方：左取木火一穴、子午头针（取8穴），左取颞三针、灵骨、大白、八关、上三黄、通关、通山、通天，右取灵骨、大白、三叉一二三、下三皇、三重留针。腹部火龙。

2011年4月27日，针方：左取木火一穴、头顶9针（三会、三州），左取偏瘫、灵骨、大白、肩中、建中、上曲、上三黄、通关、通山、通天，左取灵骨、大白、肾关、三重留针。大椎及肾段刺络。走针：左取上肢三焦经及腿部胆经、肝经走针。埋针：双取手腕上2寸心经处埋针。

2011年4月29日，针方：右取木火一穴、子午头针（16针），左取颞三针、灵骨、大白、八华、火连、火菊、火散、肾关、三重，右取灵骨、大白、上中下次白、肾关、三重留针。心肺段刺络。走针：左侧头部胆经，左取偏四针。上肢心包经。

2011年5月6日，针方：左取木火一穴、子午头针（16），左取颞三针、灵骨、大白、火连、火菊、火散、上三黄、通关、通山、通天，右取虎口平刺，三叉一二三、肾关、三重留针。肝胆段刺络。走针：左取偏四针。

2011年5月9日，针方：左取木火一穴、头顶9针（三会、三州），右取灵骨、大白、上中下次白、脾三穴、驷马下穴，左取灵骨、大白、上三黄、通关、通山、通天、偏瘫。妇八。脾胃段刺络。走针：左取偏四针。

2011年5月13日，针方：左取木火一穴、子午头针（16针），左取颞三针、灵骨、大白、中九里、肾关、三重，右取灵骨、大白、三叉一二三、肾关、三重留针。肾段刺络。走针：左取偏四针。

2011年5月16日，针方：左取木火一穴，头顶9针（三会、三州），左取偏瘫、肩中、云白、李白、上曲、下曲、上中下三九里，右取虎口平刺、三叉一二三、肾关、三重留针。尺泽、曲泽刺络。走针：左取偏四针。

2011年5月19日，针方：左取木火一穴、头顶9针（三会、三州），左取颞三针、灵骨、大白、木穴、火连、火菊、火散、上三黄、通关、通山、通天，右取虎口平刺、三叉一二三、肾关、三重留针。委中、委阳刺络。走针：左取偏四针。

小结：经过以上治疗，患者自述身体的改变很大，感觉很好，效佳。

2.范先生，年龄：47岁。住址：北京市朝阳区

症状：脑血栓后遗症。病史：自2007年3月13日开始发病。来医院现状：右侧半身不利，手伸不直，胳膊拘挛，脚走路时往内翻，语言有障碍。

2010年5月5日，针方：左取木火一穴留针5分钟，委中、委阳洛书刺络。左取灵骨、大白、中白、下白、肩中、上三黄及上三黄向肾经方向旁开1.5寸处各1针，下三皇、通关、通山、通天，右取灵骨、大白、上白、中白、下白、次白、分白、立白、肾关、三重。大椎刺络。走针：左取偏五针。

2010年5月7日，针方：左取木火四穴，左取灵骨、大白、肩中、上三黄、下三皇、通关、通山、通天，右取灵骨、大白、上白、中白、下白、次白、分白、立白、肾关、三重。后背五岭穴点刺。

2010年5月9日，针方：心肺段及右侧尺泽处刺络。左取木火四穴，左取灵骨、大白、肩中、火连、火菊、火散、上三黄、下三皇、通关、通山、通天，右取灵骨、大白、上白、中白、下白、次白、分白、立白、肾关、三重。走针：升提穴，左取偏五针。

2010年5月11日，针方：左取木火一穴、头顶9针（三会、三州），左取灵骨、

大白、中白、下白、上三黄、下三皇、通关、通山、通天，右取灵骨、大白、上白、中白、下白、次白、分白、立白、肾关、三重。肝胆段刺络。走针：左取偏五针。

2010年5月13日，针方：左取木火四穴、头顶子午针法（1圈8针），右取灵骨、大白、上白、中白、下白、次白、分白、立白、肾关、三重，左取灵骨、大白、八关（中指2穴）、神肩、上三黄、通关、通山、通天、脾三穴。脾胃段刺络。

2010年5月15日，患者右手及胳膊能稍微活动了，腿走路也有劲了。针方：左取木火四穴、头顶9针（三会、三州），右取灵骨、大白、上白、中白、下白、次白、分白、立白、肾关、三重，左取灵骨、大白、八关、神肩、鼻翼、上三黄、肾关、通关、通山、通天。肾段刺络。走针：左取偏五针。

2010年5月17日，针方：左取木火四穴、升提穴，左取偏瘫、灵骨、大白、八关、神肩、上三黄、肾关、通天、三重，右取灵骨、大白、上白、中白、下白、次白、分白、立白、肾关、三重。腰段刺络。走针：左取偏四针。

2010年5月19日，针方：左取木火一穴、头顶子午针法（2圈16针），左取灵骨、大白、中白、下白、神肩、上三黄、肾关、通关、通山、通天，右取灵骨、大白、上白、中白、下白、次白、分白、立白、肾关、三重。委中、委阳刺络。

2010年5月21日，针方：左取木火二穴，升提穴，灵骨、大白、肾关、三重留针，双取失音穴留针。

2010年5月23日，针方：左取木火四穴，右取灵骨、大白、上白、中白、下白、次白、分白、立白、胆穴、肾关、三重，左取灵骨、大白、胆穴、火连、火菊、火散、上三黄、肾关、通天。走针：升提穴，左取偏五针。

2010年5月25日，针方：左取木火四穴、升提穴，左取偏瘫、灵骨、大白、胆穴、中白、下白、上三黄、肾关、通天，右取灵骨、大白、上白、中白、下白、次白、分白、立白、肾关、三重。大椎刺络。走针：左取偏四针。

2010年5月29日，针方：左取木火四穴、头顶9针（三会、三州），左取偏瘫、胆穴、神肩、上三黄、下三皇、通关、通山、通天，右取灵骨、大白、上白、中白、下白、次白、分白、立白、胆穴、肾关、三重。心肺段刺络。走针：左取偏四针。

2010年5月31日，针方：左取木火二穴、头顶9针（三会、三州），左取胆穴、肩中、建中、神肩、火连、火菊、火散、上三黄、肾关、通天，右取灵骨、大白、上白、中白、下白、分白、次白、立白、肾关、三重留针。肝胆段刺络。走针：左取偏五针。

2010年6月2日，针方：左取木火二穴、头顶9针（三会、三州）、灵骨、大白，左取上三黄、肾关、通天，右取肾关、三重留针。脾胃段刺络。走针：左取偏五针。

2010年6月4日，患者右侧手能拿东西了，而且也有点力气了。针方：左取木火二穴、头顶9针（三会、三州），左取偏瘫、灵骨、大白、神肩、胆穴、火连、火菊、火散、上三黄、肾关、通天，右取灵骨、大白、上白、中白、下白、分白、次白、立白、肾关、三重留针。肾段刺络。走针：左取偏五针。

2010年6月7日，患者右侧上下肢恢复较好。语言有些障碍。针方：左取木火一穴，头顶9针（三会、三州），左取偏瘫、灵骨、大白、八关、肩中、云白、李白、神肩、上三黄、通关、通山、通天，右取灵骨、大白、上白、中白、下白、分白、次白、立白、失音、肾关、三重留针。

注：患者经过一个疗程的治疗，整体来说恢复较好，下肢走路有劲了，脚往里翻的程度轻了，上肢能自己拿东西吃了，但是语言还是有点障碍。

2010年6月9日，针方：左取木火一穴，头顶9针（三会、三州），左取肩峰、肩中、神肩、云白、李白、灵骨、大白、八关、上三黄、通关、通山、通天，右取肩峰、肩中、膝痛、灵骨、大白、上白、中白、下白、分白、次白、立白、肾关、三重留针。

2010年6月11日，针方：左取木火一穴，头顶9针（三会、三州），左取灵骨、大白、八关、肩中、神肩、云白、李白、上三黄、通关、通山、通天、火连、火菊、火散，右取肩峰、肩中、膝痛、灵骨、大白、上白、中白、下白、分白、次白、立白、肾关、三重留针。

2010年6月15日，针方：左取木火一穴，头顶9针（三会、三州），左取偏瘫、失音、灵骨、大白、八关，右取失音、灵骨、大白、肩中、建中、神肩。五岭穴点刺。走针：左取偏四针。

2010年6月18日，针方：左取木火一穴，头顶9针（三会、三州），左取灵骨、大白、八关、肩中、上三黄、通关、通山、通天，右取灵骨、大白、上白、中白、下白、分白、次白、立白、肩中、肾关、三重留针。五岭穴点刺。

2010年6月22日，针方：左取木火一穴，头顶9针（三会、三州），左取偏瘫、灵骨、大白、肩中、建中、上三黄、肾关，右取灵骨、大白、上白、中白、下白、分白、次白、立白、肾关、三重留针。大椎刺络。

2010年6月25日，针方：左取木火一穴，子午针法（2圈16针），左取偏瘫、肩中、建中、灵骨、大白、八关，右取灵骨、大白、上白、中白、下白、分白、次白、立白、肩中、神肩下针后活动得气留针。五岭穴点刺。

2010年7月20日，针方：左取木火二穴，头顶9针，左取偏瘫、灵骨、大白、八关、上三黄、下三皇、通关、通山、通天，右取灵骨、大白、上白、中白、下白、次白、分白、立白、肾关、三重。五岭穴点刺。左取偏五针收针。

2010年7月22日，针方：左取木火二穴，头顶9针，左取偏瘫、灵骨、大白、八关、肩中、神肩、上三黄、下三皇、通关、通山、通天，右取灵骨、大白、上白、中白、下白、次白、分白、立白、肾关、三重。大椎刺络。走针：左取偏四针。

2010年7月26日，针方：水通、水金，左取偏瘫、灵骨、大白、八关、肩中、上三黄、通关、通山、通天，右取灵骨、大白、上白、中白、下白、次白、分白、立白、肾关、三重。

2010年7月29日，针方：头顶9针，左取偏瘫、灵骨、大白、八关、肩中、建中、上三黄、通关、通山、通天，右取灵骨、大白、上白、中白、下白、次白、分白、立白、肾关、三重。五岭穴点刺。

2010年8月2日，针方：头顶9针、水通、水金，左取偏瘫、灵骨、大白、八关、肩中、建中、上三黄、通关、通山、通天、肾关，右取灵骨、大白、上白、中白、下白、次白、分白、立白、肾关、三重。左取踝痛穴收针。

2010年8月5日，经过以上的治疗，患者现在不用拐杖就能走平路了，自己不用扶任何东西就能上下楼梯了，而且腿走路也能使上劲了，胳膊也比以前灵活多了，手指偶尔也能自然伸直了。而且语言表达也比较清晰了。针方：左取木火一穴，头顶9针，左取灵骨、大白、肩中、建中、上三黄、木华、火枝、通关、通山、通天，右取灵骨、大白、三叉一二三、肾关、三重。五岭穴点刺。

2010年8月9日，针方：头部子午针法（16针），左取偏瘫、中九里、七里、上九里、肩中、神肩、灵骨、大白、八关，右取灵骨、大白、三叉一二三、肾关、三重。七星穴点刺。

注：以上头针主要是恢复语言的。

2010年8月12日，针方：左取木火一穴，头部子午针法（16针），水通、水金、灵骨、大白、八关、肩中、神肩、上三黄、通肾、通胃、通关、通山、通天，右取灵骨、大白、三叉一二三、肾关、三重五岭穴点刺。

2010年8月19日，针方：左取木火三穴（食指、中指、无名指），头部子午针法（16针），左取灵骨、大白、八关、神肩、建中、云白、神肩、上三黄、通关、通山、通天、通肾、通胃、六溪，右取灵骨、大白、三叉一二三、肾关、三重。五岭穴点刺。

小结：经过以上2个疗程的治疗，患者整体恢复较好，尤其是上下肢恢复较好，语言也比治疗前清晰多了，而且反应也比较快了。

3.高女士，年龄：56岁。住址：北京市酒仙桥

症状：脑血栓后遗症。来医院现状：右侧半身不适、脸发麻、手发麻、用不上力、脚麻、走路不适、便秘、痔疮。

2009年6月2日，针方：左取灵骨、大白、肾关、三重留针。

2009年6月4日，针方：双取灵骨、大白、三其，右取肾关、三重、左取三重、三泉、中九里留针。大椎刺络。

2009年6月6日，患者左侧腰疼，血糖有点高。针方：双取尺泽、曲泽及委中、委阳刺络，升提穴、灵骨、大白、三其，右取中下白、肾关、三重，左取上三黄、三泉、中九里、肾关、三重留针。子午美容。

2009年6月9日，针方：升提穴、灵骨、大白、三其，右取中下白、肾关、三重，左取上三黄、三重、三泉、中九里留针。心肺段刺络。

2009年6月11日，患者右侧脸不麻了，便秘及痔疮还没有好，大便困难。其他都恢复较好，左侧腰疼好些了，血糖还是偏高一点儿。针方：升提穴、灵骨、大白、三其，左取三重、上三黄、三泉、中九里，右取中下白、肾关、三重留针。肝胆段刺络。

2009年6月13日，针方：升提穴、灵骨、大白、三其，右取肾关、三重，左取上三黄、三泉、三重、中九里留针。

2009年6月15日，经过以上治疗，患者右侧半身整体恢复较好、左侧腰也不疼了，便秘及痔疮也有所改善。针方：升提穴、灵骨、大白、三其，右取肾关、三重、中下白，左取上三黄、三重、三泉、中九里留针，双取痔疮穴收针。委中、委阳刺络。

2009年6月17日，患者便秘及痔疮好多了，右侧半身还是偶尔有点儿麻。针方：升提穴、灵骨、大白、中九里，左取指驷马、指三重留针。心肺段刺络。右取肩痛穴未留针。尺泽、曲泽刺络。督脉及双腿透药。

2009年6月19日，患者便秘及痔疮好了，肛门也不硬了，右侧腿和胳膊不麻了，但手脚偶尔麻。针方：升提穴、灵骨、大白、中九里，左取指驷马、指三重留针。双腿刮痧。大椎刺络。

2009年6月21日，针方：升提穴、灵骨、大白、三其、肾关、三重、中九里，取三泉，右取中下白留针，双取痔疮穴收针。

2009年6月23日，患者右侧手无力，脚趾有点儿麻，腰还有点儿酸。针方：升提穴、左取五虎三四五、小节、灵骨、大白、上三黄、三重、三泉、中九里，右取中下白、灵骨、大白、三其、肾关、三重留针。痔疮穴收针。

注：五虎穴及小节穴这两穴下针后右侧脚立刻感觉轻松多了。

2009年6月24日，患者右侧脚麻，大脚趾较重。针方：左取五虎三四五、小节留针，治疗后感觉非常轻松。

注：此症状也可以不用小节，用灵骨反取效果也是一样的，因为灵骨在大肠经上，所以多气多血之经提高疗效。

2009年6月25日，患者大便不干了，有点儿带血，右侧手脚麻减轻了许多。督脉及胳膊手腿脚透药。针方：升提穴、三其、中九里留针。肝胆段刺络。双腿刮痧。左取肘弯疼，又针方：右取膝痛穴未留针。走针：双侧痔疮穴。

2009年6月27日，患者右取手拇指、食指、中指无力及大脚趾发沉，右取胳膊及腿脚透药。针方：升提穴，左取灵骨、大白、上中下次白、小节、中九里、肾关、三重，右取中九里、肾关、三重留针。

2009年6月29日，针方：升提穴、灵骨、大白、三其，右取中下白，左取上三黄，左取五虎三四五，双取中九里、肾关、三重留针。

2009年6月30日，患者双侧颈肩不适。针方：双取肩痛、三叉三未留针。

2009年7月1日，患者腰疼，大脚趾偶尔麻，痔疮便秘有所改善，颈肩肌发紧。针方：升提穴，左取五虎三四五，双取灵骨、大白、中下白、三其、中九里、肾关、三重留针。双取痔疮、肩痛未留针。

2009年7月4日，患者便秘痔疮腰疼肩疼都好些了，大脚趾及拇指、食指、中指用不上力气。针方：升提穴、中下白、灵骨、大白、三其，左取五虎三四五、上三黄、中九里、肾关、三重，右取中九里、肾关、三重留针。周天四穴点刺出血。治疗痔疮，双取痔疮、肩痛穴收针。用针灸针在下嘴唇内侧点刺，治疗痔疮。双取尺泽、曲泽、委中、委阳刺络。

2009年7月8日，患者痔疮不出血了，还是便秘，腰疼也好多了，大脚趾及拇指、食指、中指用不上力。针方：升提穴、灵骨、大白、中下白、三其，左取五虎三四五、左取上三黄、中九里、肾关、三重，右取中九里、肾关、三重留针。痔疮、肩痛穴收针。心肺段刺络。上嘴唇内侧点刺。周天四穴点刺。

2009年7月12日，患者右侧脚偶尔麻，腰痛颈肩不适，便秘好些，痔疮还有一点儿血。针方：升提穴、灵骨、大白、中下白、三其、中九里，左取上三黄、三重，右取肾关、三重留针。下嘴唇内侧点刺。

2009年7月15日，患者腰疼，痔疮没血了，右侧大脚趾偶尔还麻，便秘缓解。针方：升提穴，左取五虎三四五、灵骨、大白、中下白、三其、上三黄、中九里、三重，右取灵骨、大白、中下白、三其、肾关、三重留针。痔疮、肩痛走针。肝胆段刺络。

2009年7月18日，患者腰痛及右侧手脚麻好多了，痔疮没有血了，偶尔便秘。针方：升提穴、灵骨、大白、中下白，左取五虎三四五、上三黄、中九里、三重，右取肾关、三重留针。腰及脾胃段刺络。

2009年7月29日，患者右侧手及脚偶尔麻，痔疮还稍微带点儿血。针方：左取五虎三四五、灵骨、大白、三重、三泉，右取灵骨、大白、中九里、水曲、子午针法。肩痛、痔疮走针。

2009年8月5日，患者右侧手脚偶尔还麻，偏头痛，便秘已好，痔疮也不带血了。针方：左取五虎一至五穴、灵骨、大白、三重、三泉、火硬，右取灵骨、大白、肾关、三重留针。委中、委阳刺络。

2009年8月6日，针方：灵骨、大白、手部的头痛四穴、火硬、子午头针取8穴、肾关、三重，右取三泉留针。肝胆段刺络。

2009年8月23日，针方：左取五虎一二三、灵骨、大白、肾关、三重、中九里，右取灵骨、大白、中下白、肾关、三重留针。

2009年9月5日，患者以上症状都恢复较好，唯独右手拇指、食指、中指偶尔麻。针方：升提穴、灵骨、大白、肾关、三重，左取五虎一二三留针。大椎刺络。

2009年9月12日，针方：升提穴、灵骨、大白、肾关、三重，左取五虎一二三留针。经过以上治疗，以上症状已全部恢复。

小结：经过以上治疗，患者症状已全部得到有效的缓解，效佳。

4. 郝先生，年龄：62岁。住址：北京市朝阳区

症状：脑血栓后遗症。来医院现状：右侧半身不利，右肘关节脱臼，手指拘挛，但有时能伸开。右侧行走不便。走路时脚拖地，嘴往外流涎。身上还有皮肤病。尿失禁。

2009年9月5日，针方：左取木火一穴，左侧灵骨、大白、肾关、三重、止涎穴，右取止涎五穴，四缝、肾关、三重，双取水通、水金、留针。大椎刺络。走针：升提穴，左取偏五针。

注：今天开始吃中药，早晚各1袋。

2009年9月7日，针方：左取木火四穴，升提穴，左取偏瘫、灵骨、大白、三叉一二三、上三黄、下三皇、通关、通山、通天，右取灵骨、大白、上白、中白、下白、次白、肾关、三重。双取水通、水金、止涎五穴留针。委中、委阳刺络，尺泽、曲泽刺络。走针：左取偏五针。

2009年9月9日，患者口不往外流口水了，现在右侧腿走路比治疗前感觉轻松了，而且走的时间也长了。针方：双取灵骨、大白、肾关、三重、水通、水金留针。心肺段刺络。走针：升提穴，左取偏五针。

注：因为患者身上有皮肤病，经过治疗，体内的血液循环加速，所以出现皮肤瘙痒的现象。

2009年9月11日，患者口水不流了，右侧腿感觉有点儿劲了，比以前走的也远了。针方：水通、水金、灵骨、大白、肾关、三重，左取中九里留针。走针：升提穴，左取偏五针。肝胆段刺络。

2009年9月13日，针方：左取木火四穴、水通、水金、灵骨、大白、肾关、三重，左取中九里、八关留针。脾胃段刺络。走针：升提穴，左取偏五针。

2009年9月15日，患者右侧腿走路有劲了，手还是伸不开。针方：水通、水金、左取灵骨、大白、三叉一二三、肾关、三重、上中下三九里，右取灵骨、大白、肾关、三重留针。肾段刺络。走针：升提穴，左取偏五针。

2009年9月19日，患者腿走路还是没劲。针方：左取木火四穴、升提穴，左取灵骨、大白、肩中、云白、李白、上曲、下曲、上三黄、下三皇、通关、通山、通

天，右取灵骨、大白、肾关、三重，双取水通、水金留针。大椎刺络。走针：左取偏五针。以上针法的作用原理：用下三皇来滋养肝木，再用三通把肝实症泻掉，原理是采用补母泻子法。

2009年9月21日，经过上次的治疗，患者腿走路好多了。针方：左取木火四穴，左取灵骨、大白、八关、上中下三九里、肾关、三重，右取灵骨、大白、上中下次6白，肾关，三重留针。心肺段刺络。走针：升提穴，左取偏五针。

2009年9月23日，针方：升提穴、水通、水金，左取灵骨、大白、肩中、云白、李白、上曲、下曲、肝经五线、下三皇、通关、通山、通天，右取四缝、肾关、三重留针。肝胆段刺络。走针：左取偏五针。

2009年9月25日，针方：木火四穴、升提穴、水通、水金，左取灵骨、大白、肩中、云白、李白、上曲、下曲、肝经五线、下三皇、通关、通山、通天，右取四缝、指三重、肾关留针。走针：左取偏五针。脾胃段刺络。

2009年9月29日，针方：升提穴、水通、水金，左取肝经五钱、下三皇、通关、通山、通天、灵骨、大白、肩中、云白、李白、上曲、下曲，右取四缝、肾关、三重留针。走针：左取偏五针。

2009年10月4日，针方：左取木火四穴、升提穴、水通、水金，左取肝经五钱、下三皇、通关、通山、通天、灵骨、大白、肩中、云白、李白、上曲、下曲，右取四缝、肾关、三重留针。走针：左取偏五针。腰段刺络。

2009年10月6日，针方：升提穴、灵骨、大白、肾关、三重留针。走针：左取偏五针。

小结：经过治疗，患者右腿走路时能抬起来了，而且走路时能使上劲了，走的距离也比以前长了，嘴角也不往外流口水了，效好。

5.李先生，年龄：41岁。住址：河北省怀来县

症状：由高血压引起的脑出血后遗症。病史：自2008年12月27日开始得病。其实在2006年已有症状。来医院现状：右侧肢体活动受限，手伸不直无力，无名指较重，腿软无力，脚往内翻。语言也有障碍，说话时感觉舌头发硬。有恐惧感！

2010年4月6日，针方：左取木火四穴，升提穴，左取灵骨、大白、腕顺一、腕顺二穴、上瘤、上三黄、肾关、三重、六溪。右取四缝留针。大椎刺络。走针：左取偏五针。

2010年4月9日，针方：左取木火一穴留针5分钟，头顶9针（三会、三州），左取偏瘫、灵骨、大白、中白、下白、肾关、三重。右取灵骨、大白、上白、中白、下白、次白、分白、立白、肾关、三重留针。针方：上瘤、失音。舌下金津、玉液点刺出血。左取正筋、正宗留针10分钟，右取委中、委阳刺络。

2010年4月19日，针方：头顶9针（三会、三州），左取偏瘫、灵骨、大白、上

白、中白、下白、次白、立白、分白、火连、火菊、火散、上三黄、通关、通山、通天，右取四缝、肾关、三重留针。大椎刺络。走针：左取偏四针。

2010年4月23日，针方：左取木火一穴。心肺段刺络，头顶9针（三会、三州），右取灵骨、大白、上白、中白、下白、次白、分白、立白、下三皇、三重。左取灵骨、大白、中九里、上九里、七里、肾关、三重、六溪留针。走针：左取偏五针。

2010年4月26日，针方：左取木火一穴，头顶9针（三会、三州），左取偏瘫、灵骨、大白、中白、下白、火连、火菊、火散、上三黄、通关、通山、通天、通肾。右取灵骨、大白、上白、中白、下白、次白、分白、立白、下三皇、三重留针。右取尺泽洛书刺络。肝胆段刺络。走针：左取偏四针。

2010年4月30日，针方：左取木火一穴，头顶9针（三会、三州），左取灵骨、大白、中白、下白、上三黄、上三皇、通关、通山、通天，右取灵骨、大白、上白、中白、下白、次白、分白、立白、肾关、三重留针。脾胃段刺络。走针：左取偏五针。

2010年5月7日，针方：左取木火一穴，头顶9针（三会、三州），左取灵骨、大白、中白、下白、肩中、上三黄、下三皇、通关、通山、通天、六溪。右取灵骨、大白、上白、中白、下白、次白、分白、立白、肾关、三重留针。腰段刺络。走针：左取偏五针。

2010年5月10日，针方：左取木火一穴，头顶9针（三会、三州），左取偏瘫、灵骨、大白、小节、神肩、火连、火菊、火散、六溪、上三黄、肾关、通肾、通关、通山、通天，右取灵骨、大白、上白、中白、次白、肾关、三重留针。委中、委阳刺络。走针：偏四针。

2010年5月14日，针方：左取木火一穴，左取灵骨、大白、小节、胆穴、上三黄、通关、通山、通天、肾关、三重，右取鼻翼、灵骨、大白、上白、中白、下白、次白、肾关、三重留针。走针：左取偏五针。双取尺泽洛书刺络。

2010年5月17日，针方：左取木火一穴，头顶9针（三会、三州），左取小节、胆穴、神肩、火连、火菊、火散、六溪、上三黄、肾关、通天，右取灵骨、大白、八关、肾关、三重留针。走针：左取偏五针。

2010年5月21日，针方：左取木火四穴，升提穴，左取灵骨、大白、神肩、上三黄、通关、通山、通天、肾关。右取灵骨、大白、上白、中白、下白、胆穴、肾关、三重留针。走针：左取偏五针。

2010年6月4日，患者感觉舌头发硬，言语不清。针方：头顶子午针法（2圈16针），左取偏瘫、小节、灵骨、大白、肩中、云白、李白、神肩、木斗、木留、上三黄、通关、通山、通天，右取失音、肾关、三重留针。心肺二段刺络。

2010年6月7日，针方：头顶9针（三会、三州），左取灵骨、大白、小节、肩中、云白、李白、神肩、上三黄、通关、通山、通天、木斗、木留、火硬，右取鼻翼、灵骨、大白、上白、中白、下白、分白、次白、立白、下三皇、三重留针。

2010年6月21日，患者右取腿软无力。手有肌强的现象，证明筋有力了。针方：左取木火一穴，子午头针（2圈16针），左取灵骨、大白、七华、肩中、云白、李白、上三黄、通关、通山、通天，右取灵骨、大白、肾关、三重留针。肝胆段刺络。

2010年6月28日，针方：头顶9针（三会、三州）、灵骨、大白、正筋、正宗，左取上三黄、通关、通山、通天、六溪留针。走针：踝痛穴。

2010年7月3日，患者牙疼、心悸、小腿易抽筋、脚心及脚趾疼、走路时脚尖往下勾。针方：左取木火一穴，头顶9针，左取偏瘫、灵骨、大白、八关（向指关方向斜刺）、火连、火菊、火散，右取灵骨、大白、上白、中白、次白、六溪、肾关、三重。肾段刺络。

2010年7月5日，针方：升提穴，左取灵骨、大白、胆穴、肩中、上三黄、通关、通山、通天，右取四缝、下三皇、三重。

2010年7月16日，针方：左取木火一穴，头顶9针（三会、三州），左取小节、肩中、建中、上三黄、下三皇、通关、通山、通天。右取灵骨、大白、肾关、三重。大椎刺络。

2010年11月14日，患者右侧脚腕无力。针方：子午头针（16针），左取颞三针（向耳尖方向直刺）、木火（食指、中指、无名指各1针。留5分钟）、灵骨、大白、肾关、三重，右取灵骨、大白、上三黄、通关、通山、通天留针。五岭穴点刺。

小结：经过治疗，患者症状得以有效的缓解，至今一直非常好。

6. 李女士，年龄：49岁。住址：北京市八里庄

症状：脑出血后遗症。来医院现状：已有三年多的病史。左侧半身没有知觉。

2009年8月27日，针方：左取四缝、下针后手立刻能伸直了，右取灵骨、大白留针。

2009年8月31日，针方：右取木火四穴，右取偏瘫、灵骨、大白、上中下次白、上三黄、三重、三泉，左取四缝、肾关、三重留针。大椎刺络。走针：右取升提穴，偏五针。经过以上治疗，患者感觉轻松多了。

2009年9月2日，患者左手拘挛，脚往内翻，左半身疼。针方：右取木火四穴，子午头针取（2圈16针），右取八华、八关、灵骨、大白、上中下三九里、肾关、三重，左取四缝留针。委中、委阳及尺泽、曲泽刺络。走针：升提穴，右取肩痛穴。

2009年9月8日，针方：右取木火一穴，升提穴，右取偏瘫、灵骨、大白、三叉一二三、肩中、云白、李白、上曲、下曲、建中、上中下三九里、肾关，左取灵骨、大白、肾关、三重留针。肝胆段刺络。

2009年9月10日，针方：升提穴，右取灵骨、大白、八关、中九里、肾关、三重，左取四缝、肾关、三重留针。走针：右取偏五针。

小结：经上述治疗，患者病情得以改善，自述感觉也很好，效佳。

7.孟先生，年龄：47岁。住址：内蒙古赤峰市平庄矿务局

症状：脑血栓后遗症。来医院现状：左手小指无力，伸不开，腿走路也不灵便。此患者属肝系中风。

2009年6月3日，上午针方：升提穴，右取偏瘫、灵骨、大白、上白、中白、下白、次白、上三黄、通关、通山、通天、中九里、肾关、三重，左取四缝、三重、六溪留针。大椎刺络。右取火连、火菊、火散留针。下针后左侧小指伸开的速度立刻快了。经过以上治疗，走路时感觉轻松多了。下午针方：左取胳膊及腿透药。走针：升提穴，右取偏五针（偏瘫、臀痛、膝痛、踝痛、肩痛）。

2009年6月4日，上午针方：升提穴，右取偏瘫、灵骨、大白、上白、中白、下白、次白、上在黄、通关、通山、通天、中九里、肾关、三重。左取四缝、三重、六溪留针。下午针方：尺泽、曲泽洛书刺络（先患侧再健侧），委中、委阳刺络。走针：升提穴，右侧偏五针。治疗完左侧大脚趾还是往下勾。这时又针方：右取肩中、上曲、下曲、火连、火菊、火散留针30分钟。经过以上治疗，左侧大脚趾不使劲往里勾了，走路也灵便了，小手指伸开的速度和其他几个手指也一样了。

2009年6月5日，患者左取小手指还是伸展不灵，膝盖走路时分两步，这种情况还是肌强的原因造成的。大脚趾有点往下勾，脚腕走路时往里翻。针方：右取木火四穴留针6分钟，子午头针（3圈24针），右取灵骨、大白、三叉一二三、小节、上三黄、通关、通山、通天、驷马、下三皇、三重，左取灵骨、大白、上白、中白、下白、次白、肾关、三重、水相、水官、水仙、六溪留针。下午针方：心肺段刺络。走针：升提穴，右取偏五针。

2009年6月6日，上午针方：升提穴，左取灵骨、大白、上白、中白、下白、次白、肾关、三重。右取八关、灵骨、大白、肾关、三重、六溪、尺泽处用1寸针直刺1穴。下午针方：肝胆段刺络。走针：升提穴，右取偏五针。

2009年6月8日，患者左取手小指稍好些，但腿脚走路还是发沉。上午针方：右取木火四穴留针6分钟，升提穴，右取偏瘫、灵骨、大白、上白、中白、下白、次白、尺泽一穴、肩中、上三黄、木脊、木华、木枝、通关、通山、通天、下三皇、三重，左取四缝、肾关、三重留针。下午针方：肾段刺络。因抬肩时肩疼又在肩前锁骨上窝痛点处洛书刺络。针方：右取肩中留针5分钟。又在左侧肩峰处三线点刺。走针：升提穴，右取偏五针。左取胳膊手及腿脚透药。刮痧：先刮左取肩膀、颈部、肩胛骨，再刮肩前及胳膊，最后双腿后侧刮痧。

2009年6月10日，针方：升提穴，右取偏瘫、灵骨、大白、上白、中白、下

白、次白、小节、肩中、上三黄、木脊、木华、木枝、通关、通山、通天、三泉、下三皇、三重、火连、火菊、火散，左取四缝，肾关、三重留针。下午走针：升提穴，右取偏五针。左取胳膊手及腿脚透药。

2009年6月13日，患者因昨天出去玩路走得有点多，当时走的时候还感觉很好，第二天早晨起来就感觉脚尖发沉，在没有治疗以前根本就走不了这么多的路。上午针方：升提穴，右取偏瘫、灵骨、大白、小节、上三黄、通关、通山、通天、肾关、三重，左取灵骨、大白、上白、中白、下白、次白、肾关、三重留针。下午针方：右取肩中、云白、李白、上曲、下曲、神肩留针（以上六穴主治小腿胀痛），走针：升提穴，右取偏五针。经过以上治疗，左侧腿走路稍微轻点儿。大腿内侧腹股沟走路时疼。

2009年6月15日，患者今天左侧肩疼及脚走路都好多了。上午针方：右取木火四穴，升提穴，右取偏瘫、双取灵骨、大白、肾关、三重留针。下午针方：左取肩、胳膊、手及腿脚透经。走针：升提穴，右取偏五针。

2009年6月16日，因今天阴天，患者左侧腿走路时发沉，大腿内侧疼，大脚趾往下勾。上午针方：右取木火四穴，升提穴，灵骨、大白、肾关、三重留针。因今天阴天所以用这套回阳针。可加偏瘫。下午针方：右取小节穴留针。

小结：经上述治疗，效果很好。后来笔者与患者通话了解到，患者现已工作，至今一直很好。

8. 王先生，年龄：60岁。住址：北京国际机场

症状：脑出血后遗症。左侧半身不利。右侧正常。来医院现状：右侧脑部出血，压迫左侧肢体神经。左侧肩抬不起来，肘窝及左手伸不开，尤其是拇指和食指比较严重，左侧腿没有劲，走路时脚往里翻、拖地。此患者是属于肝风引起的。属肝系症状，筋拘挛。治疗时，情绪很不稳定，经常哭。

2009年3月21日，针方：左取肩峰，点刺完当时就能抬肩了，效果非常显著。右取木火四穴留针6分钟，升提穴，大椎刺络。左取鼻翼、灵骨、大白、肾关、三重，右侧（健侧）灵骨、大白、肾关、三重留针。走针：右取偏瘫、臀痛、膝痛、踝痛、肩痛，简称偏五针。

注：经过以上的治疗：患者眼睛变的有神了，左侧手能伸了，脚走路时灵便了。

2009年3月22日，患者左侧肩能抬了，手能伸了，脚走路时内翻及拖地的程度都有所减轻。针方：右取木火取8穴留针6分钟，升提穴，镇静穴，左取鼻翼，右取重子、重仙、八关穴，左取灵骨、大折、上中下次白，双取上瘤、肾关、三重，以上均留针30分钟。委中、委阳刺络。左侧出黑血，右侧未出。走针：右取偏五针。

注：经过本次治疗，左侧胳膊能往外伸展一点儿了，手指也能伸了，脚内翻的

程度也减轻了。

2009年3月23日，针方：右取木火取8穴留针6分钟，升提穴，镇静穴，左取鼻翼，双取灵骨、大白、上中下次白、上瘤、肾关、三重留针30分钟。走针：右取偏五针。双腿后侧刮痧：先刮健侧轻刮，然后再刮患侧重刮，本患者患侧小腿肚处有皮下结节。

2009年3月24日，患者左侧手和胳膊能抬能伸了，中指已到裤中线了，足内翻的程度也慢慢地减轻了。针方：右取木火取8穴留针6分钟，升提穴，镇静穴，左取鼻翼、灵骨、大白、上中下次白，右取灵骨、大白、八关8穴、火连、火菊、火散、上三黄，双取肾关、三重、上瘤。

2009年3月25日，患者手能伸开了，胳膊能伸开活动了，脚内翻明显减轻了，今天早晨喝水时有点儿呛。针方：右取木火四穴留针6分钟，升提穴，镇静穴，左取鼻翼、灵骨、大白。针方：右取三叉一二三、灵骨、大白、上三黄、火连、火菊、火散、肾关、三重，左取肾关，以上均留针30分钟，又把上三黄、三叉一二三、火连、火菊、火散、三重、肾关留针10分钟，再把镇静穴、鼻翼、灵骨、大白起针，这时只留下升提穴、失音、上瘤，留针20分钟后起针。走针：右取偏五针。

2009年3月27日，患者经过以上几次的治疗，喝水也不呛了，手、胳膊、脚也比以前灵敏多了。针方：升提穴，右取木火8针留针6分钟，镇静穴，左取鼻翼、三叉一二三、灵骨、大白，右取火连、火菊、火散、八关8穴、灵骨、大白。双取肾关，以上均留针30分钟。五岭穴点刺。肩峰及锁骨外侧中府、云门附近一带青筋点刺6针，双侧共计12针。经过以上一个疗程的治疗，整体症状明显好转。

2009年4月2日，针方：升提穴，右取偏瘫、灵骨、大白、上中下次白、上三黄、脾三穴、肾关、三重，左取肾关、三重、灵骨、大白，此时患者情绪又有点儿波动，又针灸镇静3穴。以上均留针30分钟。点刺：右取足跟上下左右各一穴。十八星点刺。肝胆段刺络出血。在做完以上治疗时，患者抬胳膊外展时，左侧肩膀内侧有点儿疼，这时又在右侧的相对位置的痛点处点刺16穴。

2009年4月4日，患者脚内翻的程度明显减轻。针方：右取偏瘫、升提穴，周天四穴（用梅花针叩刺）、小节、八关、木火四穴留针6分钟起针后又在升提穴左右旁开1寸处各取1穴，向面部方向平刺。以上均留针45分钟。因左手食指伸曲的灵敏度不够，又用5分针在右侧食指第一节横纹正中央向小指方向平刺一穴，针完这一针后患者情绪又有点儿波动，但是经过活动得气后，食指能慢慢伸开了。

2009年4月5日，针方：升提穴，在此穴左右旁开1寸处向前平刺计3穴。用梅花针叩刺周天四穴约2分钟，右取木火四穴留针6分钟。右取肩中、上曲、下曲、灵骨、大白、中九里、驷马、肾关、三重、六完，左取三灵一二三穴、灵骨、大白，以上均留针40分钟。因左侧食指伸曲的灵敏度不够，又针灸右侧五虎三穴留针5分钟。

2009年4月6日，针方：升提穴，右取偏瘫、小节、三叉一二三、上三黄、肾关、三重、火连、火菊、火散，左取在此穴往后开1寸再向左右旁开1寸处各1穴。灵骨、大白、上中下次白、以上均留针30分钟。

2009年4月8日，周天四穴点刺。针方：升提穴，在此穴往后开1寸再向左右旁开1寸处各1穴，右取偏瘫、肩中、上曲、下曲、三叉一二三、灵骨、大白、上三黄、肝经五线取五穴、通关、通山、肾关、三重、火连、火菊、火散，以上均留针30分钟。在针完灸后，左侧手指活动得气（这一疗程主要是恢复左侧手指）。

2009年4月15日，针方：升提穴，左取鼻翼，右取次白（此穴留针15分钟起针），右取偏瘫、八关、小节、肩中、上曲、下曲、其门、其角、其正、花骨一二穴、火连、火菊、火散、上三黄、肝经五线取五穴、肾关、三重。左取肘横纹三灵一二三穴、灵骨、大白、中九里、肾关、三重留针30分钟。经过本次的治疗，左侧的拇指和食指能伸能动了。

2009年4月16日，针方：升提穴，周天四穴点刺，右取木火一穴留针6分钟。三叉一二三穴、小节、肩中、上曲、下曲、花骨一二、驷马、通关、通山、上三黄、肾关、三重，左取灵骨、大白、中九里、肾关、三重，以上均留针30分钟。颈肩背部及胳膊刮痧。

注：因火连、火菊、火散连续用了3天了，穴位有些疲劳，所以用小节来代替，恢复左侧脚踝内翻。

2009年4月17日，针方：右取灵骨、大白、花骨一二、火连、火菊、火散、上三黄、通关、通山、通天留针。

2009年4月19日，针方：升提穴，右取偏瘫、花骨一二、肩中、上曲、下曲、重子、重仙、上三黄、三泉、通关、通山、通天、肾关、三重留针。

注：第三疗程已经结束。通过以上的治疗，左侧拇指和食指慢慢地能伸能动了。这个疗程主要是恢复小脑，预防小脑萎缩。

2009年4月20日，针方：子午头针第一圈取8针。右取灵骨、大白得气后留针10分钟，又针子午头针第二圈取8针，以上共留针25分钟。委中、委阳洛书刺络。五岭穴点刺。

2009年4月24日，针方：子午头针16穴，右取肩中、重子、重仙、上三黄、脾三穴、通关、通山、通天、肾关、三重，左取尺泽、灵骨、大白、上中下次白、中九里、肾关、三重留针。经过以上治疗，患者双腿能同时下蹲了。

2009年4月25日，左取尺泽、曲泽洛书刺络出黑血。针方：左取尺泽处用1寸针直刺（作用是治疗肘弯曲）、子午头针取20穴（第一圈取8针、第二圈取8针。第三圈取4针），右取三叉一二三、重子、重仙，左取灵骨、大白、上中下次白留针。

2009年4月26日，针方：升提穴，以及此穴左右旁开1寸处各1穴总计3穴，右取三叉一二三、上三黄、脾三穴、肾关、三重，左取灵骨、大白留针。

2009年4月29日，针方：双取灵骨、大白、肾关、三重，右取上三黄留针。第四疗程已经结束。经过这几次的治疗，患者走路比较灵便，下肢恢复较好，便秘也好了。

2009年5月5日，针方：升提穴，灵骨、大白、肾关、三重，右取上三黄留针。

2009年5月6日，针方：升提穴，右取灵骨、大白、上三黄、肾关、三重，左取肾关、三重留针。

2009年5月9日，左取委中、委阳刺络出瘀血。针方：右取小节、踝痛二穴、通关、通山、肾关、三重。左取肾关、三重、上三黄、灵骨、大白、上中下次白留针。

2009年5月11日，针方：子午头针24穴，左取尺泽处用5分针直刺1穴（治疗左侧肘关节打弯）、灵骨、大白，右取肩中、上曲、下曲、八关、灵骨、大白留针。经过这一疗程的治疗，患者左侧腿走路不内翻了，胳膊伸得比以前好多了，两腿温度也基本相似，但是两个胳膊的温差较大，患侧因气血循环不畅，胳膊还是发凉。

2009年5月20日，针方：右取灵骨、大白、肩中、中九里、上三黄、肾关、三重、花骨一二穴，左取灵骨、大白、肾关留针。

2009年5月21日，针方：升提穴，右取灵骨、大白、中九里、上三黄、肾关、三重，左取灵骨、大白、肾关、三重留针。

2009年5月22日，点刺后背督脉及膀胱经100多个穴位。针方：子午头针8穴，右取偏瘫、三叉一二三、灵骨、大白、上三黄、通关、通山、下三皇、三重，左取灵骨、大白天、上中下次白、中九里、肾关、三重留针。

2009年5月23日，针方：子午头针16穴，右取灵骨、大白、上中下次白、肩中、上三黄、通关、通山、上三皇、三重，左取中九里、肾关、三重、手部四缝（定位：指间交叉口，掌骨与指骨的连接处）留针。

2009年5月24日，双侧委中、委阳青筋处点刺，左侧委中、委阳刺络。针方：右取灵骨、大白、上三黄、通关、通山、血海、下三重、三重，左取中九里、肾关、三重、四缝留针。

2009年5月27日，针方：升提穴，右取三叉一二三、灵骨、大白、上三黄、通关、通山、通天、通肾、通胃、肾关、三重，左取灵骨、大白、肾关、六溪留针。

2009年5月28—30日，针方：升提穴，右取偏瘫、灵骨、大白、上中下次白、上三黄、肝经五线取五穴、通关、通山、通天、下三皇、三重，左取中九里、肾关、三重、四缝。

2009年5月31日，针方：子午头针16针。右取三叉一二三、灵骨、大白、肩中、上三黄、通关、通山、通天、三泉、肾关、三重，左取灵骨、大白、上中下次白、中九里、肾关、水相、水仙、六溪、三重留针。

2009年6月4日，双取尺泽、曲泽、委中、委阳刺络。针方：升提穴、灵骨、大白、肾关、三重，以上均双侧取穴。此套针法具有活血补脑、提升阳气的作用。

2009年6月9日，针方：升提穴，右取偏瘫、灵骨、大白、上中下次白、明黄、天黄、其黄、木华、木枝、木全总计6穴（有加强疏筋的作用）、通关、通山、通天、通肾、通背、肾关、三重，左取四缝、肾关、三重留针。

2009年6月10日，针方：升提穴，右取偏瘫、灵骨、大白、小节、上三黄、肝经五线取五穴、通关、通山、通天、肾关、三重留针，左取灵骨、大白、三火、肾关、三重留针。

2009年6月11日，针方：升提穴，右取偏瘫、灵骨、大白、上三黄、肾关、三重，左取灵骨、大白、通关、通山、通天、肾关、三重留针。

2009年6月13日，针方：子午头针16针，右取灵骨、大白、上中下次白、上三黄、通关、通山、通天、肾关、三重，左取灵骨、大白、肾关、三重留针。

2009年6月14日，针方：升提穴，右取偏瘫、肩中、神肩、云白、李白、上曲、下曲、灵骨、大白、上三黄、木华、木枝、木全、下三皇、通关、通山、通天、姐妹一二三、三重，左取灵骨、大白、上中下次白、肾关、三重留针。

2009年6月21日，针方：升提穴，右取灵骨、大白、小节、上中下次白、上三黄、木华、木枝、木全、通关、通山、通天、下三皇，左取肾关、三重留针。双取尺泽、曲泽、委中、委阳刺络。

小结：通过以上几个疗程的治疗，患者整体恢复较好。

9.李先生，年龄：67岁。住址：北京市酒仙桥

症状：右侧腿轻度中风。来医院现状：右侧腿走路时发沉。

2009年7月29日，针方：左取臀痛穴未留针。这一针下去之后走路活动时腿立刻不沉了。左取偏瘫、灵骨、大白、中九里、升提穴留针。

2009年8月1日，患者右侧大腿不热了，但是小腿和脚还是热。针方：升提穴、灵骨、大白，左取上三黄、肾关、三重，右取三重留针。心肺段刺络。

2009年8月3日，患者右侧小腿及脚心发热。针方：左取灵骨、大白、三重、三泉、肩中，右取灵骨、大白、驷马留针。右取小腿阳明经一带青筋点刺出血。右取脚心正中点刺5针未出血。肝胆段刺络。

2009年8月7日，患者右腿脚还是热。针方：膝痛、血海、驷马、下三皇，左取五虎三四五、小节留针。肾段刺络。

2009年8月11日，患者右侧腿发热有所减轻，右脚偶尔疼，胆结石。针方：左取五虎三四五、小节、中九里、下三皇、三重，右取驷马、血海，双取木枝穴。委中、委阳刺络。

2009年8月13—19日（共4次），针方：左取五虎三四五、小节、中九里、下三

皇、三重，右取驷马、血海留针。

2009年8月21—25日（共3次），针方：左取灵骨、大白、三重、三泉、下三皇，右取驷马、血海留针。肝胆段刺络。

2009年8月27日，双腿透药。针方：左取五虎三四五、小节、中九里留针。腰段刺络。双腿后侧外侧刮痧。

2009年8月29日，患者右侧腿热好多了，但脚心还是热。双腿透药。针方：左取灵骨、大白、小节、踝痛二穴、中九里、三重留针。右取大腿内侧点刺。

2009年9月14日，针方：灵骨、大白、下三皇、驷马、血海，左取三重留针。肾段刺络。

2009年9月18日，针方：灵骨、大白、驷马、血海、下三皇，左取中九里留针。心肺段刺络。

小结：经上述治疗，患者改善很大，效佳。

10.谢先生，年龄：58岁。住址：新疆

症状：脑血栓后遗症，压迫左侧肢体。右侧面瘫，言语不清。来医院现状：左侧下肢稍微有点儿拖地，嘴巴往右侧歪。

2010年5月10日，针方：右取木火一穴，左取七快，双取灵骨、大白、肾关、三重留针。大椎刺络。

2010年5月11—13日，针方：右取木火一穴、头顶9针（三会、三州）、灵骨、大白、失音、肾关、三重。子午美容。委中、委阳刺络。走针：右取偏五针。

2010年5月15日，针方：右取木火一穴、怪三针、灵骨、大白、肾关、三重。左取七快。子午美容。走针：右取偏五针。

2010年5月17日、19日，针方：右取木火一穴。针方：头顶9针（三会、三州），左取偏瘫、七快、神肩、灵骨、大白、上三黄、肾关、通天，右取灵骨、大白、肾关、三重留针。子午美容。走针：左取偏五针。肝胆段刺络。

2010年5月21日，患者左腿走路无力，入睡难，嘴往外流口水。针方：右取木火一穴、头顶9针（三会、三州）、镇静穴、水通、水金、灵骨、大白、肾关、三重留针。子午美容。肾段刺络。走针：左取偏五针。

2010年5月25日，针方：右取木火一穴，左取七快，双取灵骨、大白、肾关、三重留针。子午美容。心肺二段刺络。

2010年5月27日、29日，针方：右取木火一穴，头顶9针（三会、三州），左取七快，双取灵骨、大白、肾关、三重留针。子午美容。肝胆二段刺络。

2010年5月31日，患者左侧手不听使唤，嘴歪流涎。针方：头顶9针（三会、三州）、水通、水金，左取灵骨、大白、上白、中白、下白、肾关、三重，右取灵骨、大白、上白、中白、下白、次白、侧三、侧下三、肾关。子午美容。双取尺泽

处刺络。

2010年6月4日，患者左侧肢体恢复较好，右侧嘴歪、舌头发硬。针方：升提穴，左取七快，双取失音、灵骨、大白、肾关、三重。子午美容。肾二段刺络。

2010年6月6日，针方：头顶9针（三会、三州）、水通、水金、灵骨、大白、肾关、三重。子午美容。腰二段刺络。

2010年6月8日，针方：头顶9针（三会、三州），左取灵骨、大白、中泉、肾关，右取灵骨、大白、肾关、三重。

2010年6月11日，针方：头顶9针（三会、三州）、水通、水金，左取侧三、侧下三、灵骨、大白，右取灵骨、大白、肾关、三重留针。

2010年6月13日，患者肢体恢复较好，嘴巴还是往右侧歪。针方：子午针法（2圈16针）、水通、水金、灵骨、大白，左取侧三、侧下三，右取肾关、三重留针。后背心肺、肝胆、脾胃、肾、腰段五行点刺。

小结：经过以上的治疗，患者的症状均得以有效的控制，效佳。

第四节　面部痤疮等疾病

1.司先生，年龄：30岁。住址：北京市海淀区

症状：面部痤疮。

2010年8月4日、5日，针方：膝痛、血海、驷马留针。

2010年8月9日，心肺段刺络。双取耳背点刺。针方：膝痛、血海、驷马、腑快留针。

2010年8月11日、13日、16日、18日，大椎刺络。针方：膝痛、血海、驷马。

2010年8月20日，针方：左取灵骨、大白，右取木穴，双取腑快、膝痛、血海、驷马留针。脾胃段刺络。面部痤疮处清理。

2010年8月23日、25日、27日、30日，针方：镇静穴、腑快、膝痛、血海、驷马留针。大椎刺络。

2010年9月5日，针方：双取膝痛、血海、驷马，右取灵骨、大白、外三关留针。大椎刺络。

2010年9月11日，针方：印堂、膝痛、血海、驷马以及驷马下穴直下2寸处1穴总计4穴。左取指驷马、下三皇，右取木穴、外三关留针。大椎刺络。

2010年9月19日，针方：印堂膝痛、血海、驷马，左取肾关，右取外三关。大椎刺络。

2010年9月26日，针方：印堂、膝痛、血海、驷马留针。心肺段刺络。

2011年9月10日，患者嗓子疼痛。大椎刺络。针方：曲池、血海、驷马留针，左取足千金、足五金，右取失音留针。下针后嗓子痛立刻好转。

小结：经过上述治疗，患者改善很大，效佳。

2.陶女士，年龄：30岁。住址：北京市朝阳区

症状：面部长痘、耳朵疼、颈腰椎不适、失眠、心律不齐、便秘。

2008年12月21日，针方：膝痛、血海、驷马留针。子午美容。大椎刺络。耳背点刺。

2008年12月22日，针方：膝痛、其门、其角、其正、驷马、血海、下三皇留针。子午美容。

2008年12月23日，针方：膝痛、三其、驷马、血海、下三皇留针。子午美容。

2008年12月28日，针方：三其、膝痛、驷马、血海、三重、下三皇留针。子午美容。大椎刺络。

2009年1月2日，针方：膝痛（未留针）、三其、驷马、血海、肾关留针。子午美容。大椎刺络。

2009年2月27日，子午美容。大椎刺络。

2009年3月15日，针方：其门、其角、其正留针。

2009年4月18日，针方：灵骨、大白、肾关、三重留针。

小结：经过上述治疗，患者改善很大，效佳。

3.王女士，年龄：34岁。住址：北京市望京

症状：面部长痘、妇科阴道炎、便秘、口干、耳痒。来医院现状：面部长了好多的青春痘。曾经在多家美容院用过好多种产品，最终也没有治好，即使是当时治好了，过后又反弹了。

2009年8月14日，针方：膝痛、血海、驷马留针。

2009年8月16日，针方：镇静穴、膝痛、三其、驷马取四穴、血海、肾关留针。大椎刺络。

2009年8月18日，经过以上治疗，患者面部痘好多了。针方：膝痛、三其、驷马、血海，右取指驷马留针。心肺段刺络。痔疮穴收针。

2009年8月20日，针方：膝痛、三其、驷马、血海、中九里、肾关。肝胆段刺络。

2009年8月22日，针方：膝痛、血海、驷马、下三皇、三其。脾胃段刺络。痔疮穴收针。

2009年8月24日，针方：上下唇点刺。针方：膝痛、三其、驷马、血海、下三皇。肾段刺络。痔疮穴收针。

注：上下唇点刺完口立刻就不干了。

2009年8月26日，针方：膝痛、三其、驷马、血海、下三皇留针。腰及大椎刺

络。

2009年8月28日，针方：左取还巢，右取妇科，双取三其、膝痛、驷马、血海、下三皇。心肺段刺络。痔疮穴收针。

2009年8月30日，针方：膝痛、血海、驷马、三其、下三皇、木妇，左取妇科，右取还巢。肝胆段刺络。上下唇点刺。痔疮穴收针。

2009年9月1日，针方：膝痛、三其，左取妇科，右取还巢，双取血海、驷马、外驷马、外三关留针。心肺及大椎刺络。

2009年9月3日，针方：左取还巢，右取妇科，双取膝痛、三其、驷马、外驷马、血海、外三关、镇静穴、火硬。肝胆段刺络。痔疮穴收针。尺泽、曲泽青筋处点刺出血。三神穴点刺。

2009年9月7日，针方：左取还巢，右取妇科，双取三其、膝痛、血海、驷马、外三关、火硬、镇静穴。脾胃及委中、委阳刺络。痔疮穴收针。

2009年9月10日，针方：左取妇科，右取还巢，双取膝痛、血海、驷马、三其、下三皇、火硬。肾段及大椎刺络。

2009年9月13日，针方：左取妇科，右取还巢，双取三其、膝痛、驷马、血海、下三皇留针。腰及心肺段刺络。

2009年9月16日，针方：左取妇科，右取还巢，双取膝痛、三其、驷马、血海、下三皇留针。肝胆段刺络。

2009年9月21日，针方：左取还巢，右取妇科，双取三其、膝痛、血海、驷马、下三皇。脾胃段刺络。

注：经过这一疗程的治疗，面部的痘好多了，妇科及痔疮也明显好转。

2009年9月26日，针方：下三皇、血海、驷马、膝痛、三其，左取妇科，右取还巢，心肺段刺络。正本穴点刺治疗鼻头发黑。

2009年10月13日，针方：灵骨、大白、肩痛、水曲、三其、驷马、血海、肾关、水晶。大椎刺络。

2009年10月18日，针方：镇静穴、中下白、阳陵泉、水曲、三其、驷马、血海、肾关、水晶。心肺段刺络。

2009年11月8日，针方：左取还巢、灵骨、大白，右取妇科，双取三其、膝痛、偏头痛、驷马、血海、下三皇、水曲。心肺段刺络。

2009年11月11日，针方：左取妇科，右取还巢，双取三其、膝痛、驷马、血海、下三皇。肝胆段刺络。

2009年11月14日，针方：左取妇科，右取还巢，双取三其、偏头疼、膝痛、驷马、血海、下三皇留针。

2009年11月25日，针方：左取还巢，右取妇科，双取膝痛、血海、驷马、下三皇。大椎刺络。

2009年12月4日，针方：左取还巢，右取妇科。双取灵骨、大白、驷马、血海、足千金、足五金。大椎刺络。耳三、耳背点刺。九喉穴洛书点刺。

2009年12月11日，患者患有咽炎、头疼。针方：膝痛、驷马、血海、下三皇、足千金、足五金、火硬、侧三、侧下三。冲霄穴刺络。

2009年12月24日，针方：右取妇科、木穴，左取还巢、灵骨、大白，双取驷马、血海、肾关留针。

2010年5月5日，针方：膝痛、血海、驷马、足千金、足五金。大椎刺络。

2010年5月7日，针方：膝痛、血海、驷马、火硬。心肺段刺络。

小结：经上述治疗，患者症状基本消失，效好。

4.王女士，年龄：28岁。住址：上海市

症状：面部痤疮。来医院现状：整个面部全部是大个的痤疮。

2009年8月12日，针方：膝痛、血海、驷马均双针进针。外三关留针。心肺段及大椎刺络。

2009年8月15日，针方：膝痛、血海、驷马均双侧取穴。

2009年8月20日，针方：膝痛、血海、驷马、下三皇留针。心肺、肝胆段、大椎刺络。

2009年8月25日，针方：膝痛、血海、驷马，以上均双针。肾关留针。脾胃、肾段刺络。

2009年9月3日，针方：膝痛、血海、驷马，以上均双针。外三关留针。大椎刺络。

2009年9月8日，针方：膝痛、血海、驷马，以上均双针。下三皇留针。心肺段刺络。

小结：经上述治疗，患者面部改善很大，效佳。

5.邓先生，年龄：36岁。住址：北京市亚运村

症状：面部祛斑。

2010年3月4日，针方：灵骨、大白、下三皇、上三黄。子午美容。大椎刺络。

2010年3月6日，针方：升提、灵骨、大白、上三黄、下三皇留针。子午美容。心肺段刺络。

2010年3月10日，针方：灵骨、大白、肾关、三重留针。子午美容。肝胆段刺络。

2010年3月13日，针方：灵骨、大白、上三黄、下三皇留针。子午美容。脾胃段刺络。

2010年3月15日，针方：灵骨、大白、驷马、下三皇留针。子午美容。肾段刺络。

2010年3月17日，针方：灵骨、大白、下三皇、驷马留针。子午美容。

2010年3月19日，针方：指驷马、上三黄、下三皇留针。子午美容。

2010年3月21日，针方：灵骨、大白、驷马、下三皇留针。子午美容。

2010年3月25日，针方：驷马、下三皇留针。子午美容。心肺段刺络。

2010年3月28日，针方：上三黄、下三皇，左取灵骨、大白。子午美容。肝胆段刺络。

小结：经上述治疗，患者面部色斑改善很大，效佳。

6.杨女士，年龄：45岁。住址：北京市海淀区民族大学

症状：面部痤疮。

2010年6月24日，针方：灵骨、大白、下三皇留针。

2010年6月26日，针方：左取木炎，右取上三黄留针。

2010年7月3日，患者痛经。针方：左取妇科，右取还巢、灵骨、大白、双取门金留针。

2010年7月6日，患者失眠。针方：镇静穴、下三皇，右取灵骨、大白留针。大椎刺络。

2010年7月8日，患者失眠、便秘。针方：镇静穴、灵骨、大白、其门、其角、其正、下三皇留针。心肺段刺络。

2010年7月11日，患者失眠。针方：镇静穴、灵骨、大白、下三皇留针。

2010年7月13日，针方：镇静穴、灵骨、大白、下三皇留针。

2010年7月16日，针方：镇静穴，左取下三皇。右取灵骨、大白、上三黄留针。肝胆段刺络。

2010年7月18日，任督火龙、透药。针方：镇静穴、下三皇留针。

2010年7月21日，针方：镇静穴，左取灵骨、大白、上三黄，右取下三皇留针。脾胃段刺络。

2010年7月27日，针方：镇静穴，左取灵骨、大白、下三皇，右取上三黄留针。

2010年7月30日，针方：镇静穴，右取灵骨、大白、下三皇，左取上三黄留针。

2010年8月1日，针方：镇静穴，左取灵骨、大白、下三皇，右取上三黄留针。

2010年8月4日，针方：镇静穴，左取灵骨、大白、下三皇，右取上三黄留针。腹部火龙。

2010年8月6日，针方：镇静穴，右取灵骨、大白、下三皇，左取上三黄留针。大椎刺络。

2010年8月10日，针方：镇静穴、膝痛、血海、驷马留针。大椎刺络。

2010年8月12日，针方：镇静穴，左取灵骨、大白、驷马，右取下三皇留针。

2010年8月16日，针方：镇静穴、灵骨、大白、下三皇留针。

2010年8月18日，针方：镇静穴，右取灵骨、大白、火硬、中九里、七里，左取灵骨、大白、削骨3针留针。

2010年8月20日，患者感冒、失眠。大椎刺络。针方：镇静穴、灵骨、大白、肾关、三重。

2010年8月25日，针方：镇静穴，左取灵骨、大白、下三皇，右取驷马留针。颈肩刮痧。

2010年8月27日，针方：镇静穴，左取灵骨、大白、下三皇，右取眼黄一二、光明一二穴。

2010年8月30日，针方：镇静穴，左取灵骨、大白、下三皇，右取驷马留针。

2010年8月31日，针方：镇静穴，左取眼黄、下三皇，右取灵骨、大白、上三黄留针。

2010年9月3日，患者左侧腰痛。针方：镇静穴、灵骨、大白、肾关、三重，左取，腰痛点，右取中下白留针。

2010年9月6日，针方：镇静穴、灵骨、大白，左取肾关、三重。右取中九里、肾关留针。心肺段刺络。

2010年9月7日，针方：镇静穴、灵骨、大白、肾关、三重留针。

2010年9月10日，针方：镇静穴，左取下三皇，右取灵骨、大白、上三黄留针。肝胆段刺络。

2010年9月12日，针方：镇静穴、下三皇留针。

2010年9月17日，针方：灵骨、大白、肾关、三重，左取驷马留针。

2010年9月19日，针方：左取肾关、三重，右取灵骨、大白、肾关、三重、驷马留针。

2010年9月22日，针方：灵骨、大白、驷马以及驷马下穴直下2寸处1穴总计4穴。走针：在后背，乳腺对应区各1穴（患者有丰胸的要求）。

2010年9月29日，针方：镇静穴、灵骨、大白、驷马，右取三灵一二三留针。走针：后背乳腺对应区各1穴。

2010年10月7—21日（共7次），针方：灵骨、大白、驷马、脾三穴。

2010年10月28日，针方：木穴、膝痛、血海、驷马。

2010年10月29日，针方：木穴、膝痛、血海、驷马。心肺段刺络。

2010年11月2—8日（共4次），针方：右取驷马，左取下三皇。

2010年11月14日，患者后背疼，面部长痘。针方：左取驷马，右取重子、重仙。大椎刺络。

2010年11月18日，患者月经延期。针方：姐妹一、二、三，左取还巢，右取妇科。小腹火龙。

2010年11月28日—12月8日（共4次），患者后背疼。后背痛点处点刺。针方：灵骨、大白、驷马。

2010年12月14日，患者崩漏。针方：止血穴，右取妇科，左取还巢。

2010年12月17日，针方：升提穴、镇静穴、止血，左取灵骨、大白、还巢，右取妇科。

2011年1月15日，患者皮肤过敏，面部长痘。针方：右取木穴，左取指驷马，双取血海、中九里留针。

2011年1月18日，针方：木穴，左取驷马，右取下三皇。大椎刺络。

2011年2月24日，针方：灵骨、大白，右取驷马，左取下三皇。

2011年3月3日，针方：左取木穴、下三皇，右取灵骨、大白、驷马。大椎刺络。

2011年3月17日，患者血小板低。针方：右取上三黄，左取脾一穴（血海）。

2011年3月25日，针方：右取驷马，左取下三皇。大椎刺络。

2011年5月21日，针方：灵骨、大白，右取驷马，左取下三皇。心肺段刺络。

小结：经上述治疗，患者改善很大，效佳。

第五节　风湿骨病

1. 曹女士，年龄：75岁。住址：河北省定州市

症状：双侧腿疼、下肢静脉血栓、腰疼、失眠。

2011年3月6日，针方：镇静穴，左取灵骨、大白，右取中白、下白留针。双侧踝痛穴收针。右侧膝盖内侧长一个脂肪瘤，在肿块处刺络。

2011年3月12日，针方：灵骨、大白、中白、下白、肾关留针。腹部火龙。腰段刺络。

2011年3月19日，患者右侧膝关节疼，失眠。右取膝盖内侧长瘤处刺络。针方：左取灵骨、大白、心膝、胆穴、肩中、肾关，右取灵骨、大白、肾关、镇静留针。后背刮痧。腹部火龙。

2011年4月3日，针方：升提穴、镇静穴、灵骨、大白、肾关留针。大椎及右侧膝盖内侧长瘤处刺络。腰腹火龙、透药。

2011年4月10日，针方：右取三神穴（主治干咳）。走针：左取锁骨中间位于气户、气舍之间用1寸针直刺（主治腰疼）。腰腹火龙、透药。

2011年5月1日，患者腿走路无力。针方：灵骨、大白、肾关、三重，左取肩中留针。腹部火龙。后背刮痧。

2011年5月6日，患者腰疼，右膝关节疼。针方：腰痛穴、灵骨、大白、肾关。

左取肩中、建中留针。腰背部刮痧。

小结：经上述治疗，患者症状改善很多，效佳。

2.曾女士，年龄：37岁。地址：北京市朝阳区

症状：右侧网球肘。

2009年5月11日，针方：左取肘痛穴（膝痛穴上五分处）未留针。患者立刻感觉疼痛明显减轻。右侧肘关节透药。左取灵骨倒取向手腕方向平刺。右侧胳膊刮痧。在刮痧时皮下有结节。经过以上治疗，还是有点疼痛。又在左取内膝眼处向外膝眼处平刺一穴未留针，患者痛减。

2009年5月14日，右取胳膊火龙、透药。做火龙时先从手腕方向往上点，然后再从肘关节方向往手腕处点。针方：右取臀痛穴，左取灵骨留针。右取尺泽、曲泽处洛书刺络出瘀血，肘关节痛点处洛书刺络，肘关节下2寸处刺络。

2009年6月29日，右侧肘关节痛点处洛书刺络。走针：左取膝痛穴，内膝眼向外膝眼方向平刺一穴。经过以上治疗，疼痛减轻了许多。

2009年6月30日，针方：左取灵骨、大白留针，右取肘关节透药。

2009年7月2日，针方：右取肘关节透药。走针：左取膝痛。左取灵骨、大白留针。走针：右取臀痛穴。

2009年7月3日，走针：患侧臀痛穴。针方健侧：灵骨、大白留针。患侧：肘关节透药。走针：左取指麻穴。

2009年7月5日，针方：右取肘关节透药，左取灵骨、大白留针。走针：左取内膝眼一穴。

小结：经上述治疗，患者症状消失，效好。

3.程女士，年龄：60岁。住址：北京市海淀区

症状：膝关节增生。来医院现状：膝关节疼痛、胸痛、头痛，以上症状都是右侧偏重。

2010年11月21日，针方：左取灵骨、大白、心膝、胆穴。腹部火龙。

2010年11月22日，患者右侧膝关节疼痛、胸痛、头痛。针方：灵骨、大白，左取心膝、胆穴、肾关、侧三、侧下三、上中下三里穴、眼黄穴。右取心灵一二三穴、水曲留针。心肺二段刺络。双侧膝关节火龙、透药。

2010年11月24日，针方：左取灵骨、大白、眼黄、肩中、建中、肾关、侧三、侧下三，右取心膝、胆穴、水曲。委中、委阳刺络。双侧膝关节火龙、透药。

2010年11月26日，患者右侧头痛已好，头顶正中又疼了，腿部酒精过敏起小疙瘩痒。针方：右取灵骨、大白、中白、下白、侧三、侧下三，左取心膝、胆穴、小节、肾关、三重。大椎刺络。腰及双腿后侧刮痧。

2010年11月28日，患者右侧膝关节疼、腰疼、头痛减轻。针方：腰痛穴（向下直刺）、灵骨、大白、肾关、三重，左取肩中、建中。腰火龙，腰刺络。

2010年11月30日，患者腰疼好多了，右侧膝关节及头痛。针方：镇静穴、灵骨、大白、中白、下白，左取肩中、建中、侧三、侧下三、肾关，右取肾关、三重。腹部火龙。

2010年12月3日，针方：左取灵骨、大白、心膝、胆穴、肩中、建中、通关、通山、通天，右取灵骨、大白、肾关、三重留针。肝胆段刺络。

2010年12月6日，经过以上治疗，患者整体情况好多了，右侧膝盖还是有点儿疼。针方：左取灵骨、大白、中白、下白、肩中、建中，右取通天、水曲。脾胃段刺络。双腿刮痧。

2010年12月8日，针方：灵骨、大白、肾关、三重，左取肩中、建中留针。肾段刺络。双腿刮痧。

2010年12月13日，患者右侧膝盖疼痛、头痛。针方：上中下三里穴，右取大白透劳宫、削骨针，左取肩中、建中、灵骨、大白、通关、通山、通天。委中、委阳及心肺二段刺络。

2010年12月15日，患者右侧膝关节疼痛。减肥。针方：灵骨、大白、肾关、三重留针。腹部节脂肪。经过以上治疗右侧膝关节内侧还是有点疼，走针：左取心门穴。腰腹火龙、透药。

2010年12月17日，患者右侧膝关节疼痛、偏头痛、胃不适发胀。针方：左取上中下三里、镇静穴、中白、下白、火膝、肾关，右取灵骨、大白，再取胃毛七穴用5分针直刺。腹部火龙。

注：经过以上治疗，右侧头及膝关节还是有点疼，又走针：左取膝痛穴，右取上中下三里点刺。

2010年12月20日，针方：左取灵骨、大白、中白、下白，右取心灵一二三穴。

2010年12月22日，右侧膝关节带护膝。针方：左取膝灵、火膝、肩中，右取中白、下白、腹部子午针法（两圈计16针均用1.5寸针），右取驷马、下三皇留针。大椎刺络。左取膝痛穴收针。腰腹火龙、腰透药。

注：经过以上一个疗程的治疗，患者整体症状已基本好转。

2010年12月24日，针方：左取灵骨、大白、膝灵、火膝、肩中、心门，右取灵骨、大白、腹部子午针法（同上次），左取通关、通山、通天、三重，右取下三皇留针。腹部切脂肪。腰腹火龙、透药。

2010年12月27日，患者右膝内侧还有个痛点，腰部酒精过敏。心肺二段刺络。针方：左取膝灵、火膝、肩中、下三皇，右取灵骨、大白、驷马。

2010年12月31日，患者腰发凉，右膝内侧疼。腰火龙。针方：灵骨、大白、肾关、三重，左取心膝、胆穴、肩中、建中，右取中白、下白留针。

2011年1月3日，患者腰及膝关节不疼了，双侧小腿发凉。针方：灵骨、大白、肾关、三重，左取心膝、胆穴、肩中、建中留针。腹部切脂肪。

2011年1月5日，针方：左取灵骨、大白、肩中、建中、膝灵、火膝，右取灵骨留针。大椎刺络。

2011年1月7日，患者右侧膝内侧酸软无力，感觉是筋短。针方：升提穴，左取灵骨、大白、心膝、胆穴、肩中、建中、上三黄、肾关，右取下三皇留针。腹部切脂肪。

2011年1月10日，患者右侧膝盖疼痛基本消失。针方：灵骨、大白、中白、下白，左取肩中、建中、下三皇，右取驷马留针。心肺段刺络。

2011年1月12日，患者右侧膝无力。针方：灵骨、大白、肾关、三重、腹部子午针法（第一圈2寸8针，第二圈3寸8针），肝胆段刺络。

2011年1月14日，患者右取眉棱骨疼、腿无力。针方：灵骨、大白，左取二角明、侧三、侧下三、肾关、肩中，右取肾关、三重留针。委中、委阳刺络。

2011年1月17日，患者胃部不舒服，有些憋气。针方：升提穴、灵骨、大白，左取肾关、三重，右取指胃、四花上中下三穴，双取火硬留针。脾胃段刺络。

2011年1月19日，患者右侧膝关节无力，胃部不舒服。针方：左取膝灵、火膝、中白、下白、肩中、肩峰、通胃，右取灵骨、大白、通关、通山、通天。中间：胃毛七穴用1寸针直刺。肾段刺络。

2011年1月21日，针方：左取心膝、胆穴、肩中、建中、上三黄，右取灵骨、大白、通关、通山、通天，左取上中下三里留针。腰段刺络。腹部切脂肪。

2011年1月24日，针方：灵骨、大白，左取肩中、建中、上三黄，右取通关、通山、通天。腹部切脂肪。委中、委阳刺络。

2011年2月21日，针方：中白、下白、阳陵泉、水曲、腹部子午针法留针。委中、委阳刺络。

2011年2月25日，针方：腑快、灵骨、大白、门金、四花上穴，左取膝灵、火膝留针。

2011年2月28日，针方：左取灵骨、大白，右取中白、下白、妇八针（3寸针），右取驷马，左取下三皇留针。

2011年3月2日，患者右侧膝关节疼。针方：左取膝灵、火膝、肾关，右取灵骨、大白、通心、通灵留针。

2011年3月9日，针方：左取心膝、胆穴、肩中、建中、肾关、门金，右取灵骨、大白、四花上穴、门金、腑快留针。腹部切脂肪。

2011年3月11日，针方：左取膝灵、火膝、肩中、建中、下三皇、门金，右取灵骨、大白、驷马、门金留针。

2011年3月14日，针方：左取膝灵、火膝、肩中、建中、肾关，右取灵骨、大白、肾关留针。

2011年3月16日，针方：左取肩中、建中、云白、李白、上曲、下曲、三重、次白，右取中白、下白、下三皇留针。腹部拔罐。

2011年3月18日，针方：灵骨、大白、肾关、三重留针。腹部切脂肪。

2011年4月1日，双腿火龙。腹部切脂肪。

2011年4月4日，腰腹火龙、腹部拔罐。膝关节火龙。

2011年4月6日，针方：左取灵骨、大白、心膝、胆穴、肩中、建中、肾关，右取灵骨、大白、肾关。妇八留针。

注：经过以上的治疗，右侧膝关节已彻底治愈。

2011年5月9日，针对患者肥胖，针方：胃痛、膝痛、肩痛留针。腹部拔罐。

2011年5月13日，升提穴、胃痛、膝痛、肩痛留针。

2011年5月16日，针方：升提穴、胃痛、膝痛、肩痛、肾病穴留针，腹部拔罐。

2011年5月19日，针方：升提穴、胃痛、痔疮、胸痛、降糖、肩痛、癫痫留针。腹部拔罐。

小结：经过上述治疗，患者改善很大，效佳。

4.邓女士，年龄：55岁。住址：北京市海淀区

症状：由腰椎间盘突出和腰椎骨质增生引起的右侧腰胯及腿疼。来医院现状：右侧腰及腿疼，走路时腿抬不起来。

2010年3月21日，针方：左取臀痛穴、膝痛穴未留针。下针后症状有所缓解。灵骨、大白、肩中、中九里，右取灵骨、大白、腕顺一、腕顺二留针。

2010年3月25日，针方：腰痛穴（向下直刺）、灵骨、大白、肾关、三重留针。委中、委阳刺络。

2010年4月1日，腰火龙、透药。针方：左取灵骨、大白、腕顺一、腕顺二、中九里、中十里，右取灵骨、大白、肾关、三重留针。双侧小腿后侧刮痧。

2010年4月6日，针方：左取灵骨、大白、肩中、建中，右取灵骨、大白、中白、下白，双取肾关、三重留针。精枝刺络。

2010年4月8日，针方：左取火膝、膝灵，右取灵骨、大白，双取肩中、建中、肾关留针。

2010年4月10日，患者腿腰疼痛减轻，嗓子疼，有痰。双腿前后侧及腰腹部火龙。针方：灵骨、大白、肾关、肩中留针。大椎刺络。

2010年4月12日，针方：左取灵骨、大白、腕顺一、腕顺二，右取灵骨、大白、中白、下白，双取肩痛、肾关留针。心肺段刺络。

2010年5月18日，针方：灵骨、大白、中九里、肩中留针。腰刮痧。

2010年5月24日，针方：灵骨、大白、肾关、三重，左取肩中、建中、后中留针。

2010年6月8日，针方：左取灵骨、大白、肩中、肾关，右取中白、下白、肾关留针。委中、委阳刺络。

小结：经上述治疗，患者病情缓解，效好。

5.邓先生，年龄：44岁。住址：北京市房山区

症状：腰疼。来医院现状：本人已有好多年的病史。在此期间曾采用过多种方法治疗，均没有理想的效果。

2010年5月22日，针方：升提穴，左取偏瘫、灵骨、大白、中下白、肾关、三重，右取灵骨、大白留针。腰段刺络。

2010年5月24日，针方：灵骨、大白、中下白，左取肾关、三重、中九里，右取下三皇留针。大椎刺络。

2010年5月26日，针方：灵骨、大白、肾关、三重，左取腕顺一、腕顺二，右取中下白留针。腰段刺络。臀痛穴收针。

2010年5月28日，针方：左取灵骨、大白、上中下白、肾关、三重，右取灵骨、大白、下三皇留针。委中、委阳刺络。

2010年5月30日，针方：灵骨、大白、肾关、三重，左取腕顺一、腕顺二留针。腰刮痧。

2010年6月1日，腰部火龙、透药。针方：左取小节、肾关、三重、中九里。右取灵骨、大白、肾关、三重留针。后背腰区五行刺络（位于肩胛骨处）。

2010年6月3日，腰部痛点处刺络。针方：升提穴，右取鼻翼，左取小节、下三皇、三重留针。

2010年6月5日，针方：升提穴、灵骨、大白，右取中九里、肾关、三重、下三皇留针。

2010年6月7日，右取腰部痛点处刺络。针方：左取灵骨、大白、腕顺一、腕顺二、肾关，右取灵骨、大白、中下白留针。

2010年6月9日，针方：左取玉火、中下白、腕顺一、腕顺二、肾关、三重，右取灵骨、大白、水曲留针。

2010年6月11日，针方：玉火、中白、腕顺一、腕顺二、灵骨、大白、肾关、三重留针。贴耳穴：水耳、木耳。

2010年6月13日，针方：左取玉火、灵骨、大白、腕顺一、腕顺二、下三皇，右取灵骨、大白、中下白、三重、水曲留针。腰及腿前后刮痧。

2010年6月15日，针方：左取鼻翼、玉火、灵骨、大白、腕顺一、腕顺二、天皇、肾关、人皇，右取水曲留针。腰部痛点处刺络。

2010年6月17日，腰部火龙、透药。针方：左取玉火，双取水通、水金，左取腕顺一、腕顺二、中九里、花骨三穴，右取灵骨、大白、水曲留针，肾段刺络。

2010年6月21日，患者右侧腰疼较重。左侧也开始疼。针方：左取鼻翼、玉火、灵骨、大白、腕顺一、腕顺二、中九里、肾关、三重，右取灵骨、大白、腕顺一、腕顺二、肾关、水曲。腰部刮痧。委中、委阳及大椎刺络。

2010年6月27日，腰部透药。针方：升提穴，右取鼻翼、灵骨、大白、肾关、火硬。左取小节、腕顺一、腕顺二、中九里、七里留针。腰部刮痧。经以上过程治疗：右侧腰还是有点儿疼，又走针左侧臀痛穴1针后感觉疼痛好多了。

2010年7月1日，腰部火龙。针方：后背腰肾段华佗夹脊依次8针，在此旁开1.5寸又取8针。双侧取穴共计32针。火府、火梁、火昌、灵骨、大白，左取后椎、首英留针。

2010年7月4日，患者双侧腰疼，右侧较重。腰透药。针方：水通、水金、灵骨、大白、中下白、肾关、水曲留针。腰刮痧。

2010年7月7日，腰部火龙、透药。针方：腰痛穴，左取鼻翼、玉火、木华，右取灵骨、大白，双取肾关、三重留针。腰刮痧。

2010年7月11日，针方：后背华佗夹脊肾腰段总计24针（脊柱正中旁开1寸处针取6穴，在此旁开1.5寸处用1.5寸针取6穴），正筋、正宗。左取灵骨、大白、腕顺一、腕顺二，右取后椎、首英留针。大椎刺络。

2010年7月14日，腰部火龙、透药。针方：腰痛穴，左取灵骨、大白、腕顺一、腕顺二、肾关，右取中下白、肾关留针。腰部刮痧。

2010年7月18日，腰透药。针方：腰痛穴，左取灵骨、大白、腰痛点、中九里、七里、肾关。右取灵骨、大白、中下白、肾关留针。腰部刺络。

2010年7月21日，腰部火龙、透药。针方：灵骨、大白、木华，左取中下白、中九里、七里、肾关，右取肾关留针。

2010年7月25日，委中、委阳刺络。腰部火龙、透药。针方：灵骨、大白，左取中下白、肾关、三重、中九里、七里，右取肾关留针。腰部刮痧。

2010年7月28日，腰部火龙、透药。针方：灵骨、大白，左取中下白、肾关、三重、中九里、七里，右取肾关、水曲留针。腰刺络。

2010年8月2日，腰透药。针方：腰痛穴，左取灵骨、大白、中下白、肾关、三重、中九里、七里，右取灵骨、大白、肾关、水曲留针。肾段刺络。

2010年8月10日，针方：正筋、正宗、灵骨、大白、肾腰段五行透皮刺。腰痛穴留针。委中、委阳刺络。

2010年8月17日，腰部火龙、透药。针方：左取灵骨、大白、肾关、三重、中九里、七里，右取灵骨、大白、下三皇留针。腰刮痧。

2010年8月24日，针方：左取灵骨、大白、中下白、肾关、三重、中九里、七里，右取灵骨、大白、肾关。腰段刺络。

2010年8月31日，针方：左取偏瘫、灵骨、大白、中下白、中九里、七里，右取腕顺一、腕顺二、水曲留针。腰部刺络。

2010年10月15日，腰部火龙、透药。针方：左取火府、火梁、火昌、木府、木梁、木昌、金府、金梁、金昌、水腰三穴，右取灵骨留针。大椎刺络。

2010年12月9日，腰部火龙、透药。针方：左取小节、灵骨、大白，右取下三皇留针。腰刮痧。

小结：经上述治疗，患者病情缓解，效好。

6.丁先生，年龄：56岁。住址：山东省济南市

症状：左取腰疼，由摔倒导致韧带或纤维组织或肌肉拉伤引起的疼痛。

2009年11月16日，针方：腰痛穴向下取，右取腕顺一、腕顺二、中白、下白留针。下针后活动得气后腰疼好多了。患侧痛点处洛书刺络。左取臀痛穴收针。

7.高先生，年龄：49岁。住址：广东省深圳市

症状：左侧腿疼、腓肠肌痉挛。来医院现状：左侧髌骨韧带内侧红肿疼痛，腿伸不直，小腿肚位于飞扬穴处有结节。

2009年2月26日，针方：先针左取膝痛穴未留针。下针后明显减轻，腿也能伸直了。在双腿后侧做火龙疗法。刮痧：患侧重刮，健侧轻刮。又在患侧三重穴青筋处点刺出血。

注：经过以上治疗，症状明显减轻。

2009年2月27日，双腿火龙、透药。针方：右取膝痛穴留针。双腿刮痧（健侧轻刮，患侧重刮）。

2009年2月28日，双腿火龙、透药。针方：右取心膝、胆穴、小节留针30分钟。双腿刮痧。右取膝痛穴收针。

注：经过以上治疗，症状明显减轻。

2009年3月1日，患者左侧膝关节内侧红肿已消失。双侧膝关节前后侧火龙。双腿刮痧：先刮健侧，又刮患侧。左取患侧周围青筋处，点刺出血。

2009年3月2日，患者经过以上几次的治疗，起蹲已经没有什么障碍了，就是膝关节还是有点儿僵硬。双侧膝关节前后侧火龙、透药。针方：灵骨、大白、肾关、三重留针。

2009年3月4日，双侧膝关节前后侧火龙、透药。针方：升提穴留针。在患处刮痧。最后在患处点刺。

小结：经过以上治疗，患者自述症状已缓解，效好。

8.张先生，年龄：57岁。住址：河北省保定市

症状：左侧肩疼，上焦有热，肾阴虚。

2011年5月27日，针方：灵骨、大白、下三皇、双侧眉毛下缘正中各一穴，此穴是清热的留针，走针：右取肩痛穴，左取肩中、建中、后中留针15分钟。大椎刺络。

2011年5月28日，针方：灵骨、大白、下三皇，左取肩中、建中留针。双河点刺。

2011年5月29日，针方：灵骨、大白、下三皇，左取肩中、建中、腰痛穴留针。腰段刺络。

小结：经上述治疗，患者病情有很大改善，效佳。

9.蒋女士，年龄：50岁。住址：山西省太原市

症状：颈椎增生，糖尿病，见风流眼泪。

2010年3月11日，针方：左取三叉三，右取灵骨、大白，双取消骨针（接近三重）留针。大椎刺络。

2010年3月16日，督脉透药。针方：灵骨、大白、下三皇留针。心肺段刺络。

2010年4月23日，针方：灵骨、大白，左取驷马，右取木穴、下三皇留针。

2010年4月26日，针方：灵骨、大白、木穴，左取上三黄，右取下三皇留针。

小结：经上述治疗，患者病情有很大改善，效佳。

10.李女士，年龄：38岁。住址：河南省

症状：腰椎间盘突出。来医院现状：腰疼，右侧较重。

2010年8月10日，针方：左取二角明、水腰穴、肾关，右取灵骨、大白、中下白、肾关留针。腰椎刺络。

2010年8月11日，腰透药。针方：灵骨、大白、肾关，三重，左取腕顺一、腕顺二，右取中下白留针。委中、委阳刺络。

2010年8月13日，腰部火龙、透药。针方：正筋、正宗、留针。针方：左取灵骨、大白、二角明、腕顺一、腕顺二，右取水曲。腰部刮痧。

2010年8月16日，腰透药。针方：左取灵骨、大白、中下白、中九里、七里、中九里、肾关、三重，右取灵骨、大白、下三皇留针。

2010年8月18日，针方：灵骨、大白、正筋、正宗、后背肾腰段五行透皮刺留针。

2010年8月20日，腰透药。针方：腰痛穴，左取灵骨、大白、腕顺一、腕顺二、肾关，右取灵骨、大白、中下白、水曲留针。腰刮痧。

2010年8月23日，腰透药。针方：腰痛穴、灵骨、大白、腕顺一、腕顺二、肾关、三重、中九里、七里，右取肾关、水曲留针。腰段刺络。

2010年8月25日，委中、委阳刺络。针方：后背肾腰段五行透皮刺。右取腰痛点，左取腕顺一、腕顺二、正筋、正宗留针。

2010年8月27日，针方：左取腕顺一、腕顺二、中下白、火府、火梁、火昌、正筋、正宗、正士，右取灵骨、大白，后背肾腰段华佗夹脊用1.5寸针旁开1.5寸处取三穴，在此在向外旁开1.5寸处又取三穴，双侧取穴。

2010年8月30日，腰部透药。针方：腰痛穴，左取灵骨、大白、中下白、中九里、七里、肾关、三重，右取腕顺一、腕顺二、下三皇、水曲留针。腰段刺络。

2010年9月1日，腰部透药。针方：腰痛穴，左取鼻翼、灵骨、大白、中九里、右取肾关、腰灵一二三留针。腰刮痧、点刺。

2010年9月3日，腰段刺络。针方：腰痛穴，左取灵骨、大白、上三黄，右取中下白、肾关留针。

2010年9月6日，针方：左取灵骨、大白、腕顺一、腕顺二、正脊三穴、四花上中下（削骨针），右取肾关。腰刮痧。

2010年9月8日，针方：灵骨、大白、肾关，左取三叉三，右取中下白留针。

2010年9月10日，针方：正筋、正宗、正士、灵骨、大白、腕顺一、腕顺二，右取正脊三穴留针。腰刮痧。

2010年9月13日，针方：左取灵骨、大白、偏瘫、中九里、七里、海豹，右取腕顺一、腕顺二、肾关、三重、木妇留针。腰刮痧。

2010年9月15日，腰部透药。针方：左取灵骨、大白、中下白、中九里、七里、肾关，右取灵骨、大白、腕顺一、腕顺二、肾关、三重留针。腰刮痧。

2010年9月17日，针方：腰痛穴、灵骨、大白、正脊、左取腕顺一、腕顺二、肾关、三重，右取中下白、肾关留针。腰刮痧。

2010年9月20日，针方：左取灵骨、大白、腕顺一、腕顺二、削骨针（四花上中下）留针。刮痧。

2010年9月22日，针方：腰痛穴，左取二角明、水腰、上三黄，右取灵骨、大白、腕顺一、腕顺二、削骨针（四花中一穴，在此上下3寸处各取1穴总计3个穴）。

2010年9月27日，针方：灵骨、大白，左取腕顺一、腕顺二、中九里、七里，右取肾关、三重。腰段刺络。

2010年9月29日，针方：腰痛穴、灵骨、大白，左取中九里、七里、肾关，右取中下白、肾关、三重留针。腰刮痧。

2010年10月8日，针方：灵骨、大白，左取腕顺一、腕顺二、中九里、七里、肾关，右取中下白、肾关、三重留针。

2010年10月11日，腰部透药。针方：灵骨、大白、中九里，左取腕顺一、腕顺二，右取中下白留针。

2010年10月13日，针方：左取灵骨、大白、腕顺一、腕顺二，右取水曲留针。

2010年10月15日，针方：腰痛穴、灵骨、大白、中下白，左取肾关，右取明黄留针。

小结：经上述治疗，患者病情缓解，效好。

11.李先生，年龄：59岁。住址：北京市海淀区

症状：左侧膝关节内侧疼痛。来医院现状：左侧膝关节内侧疼痛是由摔倒时内侧韧带损伤所导致的。

2010年10月8日，针方：右取灵骨、大白、心门、肩中留针。

2010年10月9日，针方：右取膝痛穴留针5分钟。左取膝关节内侧痛点处洛书刺络。

2010年10月10日，针方：右取灵骨、大白、中白、下白、肩中、肾关、明黄，左取心灵一、心灵二穴。

2010年10月12日，左取膝关节透药。针方：右取灵骨、大白、心膝、胆穴，左取心门留针。针方：右取木火1穴留针3分钟。针方：右侧正筋、正宗留针15分钟。双侧小腿后侧刮痧。

2010年10月14日，针方：右取灵骨、大白、中白、下白、心门、肩中留针。双腿后侧刮痧。经过以上几次的治疗，左侧腿走路好多了，也不用拄拐了。

2010年10月16日，针方：右取灵骨、大白、肾关、三重，左取中白、下白、水曲留针。双腿刮痧。

2010年10月18日，双侧膝关节前后火龙、透药。针方：右取灵骨、大白、腕顺一、腕顺二，左取心门留针。

2010年11月1日，针方：右取灵骨、大白、心门，左取中白、下白、水曲留针。双腿刮痧。双腿前后侧火龙、透药。

2010年11月12日，针方：右取心膝、胆穴留针。双腿刮痧。经过以上的治疗，整体症状都慢慢好转。双腿火龙、透药。

小结：经过以上的治疗，患者整体状况都慢慢好转，效好。

12.王女士，年龄：51岁。住址：北京市马连道茶城

症状：鼻炎、颈椎压迫手麻、早晨手僵硬加重、妇科疾病。

2010年8月16日，大椎刺络。针方：灵骨、大白、肾关、三重、驷马上中穴留针。

2010年8月18日，针方：正筋、正宗、正士、灵骨、大白、正脊留针，水通、

水金、驷马留针。

2010年8月20日，针方：镇静穴、灵骨、大白、肾关、三重留针。心肺段刺络，双河点刺。因左侧胳膊疼，又走针胸痛穴，下针后立刻不疼了。

2010年8月25日，针方：左取妇科、下三皇、木斗、木留，右取还巢、大小外浮间、上三黄、木斗、木留。肝胆段刺络。

2010年9月1日，督脉及小腹透药。针方：灵骨、大白、肾关、木妇、三重，左取上三黄留针。腰段刺络。

2010年9月8日，针方：灵骨、大白，左取削骨针（四花上中下），右取肾关、三重。大椎刺络。

2010年9月12日，针方：镇静穴、灵骨、大白，左取还巢、下三皇，右取妇科、上三黄、眼黄留针。心肺段刺络。

2010年9月27日，针方：升提穴，左取灵骨、大白、下三皇，右取上三黄、反后、水源穴留针。肾段刺络。

2010年10月7日，针方：灵骨、大白、肾关，右取正脊，左取水源穴留针。大椎刺络。

2010年10月9日，针方：木炎、鼻翼向外横开5分处向内刺，左取驷马，右取肾关留针。

2010年10月15日，针方：灵骨、大白、肾关、三重、水源穴留针。

2010年11月22日，针方：左取妇科，右取还巢，双取肾关、三重、驷马上穴留针。

2010年11月25日，针方：灵骨、大白、火硬，左取感冒一二，右取妇科、通关、通山、通天留针。耳背、耳尖点刺。

2010年11月27日，针方：左取还巢、灵骨、大白，右取妇科、感冒，双取肾关、三重留针。

2010年11月28日，针方：左取妇科、姐妹一二三，右取灵骨、大白、五虎一二三、下三皇。大椎刺络。

2010年12月4日，针方：左取妇科，右取还巢、灵骨、大白，双取肾关、三重留针。

2010年12月15日，患者右侧手腕扭伤、妇科疾病、手僵硬。针方：左取灵骨、大白、侧三、侧下三、还巢，右取肾关、三重、妇科留针。

2011年1月25日，针方：灵骨、大白、肾关、三重，左取妇科，右取还巢留针。

2011年2月23日，针方：右取五虎一二三、灵骨、大白，双取肾关、三重留针。心肺段刺络。

2011年2月25日，针方：左取中下白、四花上中下削骨针，右取灵骨、大白、腕顺一、腕顺二、肾关、三重留针。

2011年2月26日，针方：灵骨、大白、肾关、三重留针。

2011年3月12日，针方：左取妇科、通关、通山、通天，右取还巢、上三黄留针。

2011年3月14日，患者乳腺增生。针方：右取灵骨、大白、中九里，左取肩峰、三重留针。

2011年3月17日，针方：灵骨、大白，左取胆穴、下三皇，右取木穴、乳腺一二穴（腓骨小头下）。

2011年3月28日，针方：灵骨、大白，左取肾关、三重，右取下三皇留针。

2011年3月29日，针方：右取指麻穴、正脊、上三黄，左取下三皇、驷马中穴留针。

2011年3月31日，针方：右取灵骨、大白、肾关、三重，左取三叉三、肾关、三重留针。乳腺火龙。

2011年4月3日，针方：左取胆穴，右取木穴，双取肾关、三重留针。

2011年4月5日，腰腹火龙、透药。针方：肾关、三重，左取灵骨、大白、中下白留针。腹部拔罐。

小结：经上述治疗，患者所有症状均改善很大，效佳。

13.李先生，年龄。57岁。住址：辽宁省朝阳市

症状：股骨头坏死，骨密度低。来医院现状：腿走路不能大幅度活动，有时会听到咔咔的响声，平时在家只是靠吃药来治疗。

2010年3月7日，尾椎骨正中洛书刺络。针方：灵骨、大白、中白、下白、肾关、三重留针。委中、委阳洛书刺络。

2010年3月21日，针方：升提穴、灵骨、大白、中白、下白、下三皇、三重留针。委中、委阳刺络。

2010年3月23日—4月8日（共9次），针方：鼻翼、玉火、灵骨、大白、中白、下白、下三皇、三重留针。肾段刺络。

2010年4月10日，腰部火龙配合透药。针方：灵骨、大白、肾关、三重留针。

2010年4月12日，针方：鼻翼、玉火、腕顺一、腕顺二穴、三重、通肾、通胃、通背，右取上三黄留针。委中、委阳刺络。

2010年4月14日，针方：鼻翼、玉火、下三皇、三重，右取复原、明黄留针，左取股骨头处贴磁贴。

2010年4月16日，针方：灵骨、大白、中白、下白、下三皇、三重留针。

2010年4月29日，针方：鼻翼、玉火、灵骨、大白、中白、下白、下三皇、三重留针。委中、委阳刺络。

小结：经过这一个疗程的治疗，症状缓解。治疗前拍片看到股骨头处的边缘不清晰，治疗后拍片，股骨头处的边缘明显地清晰了。

14.李女士，年龄：43岁。住址：北京市朝阳区

症状：腰疼、腰椎增生伴钙化。来医院现状：右侧腰疼较重，由肾气虚引起的需提气。

2011年10月13日，针方：升提穴、腰痛穴，左取灵骨、大白、中下白留针。下针后活动得气腰部症状减轻。又针方：左取明黄、肾关留针30分钟。腰部火龙、透药。针方：左取二角明、右取腕顺一、腕顺二留针。腰部刮痧。

2011年10月15日，腰带护具。针方：左取灵骨、大白、中下白、上三黄，右取灵骨、大白、下三皇留针。委中、委阳刺络。

2011年10月17日，针方：左取腰灵一二三、下三皇，右取腕顺一、腕顺二、上三黄。腰痛穴收针。

2011年10月19日，腰部火龙、透药。针方：灵骨、大白，左取腕顺一、腕顺二、上三黄，右取中下白、三重。腰段刺络。

2011年10月22日，腰部火龙、透药。针方：灵骨、大白，左取中下白、上三黄，右取腕顺一二、下三皇。

2011年10月24日，腰带护具。针方：灵骨、大白、肾关、三重留针。

2011年10月26日，腰带护具。针方：灵骨、大白、肾关，左取腕顺一、腕顺二，右取中下白留针。

2011年10月28日，针方：右取腕顺一、腕顺二，左取上六，双取下三皇留针。

2011年10月30日，患者腰部发紧。腰部火龙、透药。针方：灵骨、大白、肾关、三重，右取中下白留针。

2011年11月3日，腰透药。针方：灵骨、大白，左取下三皇，右取上三黄留针。大椎刺络。

2011年11月7日，针方：灵骨、大白、腕顺一、腕顺二、驷马留针。委中、委阳刺络。

2011年11月10日，针方：灵骨、大白、膝痛、血海、驷马留针。

2011年11月21日，针方：膝痛、血海、驷马留针。

2011年11月23日，针方：膝痛、血海、驷马留针。

小结：对患者拍片结果显示，治疗前股骨头处的边缘不清晰，治疗后股骨头处的边缘明显清晰了，效好。

15.李先生，年龄：52岁。住址：北京市八里庄北里

症状：颈椎、腰椎增生。来医院现状：双侧手发麻，左侧臀部到脚麻木。

2009年7月24日，任督火龙、透药。针方：正筋、正宗、正士、灵骨、大白、正脊。针方：右取中九里、三重留针。子午美容。委中、委阳及心肺段刺络。在心肺段以下脊椎骨旁开1寸处往下点刺6针，双侧计12针。

2009年7月26日，患者左侧腿还是麻木，而且左侧腿肌肉萎缩。右取胳膊从肩膀到手在阴阳这6条经上用三棱针点刺，间隔1寸1穴。点刺完左侧大腿有所缓解，但是左脚踝上下还是麻。双腿前后侧火龙、透药。针方：右取五虎三四五、灵骨、大白、中九里、三重留针。点刺：左取三泉、中九里及大腿外侧胆经线共取7穴。驷马、脾三、三重、下三皇点刺。双取降糖穴收针。

2009年7月28日，患者左侧腿麻有所减轻，内侧还是麻。双腿火龙、透药。针方：镇静穴、灵骨、大白、驷马留针。

2009年7月30日，双腿火龙、透药。腰段刺络。针方：镇静穴、灵骨、大白、肾关、三重、木斗、足跟穴，右取中九里留针。

2009年8月1日，双腿透药。双腿后侧膀胱经刮痧。针方：左取驷马、肾关、三重，右取云白、李白、上曲、下曲、灵骨、大白、肾关、三重留针。脾胃段刺络。

2009年8月4日，患者左侧腿还是麻、有触电感，是由颈椎增生导致的。双腿火龙、透药。针方：灵骨、大白，左取驷马，右取肩中、中九里留针。右取肩关节周围用三棱针点刺。

2009年8月6日，患者左侧腿还是麻，有针刺感。双腿透药。针方：右取灵骨、大白、肩中、上中下三九里、肾关、三重，左取灵骨、大白、驷马留针。双腿刮痧。右取肩关节后侧及上臂三焦点刺。

2009年8月9日，双腿火龙、透药。针方：右取小节、五虎三四五、肩中、上中下三九、肾关、三重，左取驷马、双腿后侧刮痧。左取明目穴未留针，双取耳环穴贴耳豆，右取肩膀前中后三线点刺。

2009年8月11日，双腿透药。针方：右取五虎三四五、小节、肩中、建中、三重、三泉，左取驷马留针。

2009年8月21日，患者左侧腿还是有针刺感、双侧膝盖疼，右侧落枕。双腿透药。针方：右取五虎三四五、小节、肩中、建中、三重、三泉，左取灵骨、大白、三叉三、肩中、建中、驷马、肾关留针。三金刺络。

2009年8月24日，双腿透药。针方：右取灵骨、大白、中九里、双取火硬。双侧耳环穴贴耳豆。

2009年8月26日，双腿透药。针方：右取灵骨、大白、肩中、驷马、三重，左取三重留针。双腿刮痧。

2009年8月30日，双腿后侧火龙、透药。针方：右取灵骨、大白、中九里留针。心肺段刺络。

小结：经过上述治疗，患者改善很大，效佳。

16.刘女士，年龄：75岁。住址：清华大学

病史：右侧股骨头坏死，已做手术，股骨头处有3个钢钉。失眠。来医院症状：右侧股骨头疼痛，导致行走不便，睡眠较差，夜里小便过多。

2010年6月24日，针方：左取臀痛穴未留针，下针后走路时疼痛明显减轻。针方：左取鼻翼、灵骨、大白、中白、下白、肾关、三重，右取灵骨、大白、水曲。

2010年6月26日，针方：左取灵骨、大白、肾关、三重，右取鼻翼、肾关、三重。

2010年7月13日，针方：镇静穴，左取鼻翼、灵骨、大白、中白、下白、肩中、肾关、中九里，右取灵骨、大白、腕顺一、腕顺二、中九里、下三皇留针。

2010年7月16日，针方：左取灵骨、大白、中白、下白、肩中、建中、肾关、七里、中九里，右取肾关。肾段刺络。

2010年7月18日，针方：灵骨、大白、心门、肩中、建中、肾关、中九里，右取中白、下白。

2010年7月21日，针方：灵骨、大白、肾关、三重、中九里留针。

2010年7月27日，针方：镇静穴，左取鼻翼、玉火、小节、七里、中九里、肩中、建中，右取水曲。

2010年7月30日，针方：镇静穴，左取鼻翼、玉火、小节、肩中、建中、七里、中九里，右取肾关、水曲。

2010年8月1日，针方：镇静穴，左取鼻翼、玉火、灵骨、大白、中白、下白、中九里、七里、肾关、三重。右取下三皇。

2010年8月4日，针方：镇静穴，左取鼻翼、玉火、灵骨、大白、中白、下白、中九里、七里、肾关，右取灵骨、大白、肾关、三重留针。

小结：小结：经过上述治疗，患者改善很大，效佳。

17.刘先生，年龄：43岁。住址：山东省威海市

症状：颈椎手术后遗症。患者已有3年的病史。来医院现状：头不时地发抖，双手发麻，感觉浑身发硬。从胸部肋骨处呈束带感向下肢放射到脚踝处，导致行走困难。面色发青。

2010年4月21日，任督二脉及双腿透药。针方：头顶三会及三圆、灵骨、大白、腕顺一、腕顺二、上三黄、通关、通山、通天、通灵、肾关、玉火、鼻翼，以上均双侧取穴，左取三重留针。督脉及双腿后侧刮痧（刮痧时双腿后侧于小腿部位有皮下结节）。走针：双侧肩痛穴收针。

注：经过以上治疗，患者感觉上半身较轻松，唯独胯骨这里感觉有点儿发紧，这时又走针双侧臀痛穴。年后腰能直起来了，全身也轻松了许多。

2010年4月22日，针方：怪三针，右取火连、火菊、火散、上三黄、通关、通山、通天、通心、通灵，左取灵骨、大白、下三皇、三重留针（因为患者长时间吃药已产生肝实证，有脾气躁、肝火旺之症状，在治疗时以疏肝为主。所以要用上三黄疏肝，因实证者要泻其子泻心火，用通心、通灵）。针方：后背华佗夹脊（从腰段向上开始进针。下边13对用1寸半针，以上用1寸针，总计18针）、正脊三穴、正筋、正宗、火府、火梁、火昌、木府、木梁、木昌、金府、金梁、金昌留针。腹部走罐。

注：经过依次程序治疗后，患者感觉浑身紧、硬得厉害。因为第二套针法主要是回阳，所以才出现此现象。这种现象需要在6小时以后才能缓解。

2010年4月23日，经过昨天的治疗，患者感觉左侧下肢没那么僵硬了。后背督脉五行刺络计6段全部刺络。双腿透药。针方：头顶9针、灵骨、大白、腕顺一、腕顺二，左取上三黄及上三黄正中各一穴，明黄上1.5寸1穴，总计6穴。通关、通山、通天、通灵、肾关、三重，右取下三皇、三重留针。任脉刮痧。双腿刮痧。

2010年4月28日，针方：怪三针（调情绪）、其门、其角、其正（逆经进针调便秘）、灵骨、大白（提气）、三重（活血）、肾关（补肾气，因久病必穷肾）。针方：头顶9针（三会、三圆）、灵骨、大白、中白、下白、上三黄及上三黄向肾经方向旁开1.5寸处各1针，总计6穴，下三皇、通关、通山、通天、通灵留针30分钟后头针未起又接着。针方：正脊三穴、正筋、正宗、正士、转球、臀部用1寸针横着5穴、竖着5穴，总计25穴，双侧取穴。五岭穴点刺。双腿透药。

2010年4月30日，任督及双腿透药。灵骨、大白、肾关、三重，下午针方：灵骨、大白、正脊三穴、正筋、正脑（正筋上3寸处）、头顶9针（三会、三圆）、后背五行透皮刺用1寸针左右各3组，留针30分钟后头针未起又接着进行以下针方：上三黄、下三皇、通关、通山、通天留针。

2010年5月3日，任督及双腿透药。针方：升提穴、灵骨、大白、中白、下白、其门、其角、其正、肾关、三重。

2010年5月6日，经过以上的治疗，患者感觉较好，自己能走2千米路了。针方：升提穴、灵骨、大白、腕顺一、腕顺二、肾关、三重。

2010年5月13日，针方：头顶9针（三会、三圆）、灵骨、大白、中白、下白、八关三四穴、上三黄、通关、通山、通天、脾三穴留针。

2010年5月14日，上午针方：任督及双腿透药。下午针方：头顶9针（三会、三圆）、华佗夹脊（用1寸针平行对扎）、正筋、正宗、正士、搏球、灵骨、大白留针。

2010年5月15日，上午针方：升提穴、灵骨、大白、胆穴、肩中、上三黄、通天、肾关。下午针方：正筋、正宗、正士、搏球、灵骨、大白、中白、下白、华佗夹脊腰椎1、2段五行透皮刺，安脊6穴、后椎、首英、头顶9针（三会、三圆）。

2010年5月19日，上午针方：左取小节、肾关、三重，右取灵骨、大白、腕顺一、腕顺二、肾关、三重留针。本次起完针后患者感觉越走身上越硬。下午针方：子午针法（2圈16针）、胆穴、正脊三穴、正筋、正宗、正士、搏球、安脊6穴、后背五行透皮刺（左取心肺、脾胃、腰，右取肝胆、肾）。针方：灵骨、大白、腕顺一、腕顺二下针后活动走路，这是动气针法。委中、委阳刺络、双侧肋骨有束带感处洛书刺络。后背及双腿后侧刮痧。

2010年5月21日，上午针方：左取灵骨、大白、胆穴、肾关、三重，右取灵骨、大白、中白、下白、神肩、上三黄、肾关、妇部8针（用3寸针平刺）留针半小时起针后患者感觉又不舒服。下午针方：头顶9针（三会、三圆）、灵骨、大白、八关三四穴、正脊三穴、正筋、正宗、正士、搏球、火府、火梁、火昌、木府、木梁、木昌、金府、金梁、金昌、后背华佗夹脊（从第1胸椎至第13胸椎左右对刺、肾段五行透皮刺、腰椎1、2段五行透皮刺、臀部尾椎骨处1、2、3段五行透皮刺留针）。

小结：本次治疗完患者感觉非常好。身上也没有束带感了，活动自如。第一疗程已经结束。经过以上这一疗程的治疗，患者整体感觉较好。最初来医院时束带感放射到脚踝部位，导致行走困难，现在膝关节以下也完全恢复正常，只是上半身还有束带感。现在不用扶任何东西，自己能独立行走2～3千米，而且整体面色也有所改善。

18. 吕先生，年龄：69岁。住址：河北省定州市

症状：前列腺，双侧小腿麻木、胀痛，左侧较重，左侧脚跟疼。来医院现状：左侧腿发胀，脚跟疼，尿频。

2011年2月20日，针方：灵骨、大白、肾关、三重留针。委中、委阳刺络留针。

2011年2月25日，患者左侧腿麻，脚跟疼，前列腺炎。针方：左取天阳、地阳、人阳、内阴、沉阴、八关三四、肾关、三重，右取灵骨、大白、中白、下白、下三皇、鲁琳上穴留针。双凤穴点刺。

2011年3月3日，针方：升提穴，右五虎三四五、灵骨、大白、木华、肾关、三重，左取灵骨、大白、侧三、侧下三、肾关留针。委中、委阳刺络。

2011年3月5日，患者前列腺、左侧脚跟疼，小腿发胀。针方：升提穴，右取灵骨、大白、木华、肾关、三重，左取天阳、地阳、人阳、内阴、沉阴、下三皇留针。

2011年3月7日，针方：升提穴，右取灵骨、大白、木华、肾关、三重，左取天阳、地阳、人阳、内阴、沉阴、下三皇留针。

2011年3月31日，双腿火龙、透药。针方：灵骨、大白留针。

2011年4月2日，双侧小腿前后侧火龙、透药。针方：右取灵骨、大白、中白、下白，左取木华、小节，双取肩痛、肾关留针。精枝穴刺络。

2011年4月4日，患者左脚跟疼，小腿胀。针方：升提穴、灵骨、大白，左取木华、肾关、三重，右取踝痛二穴、火枝、火全留针。委中、委阳刺络。

2011年4月6日，针方：升提穴，右取踝痛二穴、小节，左取天阳、地阳、人阳、内阴、沉阴，双取下三皇留针。肾段刺络。

2011年4月8日，针方：升提穴、灵骨、大白，右取五虎三四五、四花上中下，左取下三皇留针。

2011年4月22日，双腿后侧及脚跟火龙。针方：左取三阴交向内踝方向平刺，灵骨、大白、肾关、火全留针。

2011年4月26日，针方：灵骨、大白、肾关、三重，右取踝痛二穴、鲁琳穴。

2011年4月28日，针方：升提穴、灵骨、大白、肾关、三重，右侧踝痛二穴留针。

2011年5月5日，患者左侧脚跟疼、耳鸣。针方：灵骨、大白、肾关、三重、中九里，右取踝痛二穴留针。

2011年5月7日，针方：升提穴、灵骨、大白，右取踝痛二穴、肾关、三重、中九里，左取下三皇留针。大椎刺络。

2011年5月9日，针方：右取踝痛二穴、鲁琳穴、肾关、三重，左取灵骨、大白、足跟穴留针。委中、委阳刺络。

2011年5月11日，针方：升提穴、灵骨、大白、肾关、三重，右取踝痛二穴留针。

2011年5月14日，针方：灵骨、大白、肾关、三重，右取火全（其黄下1.5分）留针。

2011年5月16日，针方：灵骨、大白、肾关、三重，右取火全（其黄下1.5分）留针。

2011年5月18日，针方：升提穴、踝痛、膝痛、肩痛、头痛留针。

2011年5月20日，针方：灵骨、大白、肾关、三重，右取踝痛二穴留针。

2011年5月22日，针方：灵骨、大白，左取下三皇，右取踝痛二穴、三重留针。

2011年5月24日，针方：升提穴、灵骨、大白、肾关、三重，右取踝痛二穴留针。

2011年8月30日，针方：灵骨、大白、肾关、三重留针。大椎刺络。

2011年9月5日，针方：升提穴、灵骨、大白、肾关、三重。左取咳喘穴留针。

2011年9月7日，针方：灵骨、大白、肾关、三重留针。

2011年9月11日，针方：升提穴、灵骨、大白、肾关、三重留针。

2011年9月13日，患者咳嗽。针方：升提穴、水通、水金、灵骨、大白、肾关、三重留针。

2011年9月17日，针方：水通、水金、灵骨、大白，左取驷马，右取下三皇留针。

2011年9月29日，针方：升提穴、灵骨、大白，右取四花副穴、四花下穴、腑肠穴，左取四花上、中、下三穴留针。

2011年10月2日，针方：灵骨、大白、肾关、三重留针。

2011年10月4日，针方：升提穴、灵骨、大白，左取上三黄，右取下三皇留针。

2011年10月9日，患者晕车、腿麻、腹泻。针方：升提穴、灵骨、大白、肾关、三重，左取其门透其角留针。

2011年10月11日，患者尿频、腹泻、耳聋、腿麻木。针方：升提穴、灵骨、大白、下三皇、中九里，左取中下白留针。

2011年10月14日，针方：升提穴、灵骨、大白，左取四花上穴，右取肾关、三重留针。

小结：经过上述治疗，患者改善很大，效佳。

19.马女士，年龄：50岁

症状：腰椎间盘突出压迫坐骨神经疼、膝盖疼、颈椎病、肥胖。来医院现状：腰腿疼，右侧较重。

2009年9月21日，针方：灵骨、大白、肾关、三重，左取腰痛点，右取中下白留针。腰段刺络。

2009年9月24日，患者双侧膝盖疼，右侧腿疼及腰疼好一些。针方：灵骨、大白、心膝、胆穴、肾关、三重。

2009年9月26日，患者颈椎不适，腰及膝盖疼。针方：腰痛穴、灵骨、大白、中白、下白、二角明、心膝、胆穴留针。

2009年9月28日，针方：灵骨、大白、心膝、胆穴、二角明、腰痛穴、肾关、三重留针。委中、委阳刺络。

2009年10月6日，针方：灵骨、大白、心膝、胆穴、肩中、建中、肾关、三重留针。腰段刺络。

2009年10月8日，针方：灵骨、大白、心膝、胆穴、腰痛点、肩中、建中、肾关、三重留针。

2009年10月15日，患者右侧腰疼、双侧膝盖疼，肥胖。腰部火龙、透药。膝盖透药。针方：灵骨、大白，左取腰痛点，右取中下白，双取阳陵泉、水曲、肾关、三重、腹部子午针法16穴留针。

2009年10月18日，双腿透药。任督火龙、透药。针方：灵骨、大白、中白、下白、肩中、建中、阳陵泉、水曲、肾关、三重留针。腰段刺络。

2009年10月20日，患者右侧腰及双侧膝盖疼痛、失眠。双腿透药。针方：镇静穴、灵骨、大白、肩中、建中，左取腰痛点，右取中下白，双取肾关、三重留针。心肺段刺络。

2009年10月22日，针方：左取灵骨、大白、中白、下白、中九里、侧三、侧下三。

2009年10月25日，针方：灵骨、大白，左取中下白，侧三、侧下三，右取肾关、三重留针。

2009年11月4日，针方：灵骨、大白、中下白、阳陵泉、水曲、下三皇、腹部子午针法16穴。

2009年11月5日，针方：腰痛穴、灵骨、大白、肩中、建中、中下白、阳陵泉、水曲、肾关、三重、腹部子午针法16穴留针。委中、委阳刺络。

小结：经过上述治疗，患者改善很大，效佳。

20.门女士，年龄：46岁。住址：北京奶子房

症状：双侧膝关节疼，内有积液，多发性子宫肌瘤，过敏，肠炎大便不成形，打呼噜。

2009年9月28日，针方：双侧膝关节火龙、透药。针方：灵骨、大白、心膝、胆穴、水曲。心肺段及委中、委阳刺络。

2009年10月7日，针方：升提穴、灵骨、大白、肾关、三重、心灵一二三。大椎刺络。

2009年10月8日，针方：灵骨、大白、心膝、胆穴、水分、水门、水香、水晶、水曲、肾关、三重、升提穴。心肺段刺络。

2009年10月9日，经过以上治疗，患者膝关节还是疼，但是腿走路时有劲了。眼睛也消肿了。针方：升提穴、灵骨、大白、心膝、胆穴、肾关、三重、姐妹一二三。肝胆段及委中、委阳刺络。膝痛穴收针。

2009年10月10日，患者肠炎、腹泻、膝关节疼。任督火龙、透药。针方：升提穴、灵骨、大白、肩中、建中，左取妇科，右取还巢，左取四花上中副下、腑肠穴，右取肾关、三重、水曲。脾胃段刺络。

2009年10月12日，患者膝关节疼痛减轻，腹泻也好多了。督脉及双腿透药。针方：升提穴、灵骨、大白、心膝、胆穴、肩中、建中、姐妹一二三、火主、四花上中副下、腑肠穴。肾段刺络。

2009年10月13日，患者膝关节疼，左侧较重，子宫肌瘤，打呼噜，嗓子干。督脉透药。双腿前后侧火龙、透药。针方：升提穴，左取灵骨、大白、妇科、心膝、

胆穴、姐妹一二三、腑肠穴、火主、水晶，右取灵骨、大白、还巢、心灵一二三、姐妹一二三、四花副下、腑肠穴、水晶、水曲留针。腰段刺络。

2009年10月19日，患者因透药引起皮肤过敏。针方：三仙、木穴留针，升提穴、灵骨、大白、肩中、建中、肾关、三重、水晶、火主。脾胃段刺络。

2009年10月21日，针方：膝痛、血海、驷马、心灵一二、肩中、水晶、水通、水金留针。耳三、耳背点刺。

2009年10月22日，针方：水通、水金，右取灵骨、大白、心灵一二、肩中、肾关、三重、水晶，左取灵骨、大白、心膝、胆穴、肾关、三重、水晶、水曲。委中、委阳刺络。

2009年10月24日，针方：灵骨、大白、木穴、心膝、胆穴、肩中、建中、肾关、三重、水曲、水通、水金。三金洛书刺络。

2009年10月26日，针方：升提穴、灵骨、大白、膝灵、肩中、建中、姐妹一二三、肾关、三重、水香、水门、水分，左取指三重、妇科，右取还巢留针。肝胆段刺络。

2009年10月29日，针方：升提穴、灵骨、大白、心膝、胆穴、肩中、建中、四花上下、腑肠穴、水晶、水通、水金。脾胃段刺络。

2009年10月31日，针方：灵骨、大白、心膝、胆穴、肩中、建中、水晶，左取四花上下、腑肠穴，右取下三皇、三重，双取水通、水金、镇静。肾段刺络。

2009年11月3日，双侧膝关节火龙、透药。针方：升提穴、灵骨、大白、心膝、胆穴、肩中、建中、姐妹一二三、血海、四花上中副下、腑肠穴、水曲。委中、委阳及心肺二段刺络。

2009年11月14日，针方：灵骨、大白、心膝、胆穴、肩中、建中、肾关、三重留针。

2009年11月16日，针方：左取妇科，右取还巢、灵骨、大白、姐妹一二三、水晶、中下白、肩中、建中、肾关、三重。手大鱼际内侧上中下三穴青筋处点刺。内踝下青筋处点刺。心肺二段刺络。

2009年11月18日，针方：左取妇科，右取还巢、灵骨、大白、三叉三，双取肩中、建中、水晶、四花上中副下、腑肠穴。

2009年11月19日，针方：灵骨、大白、心膝、胆穴、肩中、建中、水晶、四花上下、腑肠穴、咳喘穴。后背肩胛骨痛点处刺络。

2009年11月21日，针方：灵骨、大白、心膝、胆穴、肩中、建中、水晶、四花上下、腑肠穴、姐妹一二三。委中、委阳刺络。

2009年11月23日，双腿火龙。针方：灵骨、大白、心膝、胆穴、肩中、建中、水晶、姐妹一二三、四花上下、腑肠穴。心肺段刺络。

2009年11月25日，针方：灵骨、大白、心膝、胆穴、肩中、建中，左取妇科，双取下三皇、门金。

2009年11月28日，针方：左取妇科，右取还巢、灵骨、大白，双取心灵一二、姐妹一二三、肾关、三重、火硬、火主。大椎刺络。

2009年11月30日，针方：左取还巢、灵骨、大白，右取妇科、双取心膝、胆穴、肩中、建中、姐妹一二三、水分、水门、水香、三重留针。委中、委阳刺络。

2009年12月3日，针方：左取妇科，右取还巢、灵骨、大白，双取心膝、胆穴、肩中、建中、姐妹一二三、水分、水门、水香、肾关、三重。

2009年12月7日，针方：左取还巢、灵骨、大白，右取妇科，双取心膝、胆穴、肩中、建中、水晶、水分、水门、水香、姐妹一二三、外三关留针。

2009年12月10日，针方：双取妇科、还巢、凤巢、姐妹一二三、水晶、水分、水门、水香，左取外三关，右取三重、灵骨、大白。心肺段刺络。双侧膝痛穴收针。

2009年12月12日，针方：水通、水金，左取妇科，右取还巢、灵骨、大白、双取水分、水门、水香、水晶、下三皇、姐妹一二三。

小结：经过上述治疗，患者改善很大，效佳。

21.沈先生，年龄：74岁。住址：北京地坛公园附近

症状：双侧小腿动脉血栓闭塞，耳鸣，前列腺。

2009年10月24日，针方：灵骨、大白、次白、三重留针。

2009年10月25日，针方：灵骨、大白、次白、指驷马、指三重、下三皇、三重留针。委中、委阳刺络。

2009年10月27日，患者晚上上身发热，下肢到脚发凉。针方：灵骨、大白、次白、指驷马、下三皇、三重、通肾、中九里。心肺段刺络。

2009年10月29日，患者左侧半身发热，平躺时转重，耳鸣。针方：升提穴、灵骨、大白、次白、指驷马、指三重、中九里、通肾、下三皇、三重留针。肝胆段刺络。

2009年10月31日，针方：升提穴、灵骨、大白、次白、指三重、指驷马，左取五虎一二三，双取中九里、通肾、下三皇、三重留针。

2009年11月2日，针方：升提穴，左取五虎一二三，双取灵骨、大白、次白、指驷马、指三重、中九里、通肾、下三皇、三重、木穴留针。四花外洛书刺络。脾胃段刺络。

2009年11月4日，患者耳鸣及手麻好多了，但是左腿以前发热，现在又发凉了。针方：升提穴、左取五虎一二三、灵骨、大白、次白，右取中下白、小节，双取中九里、下三皇、三重留针。

2009年11月6日，针方：升提穴、灵骨、大白、中下白，左取五虎一二三，双

取中九里、下三皇、三重留针。腰段刺络。

2009年11月8日，针方：升提穴、灵骨、大白、中下白、天阳、地阳、人阳、内阴、沉阴、中九里、下三皇、三重、肩中留针。心肺二段刺络。

2009年11月11日，针方：升提穴、灵骨、大白、天阳、地阳、人阳、内阴、沉阴、中下白、肩中、中九里、下三皇、三重留针。委中、委阳刺络。

2009年11月14日，患者左侧小腿比右侧小腿疼得厉害，尿不净。针方：升提穴、灵骨、大白、中下白、天阳、地阳、人阳、内阴、沉阴、肩中、中九里、下三皇、三重留针。

2009年11月16日，针方：灵骨、大白、中下白、天阳、地阳、人阳、内阴、沉阴、肩中、建中、下三皇、三重、中九里留针。肝胆二段刺络。

2009年11月24日，针方：升提穴、灵骨、大白、中下白，左取天阳、地阳、人阳、内阴、沉阴，双取中九里、下三皇、三重留针。腰二段刺络。

2009年11月26日，患者便秘，右侧手麻，耳鸣。针方：升提穴、灵骨、大白、中下白、三其、下三皇、三重，右取中九里。双腿后侧刮痧。四花外洛书刺络。

2009年11月28日，针方：升提穴、灵骨、大白、中下白、三其、下三皇、三重，右取中九里留针。大椎刺络。

2009年12月4—10日（共4次），针方：升提穴、灵骨、大白、中下白、三其、下三皇、三重，左取中九里留针。

2009年12月12日，针方：升提穴、灵骨、大白、中下白、三其、肩中、建中、下三皇、三重，左取中九里，右取三泉留针。

2009年12月14日，针方：升提穴、灵骨、大白、中下白、肩中、建中、下三皇、三重。委中、委阳刺络。

2009年12月16日，针方：升提穴、灵骨、大白、中下白、三其、中九里、下三皇、三重、肩中、建中。双腿后侧刮痧。

2009年12月22日，双腿前后侧火龙、透药。针方：灵骨、大白、中下白、次白，双腿后侧刮痧。

2009年12月24日，针方：灵骨、大白、三其、驷马、下三皇、三重留针。

小结：经过以上治疗，患者感觉整体精神状态较好，走路也有劲了，而且走路时也能轻松地迈开步了，但是左侧小腿还是疼。

22.唐女士，年龄：48岁。住址：黑龙江省牡丹江东京城

症状：右侧腰疼。

2010年9月8日，针方：左取灵骨、大白、中白、下白、偏瘫留针。腰刺络。下午针方：左取木华留针。大椎刺络。

2010年9月9日，患者右侧腰腿不适，眼睛有点磨。针方：灵骨、大白，左取中

下白、肾关、光明，右取上白、分白、肾关、三重留针。委中、委阳刺络。下午治疗：经过上午的治疗，腰和腿走路已经没有什么感觉了，走路非常轻松。只是右侧脚还有点儿麻。针方：升提穴，左取灵骨、大白、五虎三四五、眼黄穴留针。心肺三段（腰腿的反射区）刺络。

2010年9月10日，患者右侧腿腰已经好多了。针方：左取腕顺一、腕顺二，右取中下白留针。下午针方：灵骨、大白、肾关、三重，左取腕顺一、腕顺二留针。心肺段刺络。

2010年9月13日，患者腰及腿都已恢复，就只有右侧脚掌麻。腰透药。针方：左取灵骨、大白、五虎三四五、中九里，右取中下白留针。腰及双腿刮痧。下午针方：腰部火龙、透药。针方：运动系统怪三针。

2010年9月14日，针方：左取木华、中九里，右取灵骨、大白留针。腰刺络。下午针方：左取小节、中下白，右取灵骨、大白、肾关、三重留针。

2010年9月15日，患者双侧小腿及脚掌麻木，右侧较重。针方：升提穴，左取灵骨、大白、中下白、中九里，右取腕顺一、腕顺二、肾关留针。委中、委阳刺络。下午针方：灵骨、大白、肾关、三重留针。

2010年9月16日，针方：升提穴、灵骨、大白、肾关、三重，左取中下白留针。

小结：经过以上的治疗，患者症状均已缓解，效佳。

23.佟先生，年龄：30岁。住址：中央芭蕾舞团

症状：脚踝及脚趾疼痛，大脚趾较重，以上症状均是以右侧为重。

2011年4月25日，针方：正筋、正宗、正士、灵骨、大白、正脊留针。大椎刺络。埋针：手腕横纹上2寸位于小肠经处1穴。双侧取穴。

2011年4月30日，患者脚踝及脚趾疼痛，大脚趾较重。针方：左取小节、五虎三四五，右取脚踝直上3寸（肝经、胆经、胃经各1穴）处用1.5寸针向小腿方向平刺。

2011年5月1日，经过上次的治疗，患者右侧大脚趾疼痛明显减轻。任督火龙、透药。脚踝及脚趾、手腕及手指透药。针方：双侧肾关留针。

2011年5月8日，患者右侧脚趾疼痛减轻。左侧脚跟腱疼。任督火龙、透药。针方：左取三商（拇指靠近指甲的这节横纹处左中右各1穴，总计3穴）、小节、内踝上3寸肾经处向上平刺1穴。右取灵骨、大白、肾关留针。

2011年5月9日，双脚透药。针方：灵骨中、大白、肾关，左取五虎三四五留针。

2011年5月10日，任督火龙、透药。针方：左取小节、三商，右取心膝、胆穴留针。背部走罐。

2011年5月11日，针方：灵骨、大白，左取五虎三四五留针。

2011年5月13日，患者右侧肩疼。针方：双侧脚踝透药。针方：左取五虎三四五、三肩、火串、火陵、火山、肾关，右取灵骨、大白，肩痛留针。

2011年5月14日，针方：左取五虎三四五、小节、中白、下白、肾关，右取灵骨、大白、肾关、三重留针。双侧小腿及小臂部位刮痧。

2011年5月15日，针方：灵骨、大白、肾关、三重，左取三商穴留针。

2011年5月28日，患者双侧脚趾脚踝疼、左侧腰疼。针方：右取五虎一二三、中下白、肾关、三重，右取火串、火陵、火山、火腑海、手五金、手千金、肾关留针。精枝刺络。

2011年5月29日，患者右大脚趾及内踝疼，小腿外侧至踝关节处疼，左第四脚趾疼。双脚透药。针方：左取五虎三四五、小节、肾关、三重，右取火串、火陵、火山、手千金、手五金、肾关、三重留针，双取小腿外侧至脚面一带刮痧。

2011年5月30日，针方：灵骨、大白、肾关、三重，左取五虎三四五，右取小节留针。

2011年5月31日，针方：左取五虎三四五、小节、肾关，右取火串、火陵、火山、手千金、手五金、肾关留针。

小结：经过上述治疗，患者改善很大，效佳。

24. 王女士，年龄：78岁。住址：北京大学

症状：左侧肩疼，抬不起来。

2011年5月24日，针方：右取灵骨、大白、肾关、三泉，左取四花上穴留针。右取肩痛穴、反后穴、上三黄走针。

小结：经过以上治疗，患者肩能抬起来了，而且疼痛也明显减轻，效好。

25. 王女士，年龄：42岁。住址：北京市通州区

症状：颈椎病，椎管狭窄伴钙化，导致双侧手及肩发麻，向右侧转头困难。气血虚，走路及上楼气喘。

2010年12月10日，针方：正筋、正宗、正士、灵骨、大白、正脊留针。大椎刺络。

2010年12月12日，腰透药。针方：左取正筋、正宗、正士、灵骨、大白、正脊、安脊6穴、委中穴直上（大腿方向）3寸处1穴，右取上三黄、灵骨、大白、正脊留针。右侧心肺段，左侧肝胆段刺络。

2010年12月14日，患者腰疼，声音沙哑，由阳气虚导致浑身疲惫。腰腹火龙、透药。针方：失音留针，灵骨、大白、正脊，左取三叉三、上三黄、木枝、木华计5穴，右取小阳阴面第一节尺侧四分法取三穴，通关、通山、通天留针。左取心

肺，右取肝胆段刺络。

2010年12月16日，患者颈椎病已减轻，甲亢。针方：右取正筋、正宗，左取委中上3寸皮下结节处1穴留针。腰火龙、透药。针方：右取灵骨、肾关、三重，此组穴位治疗甲亢。左取肺心、小指阴面第一节尺侧处四分法取三穴，腕顺一、腕顺二、肾关留针。脾胃段刺络。

2010年12月18日，患者右侧腰痛。针方：左取正筋、正宗、正士、委中直上（大腿方向）3寸处1穴、安脊6穴、灵骨、大白、正脊，右取上三黄向（肾经方向）后开2寸处各1穴（此处也叫肝经五线）、灵骨、大白、正脊留针。腰部火龙、透药。肾段刺络。

2010年12月22日，腰火龙、透药。针方：左取正筋、正宗、正士、委中上3寸处1穴、灵骨、大白、正脊。右取上三黄向（肾经方向）后开2寸处各1穴（此处也叫肝经五线）、肺心、手小指阴面第一节尺侧四分法取三穴留针。大椎刺络。

小结：经过上述治疗，患者改善很大，效佳。

26.王先生，年龄：57岁。住址：河北省怀来县

症状：强直性脊柱炎。来医院现状：此患者来医院时脊柱已变形，脾胃段已向前弓，只能趴着，不能平躺。

2011年5月20日，督脉火龙（中间脾胃段加太极）。针方：灵骨、大白、正脊、中白、下白、三重留针。

2011年5月21日，督脉火龙（脊柱正中脾胃段加太极）。针方：后背华佗夹脊用1.5寸针从腰段依次至心肺段：左取19穴，右取20穴。大椎部位九宫针法。正筋、正宗、正士、火昌。手背腕横纹直上2寸位于小肠经处向肘方向平刺一穴，以上均双侧取穴。大椎刺络。

2011年5月22日，针方：正筋、正宗、正士、火昌、灵骨、大白、正脊。后背华佗夹脊左右对扎共计21穴（右取腰三穴、左取肾三穴依次向上排。均用1.5寸针）。脊柱督脉正中心肺区洛书刺络。

2011年5月27日，督脉火龙。针方：华佗夹脊第二穴对扎总计24穴，左右各12穴。灵骨、大白、正脊、正筋、正宗留针。肝胆段脊柱正中洛书刺络。

2011年5月28日，督脉火龙。针方：后背华佗夹脊从腰到颈椎用1寸针左右平行对刺各30穴，双侧总计60穴。又在心肺段至腰段用1.5寸针左右平行对刺各22穴，双侧总计44穴。脾胃段脊柱正中洛书刺络。

2011年5月29日，督脉火龙、透药。肾段脊柱正中洛书刺络。

2011年6月4日，督脉火龙。任脉太乙针法。督脉刮痧。

2011年6月23日，针方：灵骨、大白、正脊、三叉三留针。

小结：经过上述治疗，患者改善很大，效佳。

27.燕女士，年龄：37岁。住址：北京市房山区

症状：左侧腿部肌肉萎缩。

2010年5月2日，针方：肾关、三重，右取指三重留针。大椎刺络。

2010年5月3日，针方：灵骨、大白、肾关、三重留针。双腿后侧刮痧。

2010年5月9日，患者左侧膝盖疼，腿肌肉萎缩。针方：右取灵骨、大白、肾关、三重、肩中、建中，左取灵骨、大白、水曲留针。委中、委阳刺络。

2010年5月20日，患者左侧腿肌肉萎缩、发凉。针方：灵骨、大白、肾关、三重留针。大椎刺络。

2010年5月24日，患者左侧腿怕冷。针方：镇静穴、灵骨、大白、肾关、三重留针，心肺段刺络。

2010年6月1日，针方：镇静穴、灵骨、大白、肾关、三重留针。肝胆段刺络。右取踝痛穴收针。

2010年6月6日，患者左侧腿肌肉萎缩。膝盖痛。针方：灵骨、大白、肾关、三重，右取肩中、建中、中九里留针。脾胃段刺络。

2010年6月12日，针方：偏瘫、灵骨、大白、肾关、三重、上三黄、中白、下白留针。贴耳穴：水耳、木耳、火耳。

2010年6月16日，患者左侧腰至腿疼，是由神经根水肿引起的。走针：右取臀痛穴。腰火龙、透药。左取腿透药。针方：右取偏瘫、灵骨、大白、中白、下白、上三黄、下三皇、腰痛穴，左取三重留针。腰段刺络。

2010年6月21日，患者左侧腰疼，此症状是由肾气不足、肝气郁引起的气血不通压迫的神经干疼。针方：右取鼻翼，双取灵骨、大白、肾关、三重留针。贴耳穴：金耳、水耳。

2010年6月25日，患者左侧臀部至脚长带状疱疹。针方：右取驷马、木穴留针。长疱疹处刺络。

2010年7月2日，患者胃不舒服，左侧腿萎缩、发凉。针方：灵骨、大白、肾关、三重，左取通胃留针。大椎刺络。

2010年7月25日，针方：灵骨、大白、肾关、三重留针。

小结：经过上述治疗，患者改善很大，效佳。

28.杨先生，年龄：42岁。住址：河北省定州市

症状：腰椎间盘突出压迫坐骨神经疼。来医院现状：此患者腰感觉没有任何不适，只是感觉双侧小腿胀疼，右侧相对较重。走路时腰直不起来。

2010年4月30日，委中、委阳洛书刺络。针方：头顶9针（三会、三圆），右取灵骨、大白、腕顺一、腕顺二、肾关、三重。左取灵骨、大白、中白、下白、肾

关、三留重针30分钟。针方：双侧木火1穴留针5分钟。起针后患者还是感觉小腿有点儿胀疼，这时又双取精枝穴刺络。

注：经过本次治疗，患者感觉好多了，腰也能直起来了。

2010年5月2日，针方：水通、水金、灵骨、大白、次白、中白、下白、下三皇、三重留针。双腿后侧刮痧。

2010年5月4日，经过以上两次的治疗，患者感觉症状明显减轻。心肺段刺络。针方：水通、水金、灵骨、大白、次白、中白、下白、肾关、三重留针。双腿后侧刮痧。

2010年5月6日，针方：水通、水金、录骨、大白、中白、下白、肾关、三重、左侧、中九里。委中、委阳洛书刺络。双取肩峰处点刺。

2010年5月9日，针方：左取灵骨、大白、小节、肾关、三重，右取灵骨、大白、三叉三、肾关、三重，双取精枝穴点刺。

2010年5月13日，患者感觉腿无力。针方：左取鼻翼、水通、水金、灵骨、大白、肾关、三重、小节，右取中白、下白。腰椎段刺络。双腿后侧刮痧。

2010年5月18日，患者腿疼好多了，就是肺气有点虚弱，本次以调肺气为主。针方：升提穴、水通、水金，左取灵骨、大白、小节、肾关、三重，右取灵骨、大白、中白、下白、肾关，三重留针。心肺段刺络。双腿后侧刮痧。

2010年5月25日，双腿透药。针方：左取灵骨、大白、次白、建中、手五金、手千金、肾关、三重，右取灵骨、大白、上三黄、木斗留针。双腿刮痧。

2010年6月8日，患者小腿胀痛、腰痛。针方：灵骨、大白、肺心、腕顺一、腕顺二、八关、肾关、三重留针。委中、委阳刺络。腿刮痧。

小结：经过上述治疗，患者疼痛消失，效好。

29.杨先生，年龄：47岁。住址：河北省定州市

症状：颈部椎管狭窄。来医院现状：颈部椎管狭窄引起的脑供血不足而导致小脑萎缩，双腿行走不便，迈不开步，而且走路也不稳，右侧腿较重。

2011年1月12日，上午针方：委中、委阳及心肺段刺络。灵骨、大白，右取中白、下白、心门、下三皇，左取肾关、三重留针。下午针方：正筋、正宗、正士、火府、火梁、火昌、正脊留针。肝胆段刺络。双腿后侧刮痧。

2011年1月13日，上午针方：灵骨、大白，右取肾关、三重，左取上三黄留针。脾胃段刺络。下午针方：正筋、正宗、正士、火府、火梁、火昌、三叉三、正脊穴留针。肾段刺络。

2011年1月14日，经过以上两次的治疗，患者走路平稳多了，而且也能迈开步了。腰段刺络。针方：升提穴、中白、下白、肩中，右取上三黄，左取下三皇留针。

2011年1月22日，任督及双腿前后侧火龙、透药。针方：灵骨、大白、中白、下白、肩中、建中、肾关、三重留针。后背及双腿前后侧刮痧。

2011年1月23日，针方：怪三针、灵骨、大白，右取上三黄，左取下三皇留针。

2011年3月19日，针方：正筋、正宗、正脊、心门留针。针方：怪三针，左取灵骨、大白、上三黄，右取通关、通山、通天、留针。

2011年3月20日，大椎刺络。针方：升提穴、灵骨、大白、肩中、云白、李白、上曲、下曲、心门、肾关、三重留针，正筋、正宗、正士、火府、火梁、火昌、正脊留针。

2011年3月21日，患者腹股沟疼痛减轻，双腿加力气。针方：灵骨、大白、肩中、云白、李白、上曲、下曲、肾关、三重留针。大椎刺络。

2011年3月27日，针方：头顶9针（三会、三州），左取灵骨、大白、肩中、云白、李白、上曲、下曲、上三黄，右取驷马、下三皇留针。心肺段刺络。

2011年4月2日，针方：灵骨、腹股沟穴留针。

2011年4月23日，针方：灵骨、大白、肾关、三重、腹部用3寸针平刺。开督脉。后背督脉及膀胱经第一、二侧线走针，上肢肺经、三焦经、大肠经，下肢胆经、肝经、胃经、膀胱经以及前阴部走针。

2011年5月14日，患者颈椎椎管狭窄。针方：灵骨、大白、肾关、三重留针。心肺段刺络。

2011年5月15日，患者走路平稳多了，腹股沟疼痛。针方：右取肩中、云白、李白、手腕上2寸位于小肠经处1穴，左取肩中、上曲、下曲、灵骨、大白、上三黄、下三皇，右取驷马。

2011年5月28日，患者胃不适。针方：左取灵骨、大白、四花上中下、手腕上1寸位于小肠经处向上平刺1穴，右取三叉三、通肾、肾关、脐中央向胃方向斜刺1穴留针。

2011年5月29日，督脉火龙。针方：正筋、正宗、正士、颈椎处九宫针法。从胸椎至腰椎用1寸针左右平行向皮下直刺，左21穴，右22穴，总计43穴。灵骨、大白，左取正脊，右取后椎、首英、富顶留针。

小结：经过上述治疗，患者改善很大，效佳。

30.杨先生，年龄：28岁。住址：北京市朝阳区

症状：强直性脊柱炎。来医院现状：患者已有5年的病史。自2009年才确诊为强直性脊柱炎，在此期间始终没有间断治疗，曾采用中医的中药、针灸，西医等，由于治疗方法不当，直到现在病情也没有好转。现在的症状是整个后背疼，腰胯疼，颈椎及肩也疼。整体上半身活动受限（右侧较重）。

2011年3月4日，颈、腰、肩戴护具。针方：正筋、正宗、正士、灵骨、大白、正脊，右取中白、下白留针。

2011年3月5日，督脉透药。颈、腰戴护具。针方：灵骨、大白、正脊。右取复原、水原、上三黄、肩中，左取中白、下白、下三皇、驷马留针。大椎刺络。

2011年3月7日，督脉透药。颈、肩、腰带护具。针方：正筋、正宗、正士、火府、火梁、火昌、灵骨、大白、正脊，左取中白、下白留针。心肺段刺络。踝痛穴收针。

2011年3月9日，任督火龙、透药。针方：三叉三、削骨针（四花上中下）留针。肝胆段刺络。双取踝痛穴收针。

2011年3月11日，任督火龙、透药。针方：右取上三黄、下三皇、正脊，左取驷马、正脊留针。脾胃段刺络。

2011年3月13日，任督火龙、透药。针方：右取上三黄，左取下三皇，右取驷马、三叉三，左取灵骨、大白、中白、下白留针。肾段刺络。

2011年3月15日，经过以上几次的治疗，患者疼痛的症状明显减轻。督脉火龙、透药。针方：正筋、正宗、正士、正脊留针。腰刺络。

2011年3月17日，患者腰胯疼痛减轻，颈肩部还是疼。针方：正筋、正宗、正士、华佗夹脊（从腰至颈椎依次向上用1寸针平刺，总计23针）、正脊留针。委中、委阳刺络。

2011年3月23日，针方：正筋、正宗、正士、后背五行透皮刺用1.5寸针平刺（腰段左右双取，颈椎第五、第六节取4穴，右取心肺段、脾胃段，左取肝胆段、肾段），双取灵骨、大白、正脊留针。肝胆段刺络。

2011年3月25日，颈、腰带护具。针方：肺心，右取水原、上三黄，左取眼黄、驷马、下三皇留针。脾胃段刺络。

2011年4月4日，督脉火龙、透药。针方：左取灵骨、大白、肩中、建中、肾关、三重，右取灵骨、大白、正脊、下三皇留针。背部刮痧。

小结：经过以上治疗，患者整体症状有所减轻，效佳。

31.祖先生，年龄：41岁。住址：北京新发地市场

症状：腰疼，由椎管狭窄引起。来医院现状：右侧腰疼较重。

2010年9月4日，腰段刺络。针方：腰痛穴向下取、水通、水金、灵骨、大白，左取腕顺一、腕顺二、肩中、中九里、肾关，右取中下白、肾关、三重留针。

2010年9月5日，针方：灵骨、大白、正脊、州水，左取正筋、正宗、火府、火梁、火昌、木府、木梁、木昌、金府、金梁、金昌留针。委中、委阳刺络。

2010年9月15日，腰透药。针方：腰痛穴向下取、灵骨、大白、中下白、肾关留针。腰刮痧。

2010年9月17日，针方：腰痛穴向下直刺，左取灵骨、大白、中下白、肾关，右取三重、正脊留针。腰刺络。

2010年9月20日，针方：灵骨、大白、正筋、正宗、肾腰段华佗夹脊（左右各6穴，共计12穴）。

2010年9月22日，腰透药。针方：腰痛穴向下直刺，左取腕顺一、腕顺二、下三皇，右取灵骨、大白、肾关、三重留针15分钟。肾腰段五行透皮刺，正筋、正宗留针。

2010年10月7日，针方：升提穴、中九里，右取中下白、肾关留针。尾椎骨两侧五行刺络。

2010年11月25日，患者左侧大腿及小腿外侧疼。针方：左取安脊、中下白，右取火府、火梁、火昌、木府、木梁、木昌、金府、金梁、金昌、灵骨留针。本次治疗后效果较好。

2011年1月25日，腰部火龙、透药。针方：灵骨、大白、肾关、三重留针。腰部刮痧。

2011年5月7日，针方：正筋、正宗、正脊、留针。督脉火龙、走罐。任脉火龙左侧太阳穴外疼，又在右侧脚外侧刮痧，这时疼痛已缓解。患者腹胀：左取天阳、地阳、人阳、内阴、沉阴。

2011年6月1日，腰部火龙、透药。针方：灵骨、大白、下三皇留针。

2011年6月22日，腰部火龙、透药。针方：灵骨、大白、下三皇留针。

2012年1月9日，针方：左取腰痛点、灵骨、大白，右取中下白、腕顺一、腕顺二留针，州水二穴、火府、火梁、火昌、正筋、正宗、正土留针。腰部火龙。

2012年1月10日，针方：灵骨、大白、下六，左取中下白，右取三叉三留针。督脉火龙、刮痧。

2012年1月11日，针方：灵骨、大白，左取腕顺一、腕顺二，右取中下白留针。腰部火龙、透药。

2012年1月13日，针方：灵骨、大白，左取上三黄，右取下三皇，双取水通留针。腰刮痧。

2012年1月14日，针方：水通，左取灵骨、大白、上三黄，右取中下白、下三皇，腰部刮痧。双侧膀胱经用刮痧板梳理。

小结：经过上述治疗，患者改善很大，效佳。

第六节　肺系疾病

1.高女士，年龄：50岁。住址：北京市酒仙桥

症状：血压不稳。来医院现状：右侧膝盖疼，上楼时气喘、气短，腿水肿。

2009年6月21日，大椎刺络。左取膝痛穴未留针。针方：升提穴、灵骨、大白、肾关、三重留针。治疗后患者感觉轻松多了，双腿不疼了，水肿也消了许多。

2009年6月24日，患者双腿水肿、气喘。针方：升提穴、中下白、灵骨、大白、下三皇、上三黄、三重、水曲，右取通关、通山、通天留针。肾段、委中、委阳及大椎刺络。

2009年6月27日，四肢透药。针方：升提穴、灵骨、大白、上三黄、下三皇、三重、水曲，左取通关、通山、通天留针，双取肾病穴走针。

2009年6月30日，患者双侧膝盖疼，腹胀，膝盖以下无力。双腿透药。针方：左取妇科，右取还巢、灵骨、大白，双取心膝、胆穴、姐妹一二三、水晶留针。双取肾病穴留针，左取脚外踝青筋处点刺出黑血。经过本次治疗后腿立刻消肿了。

2009年7月3日，患者下肢水肿减轻，双侧膝盖疼痛减轻。双腿透药。针方：升提穴，左取还巢，右取妇科，双取姐妹一二三留针。肾段刺络。双取肾病穴走针。治疗后水肿好多了。

2009年7月11日，双腿透药。针方：升提穴、灵骨、大白、姐妹一二三、肾关、三重，右取通关、通山、通天留针。委中、委阳刺络。

2009年7月15日，双腿透药。针方：升提穴、灵骨、大白、姐妹一二三、肾关、三重，左取通关、通山、通天留针。肾段刺络。

2009年8月5日，患者腿踝关节还是有点儿水肿。针方：左取灵骨、大白，右取五虎1~5穴、小节、三叉三，双取肾关、三重留针。肾段刺络。

小结：经过上述治疗，患者改善很大，效佳。

2. 刘先生，年龄：80岁。住址：广东省佛山市

症状：糖尿病、肺心病。患者当前状况：呼吸困难、憋气，肺纹理增粗。

2009年2月22日，针方：右取灵骨、大白、肺病穴，左取灵骨、大白，双取通关、通山、通天，然后又双取火硬留针。走针：双侧降糖穴。

2009年3月4日，针方：升提穴、天地人三士穴、灵骨、大白、通关、通山、通天、肾关，以上均双侧取穴。下针后感觉憋气厉害，又把三士穴起针，再用3寸针针灸天士穴、驷马三穴，以上均双侧取穴。下针5分钟后症状还没有缓解，又选针方：左取鼻翼、右侧次白留针30分钟后，其他全部起针，只有鼻翼、次白留针10分钟感觉有点儿好转，又加双取胸痛穴留针。

2009年3月20日，患者说话多了头晕、出汗、胸部闷、憋气。针方：升提穴、灵骨、大白、驷马、肾关留针30分钟。刚下针时感觉有点儿减轻。留针15分钟后感觉又有点儿憋气。起针后又走针：双取胸痛穴。

小结：经过上述治疗，患者改善很大，效佳。

3.李女士，年龄：55岁。住址：北京市酒仙桥

症状：过敏性哮喘。来医院症状：胸闷、憋气。

2009年7月5日，针方：双取灵骨、大白留针。

2009年7月7日，针方：灵骨、大白、天地人三士、肾关留针。

2009年7月9日，尺泽、曲泽刺络。心肺段刺络。针方：升提穴、水通、水金，右取木炎、定喘，双取灵骨、大白、四花上中穴、驷马留针。

2009年7月11日，经过以上治疗，患者胸闷、气短的症状已消失，稍有点儿便秘。针方：升提穴、水通、水金、灵骨、大白、驷马、四花上中穴留针。双取痔疮穴收针。

2009年7月14日，针方：升提穴、水通、水金、灵骨、大白、驷马、四花上中留针，贴耳穴：金耳、土耳、水耳。肝胆段刺络。

2009年7月21日，针方：升提穴、灵骨、大白、驷马、四花上中留针。脾胃段刺络。针对外痔双取痔疮穴收针。贴耳穴：金耳、土耳、水耳。

2009年7月23日，患者哮喘症状又有点儿反复。任督火龙、透药。针方：灵骨、大白、天地人三士，下针后深呼吸时不憋气了。肾段刺络。

2009年7月26日，针方：升提穴、水通、水金、灵骨、大白、驷马、四花上中留针。腰椎段落刺络。

2009年7月28日，针方：灵骨、大白、天地人三士、失音、肾关、三重留针。

2009年8月8日，针方：重子、重仙、大小外浮、驷马、下三皇留针。脾胃段刺络。

2009年8月11日，患者恢复较好，右侧眼睛长麦粒肿。针方：灵骨、大白、驷马、肾关、三重留针。肾段刺络。走针：左取脚腕从外踝向内踝方向平刺一穴。贴耳穴：金耳、水耳穴。

2009年8月20日，患者口腔溃疡、舌头长疱。大椎及心肺段刺络。双取三商点刺。针方：灵骨、大白、下三皇、三重留针。左取脚腕从外踝向内踝方向平刺一穴。双侧金耳贴耳豆。

小结：经过上述治疗，患者改善很大，效佳。

4.徐女士，年龄：65岁。住址：江苏省南京市

症状：肺气肿、肺心病，肺部有阴影。来医院现状：身上长痱子，走路活动时喘不过气来。

2011年2月20日，针方：灵骨、大白、下三皇留针。心肺段刺络。

2011年2月22日，患者头晕。针方：灵骨、大白，左取心常、下三皇，右取驷马留针。大椎刺络。

2011年3月31日，患者气喘。针方：右取重子、重仙，大小外浮间，左取灵骨、大白，双取外三关留针。

2011年4月2日，针方：左取灵骨、大白、心常、驷马、下三皇，右取灵骨、大白、外三关留针。心肺段刺络。

2011年4月6日，患者气喘、胃胀。针方：灵骨、大白，右取驷马、下三皇，左取外三关、指胃留针。

2011年4月8日，患者气喘、胃寒。腹部火龙。针方：灵骨、大白，右取指胃穴、外三关，左取驷马、下三皇留针。

2011年4月10日，患者气喘、胃寒。针方：右取妇科、指胃，左取还巢、灵骨、大白、驷马、下三皇，右取外三关留针。

2011年4月20日，患者心慌、气喘。针方：驷马，右取下三皇。

2011年4月22日，经过以上几次的治疗，患者心不慌了，气喘减轻。针方：升提穴，左取鼻翼、眼黄、驷马，右取眼黄、下三皇留针。双取内关穴向肘关节方向平刺。

2011年4月26日，患者气喘、眼底出血导致视线模糊。针方：驷马，左取下三皇留针。

2011年5月16日，患者眼睛看东西模糊。针方：灵骨、大白，左取上白、内白、上三黄，右取灵骨、大白、肾关、三重留针。

2011年5月18日，针方：胃痛、胸痛、踝痛、耳聋、肩痛留针。

2011年5月20日，腰腹火龙。针方：左取灵骨、大白、木穴、五虎三四五、驷马、下三皇，右取灵骨、大白、肾关、三重留针。

2011年5月22日，针方：左取灵骨、大白、木穴、驷马、下三皇、明目，右取灵骨、大白、眼黄、外三关留针。

2011年5月24日，左取灵骨、大白、眼黄、光明一二，右取灵骨、大白、下三皇。经过以上治疗，整体症状都有明显的好转。

2011年9月5日，患者夜里尿频、气短。针方：升提穴，右取妇科、下三皇。左取还巢、灵骨、大白、驷马留针。

2011年9月7日，经过上次的治疗，患者夜尿次数明显减少。针方：升提穴、灵骨、大白、驷马，以上均双取，左取妇科留针。

2011年9月11日，针方：升提穴，左取灵骨、大白、还巢、下三皇，右取妇科、驷马留针。腹部火龙。

2011年10月7日，患者心脏不适。针方：右取心常、通关、通山、通天，左取木穴、三重留针。

2011年10月9日，针方：右取心常、通关、通山、通天，左取木穴、三重留针。

2011年10月11日，患者心脏好些了，气短。针方：升提穴，左取木穴、肾关、三重，右取心常、灵骨、大白、通关、通山、通天留针。

2011年10月14日，针方：左取木穴、太阳一二、上三黄、光明一二、明目穴，右取灵骨、大白、天地人三士、四花上穴留针。大椎刺络。经过以上治疗：患者感觉特别轻松，眼睛也好多了。

2011年10月17日，患者气喘、心脏好多了，右侧眼睛出血好多了。针方：左取天地人三士、上三黄、光明一二，右取灵骨、大白、四花上中穴，右取小腿内侧脾经三穴留针。心肺段刺络。

2011年10月19日，患者右眼出血好些，心脏及气短也减轻。针方：左取太阳一二、灵骨、大白、上三黄、光明一二，右取灵骨、大白、肾关、三重留针。肝胆段刺络。

小结：经过上述治疗，患者改善很大，效佳。

第七节　肝、胆、脾疾病

1.闫先生，年龄：35岁。住址：北京市朝阳区

症状：胆囊息肉，右侧腿不适。

2011年3月16日，针方：右取灵骨、大白、上三黄，左取腕顺一、腕顺二、通关、通山、通灵（作用是泻胆之实）留针。大椎及委中、委阳刺络。

2011年3月18日，针方：左取上中下三里、灵骨、大白、明黄、木枝、其黄，右取灵骨、大白、上三黄留针。肝胆段刺络。

2011年3月21日，患者右侧后头疼，是由颈椎引起的。针方：正筋、正宗、正士、正脊，左取灵骨、大白留针。心肺段刺络。

2011年3月29日，患者胆囊息肉。针方：灵骨、大白，右取上三皇，左取通关、通山、通天留针。大椎刺络。

2011年4月1日，针方：左取明黄、其黄、火枝、面部木枝、胆穴，右取灵骨、大白留针。腹部火龙、透药。

2011年5月12日，患者口苦、口干。针方：腹部：震位、巽位各一穴。双取灵骨、大白、上三黄留针。

小结：经过上述治疗，患者改善很大，效佳。

2.胡先生，年龄：33岁。住址：北京市海淀区

症状：乙肝病。来医院现状：手发抖、口干。

2011年9月10日，针方：左取木穴，右取灵骨、大白，双取上三黄留针。

2011年9月17日，左取关部脉浮沉不定，右取关部脉胃气较弱。针方：灵骨、

大白、上三黄均双侧取穴留针。

2011年9月21日，针方：右取木穴、下三皇，左取肠门、肝门、上三黄留针。大椎刺络。

2011年9月24日，针方：右取肠门、肝门、通关、通山、通天，左取上三黄留针。

2011年9月26日，患者口干、肾虚。针方：左取肠门、肝门、下三皇，右取木炎、灵骨、大白、上三黄留针。

2011年10月10日，针方：左取灵骨、大白、肠门、肝门、下三皇，右取木炎、灵骨、大白、上三黄留针。

2011年10月12日，针方：镇静穴，左取木灵、木穴、灵骨、大白、上三黄，右取木炎、灵骨、大白、下三皇留针。肝胆段刺络。

2011年10月27日，针方：镇静穴、灵骨、大白，左取肠门、肝门、心门、下三皇，右取木灵、双灵、上三黄留针。

2011年10月29日，针方：灵骨、大白，左取肠门、肝门、心门、上三黄，右取肠门、肝门、下三皇留针。

2011年10月31日，针方：镇静穴、灵骨、大白，左取木穴、木炎、上三黄，右取下三皇留针。肝胆段刺络。

小结：经过上述治疗，患者改善很大，效佳。

3.李先生，年龄：42岁。住址：北京市通州区

症状：肝弥漫性病变。来医院现状：肝区胀疼，脸色发青。

2009年9月10日，针方：右取木炎三穴、肝门、上三黄，左取木炎三穴、灵骨、大白、上三黄留针。肝胆段右侧刺络。

2009年9月12日，针方：右取肠门、肝门、心门、上三黄、肾关，左取上三黄、肾关。肝胆段左侧刺络。

2009年9月14日，针方：上三黄、肾关，左取肠门、肝门、心门，右取肠门、胆门留针。

2009年9月16日，患者饭后感觉腹胀。针方：左取木炎、灵骨、大白，右取木炎、肝门，双取上三黄、肾关留针。心肺段刺络。

2009年10月4日，针方：左取灵骨、大白、肠门、肝门、心门、上三黄、肾关，右取灵骨、大白、肠门、肝门、上三黄、肾关留针。肝胆段刺络。

2009年10月6日，患者感觉手脚发热、口干、腹胀减轻。针方：灵骨、大白、木穴、上三黄、肾关、通关、通天、通山，以上均双侧取穴。右取肝门留针。

2009年10月8日，患者手脚发热及口干症状已好。针方：上三黄、肾关，左取灵骨、大白、肠门、肝门，右取灵骨、大白、木炎留针。心肺段刺络。

2009年10月12日，针方：灵骨、大白、木穴，左取肠门、肝门、心门，右取肠门、肝门，双取上三黄、肾关、通关、通山、通天留针。脾胃段刺络。

2009年10月19日，针方：木炎、灵骨、大白、肠门、肝门、肝经五线、木留留针。肝胆段刺络。

2009年10月21日，针方：右取木炎、肠门、肝门、心门、上三黄、通关、通山、肾关，左取木穴、灵骨、大白、肠门、肝门、木斗、木留、上三黄、肾关留针。心肺段刺络。

2009年10月23日，针方：木炎、灵骨、大白、肠门、肝门、上三黄，左取通关、通山、通天，右取通关、通灵。双取肾关留针。

2009年10月25日，针方：木炎、肠门、肝门、心门上三黄、肾关留针。肝胆段刺络。

2009年10月27日，针方：上三黄、木华、木枝、外三关、灵骨、大白、木炎、健脾留针。心肺段刺络。

小结：经过上述治疗，患者改善很大，效佳。

第八节 胃肠及消化系统疾病

1.杨先生，年龄：81岁。住址：山东省青岛市

症状：胃肠道消化不良，前列腺增生引起的尿频。

2010年10月10日，患者胃溃疡。针方：右取土水三穴、指胃、通肾、通胃，左取灵骨、大白、通关、通山留针。

2010年10月15日，患者消化道溃疡。针方：左取灵骨、大白、指胃，右取土水三穴留针。

2010年10月10日，患者左侧小腹疼痛。针方：右取灵骨、大白、侧三、侧下三（治疗左侧小腹疼痛），左取大小外浮间、下三皇留针（治疗前列腺疾病）。

2010年10月21日，患者前列腺疾病。针方：左取天阳、地阳、人阳、内阴、沉阴，右取灵骨、大白留针。

2010年10月28日，针方：肾关，左取灵骨、大白，右取天阳、地阳、人阳、内阴、沉阴留针。

2010年10月29日，针方：灵骨、大白、下三皇留针。

2010年11月18日，患者便秘。针方：其门、其角、其正，左取通肠三穴，右取肾关留针。

2010年11月28日，针方：其门、其角、其正，左取下三皇，右取肾关留针。

2010年12月14—30日（共4次），针方：升提穴、灵骨、大白、其门、其角、其正、肾关留针。

小结：经过上述治疗，患者改善很大，效佳。

2.杨先生，年龄：29岁。住址：北京市大兴区

症状：胃胀疼，顽固性腹胀，浅表性胃炎。来医院现状：胃肠道消化不良，总是打嗝，不容易消化。

2009年3月16日，腹部火龙、透药。针方：土水三穴、肩痛穴留针。

2009年3月17日，患者颈椎不适，浅表性胃炎，小腹两侧胀。任督火龙、透药。针方：灵骨、大白、肩痛、门金、胃痛留针。腑巢23穴点刺。

2009年3月18日，腰腹部火龙、透药。针方：胃痛、土水三穴、肩痛留针。胃毛七穴点刺。针对嗓子干、有痰。走针：三士、咽痛穴未留针。

2009年3月19日，患者胃不适，颈椎不适，嗓子干疼。任督火龙、透药。针方：胃痛、门金、肠门留针。腹部及背部走龙罐。左取咽痛穴走针。

2009年3月20日，患者胃炎，腹胀。腹部火龙、透药。针方：胃痛、灵骨、大白、门金、三叉三留针。腑巢23穴点刺出血。左取小腿四花中穴点刺。

2009年3月23日，患者腹部右下方还是有些胀。腹部火龙、透药。针方：胃痛、其门、其角、其正、灵骨、大白、火星上下穴、肾关、门金，左取三重留针。腰部刮痧。

2009年3月24日，患者腰有点疼，腹部还有点胀。腰部火龙、透药。针方：妇八、肩痛、门金、灵骨、大白留针。

2009年3月26日，患者腰疼好多了，小腹还是胀。针方：其门、其角、其正（火星上下点刺）、足三里、门金，左取四花上中下，右取铁三针、足三里、足千金、足五金。腑巢23穴点刺。腰部点刺。

2009年4月6日，腹部火龙、透药。针方：升提穴、胃痛、胸痛、肩痛留针。背部瘀血点刺。胃毛七穴点刺。手部大鱼际青筋处点刺。

2009年4月12日，患者右侧腹胀较重。针方：驷马上穴、上三黄、土水三穴、四花上中副下、肾关留针10分钟，感觉还是胀，又针灸姐妹一二穴留针。后背心肺、肝胆、脾胃、肾五行透皮刺。委中、委阳附近青筋处点刺出血。双侧耳背耳尖点刺。经过以上治疗腹胀减轻，往上打嗝出气。

2009年5月14日，针方：灵骨、大白、通胃，左取四花上中下，右取肾关、三重留针。脾胃段及委中、委阳洛书刺络。火星上下留针。

2009年5月22日，患者腹胀、打嗝、腰疼。腹部火龙、透药。针方：胃痛、火星上下穴、心灵一二穴、通肾、通胃、通背留针。脾胃段刺络。腰椎段点刺（腰椎处6穴、左右各旁开3寸处6针，总计18针）。

2009年5月25日，腰椎段点刺。腑巢23穴。针方：四花上中副下、脾一穴、灵骨、大白留针。

2011年2月24日，患者胃不适，中气下陷。针方：右取灵骨、大白、指胃、通胃、四花上穴，左取灵骨、大白、通关、通山、通天留针。

2011年3月2日，患者腹胀、胃疼。针方：右取土水3穴、火星上下穴、通胃，左取灵骨、大白、指胃、通肾、通胃。

2011年3月18日，患者脾胃不适。针方：灵骨、大白、通肠三穴留针。脾胃段刺络。

2012年2月20日，患者胃疼、腹胀、打嗝。针方：右取灵骨、大白、通肾、通胃、通背，左取通关、通山、通天，腹部胃毛七穴以及脐下洛书针法。针方：后背脾胃段至肾腰段。

小结：经过上述治疗，患者改善很大，效佳。

3.赵女士，年龄：56岁。住址：北京密云水库

症状：浅表性胃炎、胃寒、痔疮。

2009年7月14日，针方：升提穴、胃痛、灵骨、大白留针。

2009年7月18日，患者腰疼、便秘、膝关节疼、胃寒。双腿透药。针方：升提穴、胃痛、中下白、灵骨、大白、心膝、胆穴、肾关、三重、降压穴。委中、委阳刺络。痔疮穴收针。

2009年7月21日，患者牙痛，腰及膝关节不疼了，便秘痔疮已缓解，血压较稳定。健侧足三里位置点刺出血。肝胆段刺络。腰透药。针方：升提穴、胃痛、灵骨、大白、心膝、胆穴、肾关、三重、降压留针。痔疮穴收针。

2009年7月23日，任督透药。双腿前侧火龙、透药。针方：腰痛穴、灵骨、大白、中下白、指三重、指肾、心膝、胆穴。脾胃段刺络。走针：双侧肩痛穴。

2009年8月5日，患者胃寒，左侧大腿筋发紫。双腿透药。针方：升提穴、灵骨、大白、胃痛，右取上三黄、通胃、肾关、三重，左取肾关、三重留针。

2009年8月12日，患者血压较稳定，右侧眼睛模糊，左侧腿筋发紧。双腿透药。针方：灵骨、大白、上三黄、下三皇，左取眼黄。心肺段刺络。

小结：经过上述治疗，患者改善很大，效佳。

第九节　皮肤疾病

1.许先生，年龄：53岁。住址：河北省定州市

症状：皮肤病。来医院现状：身上长疙瘩，皮肤发痒。

2010年4月20日，针方：膝痛、血海、驷马留针。心肺段刺络。

2010年4月22日，患者经过上次的治疗，疙瘩下去了，但是皮肤还是痒。针方：木穴、膝痛、血海、驷马、下三皇留针。肝胆段刺络。

2010年4月25日，针方：木穴、膝痛、血海、驷马留针。脾胃段刺络。双取解穴收针。

2010年4月27日、29日，针方：木穴、膝痛、血海、驷马、肾关留针。肾腰段刺络。

2010年5月9日，针方：膝痛、血海、驷马留针。双取精枝穴刺络。

2010年8月20日，针方：膝痛、血海、驷马留针。左取眼黄穴留针。

小结：经过上述治疗，患者改善很大，效佳。

2.高女士，年龄：46岁

症状：月经失调，皮肤过敏。

2009年7月5日，大椎刺络。针方：膝痛、血海、驷马留针。

注：经过以上的治疗，在回家的路上经血就下来了。

2009年7月10日，患者面部皮肤发痒。针方：肿痒穴留针，下针后立刻不痒了。心肺段刺络。

2009年7月14日，针方：膝痛、驷马、下三皇留针。

2009年7月16日，针方：膝痛、血海、驷马留针。

2009年7月18日，针方：肿痒穴、膝痛、血海、驷马留针。

小结：经过上述治疗，患者改善很大，效佳。

3.韩先生，年龄：20岁。住址：北京市通州区

症状：牛皮癣。来医院现状：从头至全身都是。在此期间曾采用过多种方法治疗，都没有达到理想的效果。

2010年12月23日，大椎及心肺段刺络。双取耳背点刺。针方：膝痛、灵骨、大白、血海、驷马、中九里留针。双取制污穴点刺。

2010年12月26日，患者头上、身上皮肤长有红色的小斑点，阴部生殖器也有。肝胆段刺络。针方：右取天地人阳、灵骨、大白、膝痛、血海、驷马、中九里，左取妇科、膝痛、下三皇、上三黄、中九里留针。

此套针法的作用原理：身上长疹是因体内有热毒，所以用驷马穴祛热，然后在此用下三皇补肾水，用上三黄疏肝美容。

2010年12月28日，大椎刺络。双取耳背点刺。针方：膝痛、血海、驷马留针。

2010年12月30日，患者头上和身上湿疹好多了，阴部也有所减轻。心肺段刺络。针方：灵骨、大白、木穴，右取驷马、下三皇，左取上三黄、天地人阳内沉阴留针。

2011年1月3日，针方：膝痛、血海、驷马，左取灵骨、大白，右取木穴、中九里（此穴双针进针）。大椎及肝胆段刺络。

2011年1月5日，针方：左取灵骨、大白、下三皇、上三黄，右取灵骨、大白、木穴、驷马。心肺及脾胃段刺络。

2011年1月7日，针方：膝痛、血海、驷马，以上均双侧取穴，双针进针。肾段刺络。

2011年1月9—19日（共6次），双取耳背点刺。大椎刺络。针方：左取灵骨、大白、驷马、下三皇，右取木穴、上三黄留针。

2011年1月22日，头部火龙。针方：木穴取三穴、驷马、下三皇、上三黄，以上均双侧取穴。心肺段刺络。双取大拇指阳经面第一、二节点刺出血。

2011年1月24日，头部火龙。针方：膝痛、血海、驷马留针双取，双针进针。肝胆段刺络。

2011年1月26日，头部火龙。针方：木穴、驷马、下三皇、上三黄留针。大椎刺络。

小结：经过上述治疗，患者改善很大，效佳。

4.贾先生，年龄：47岁。地址：河北省保定市驻北京办事处

症状：皮肤过敏。来医院现状：全身起红疙瘩、发痒。在中医统称疹为阳明湿热，所以要清除体内的阳经实热（脱敏）。

2011年5月26日，针方：右取木穴、血海、驷马留针，左取木穴、木炎留针。针方：血海、中九里留针。

2011年5月27日，耳三、耳背点刺出血。大椎及心肺段刺络。针方：右取血海、驷马，左取下三皇、中九里留针。

注：经过以上治疗，身上的疙瘩立刻下去了好多，颜色也由红变淡了，痒也立刻减轻了好多。

2011年5月28日，针方：膝痛、血海、驷马留针。委中、委阳及肝胆段刺络。

2011年5月29日，针方：膝痛、血海、驷马留针。脾胃段刺络。

小结：经过上述治疗，患者改善很大，效佳。

5.杨女士，年龄：27岁。住址：北京长安街

症状：皮肤过敏。来医院现状：由紫外线照射引起的面部皮肤过敏，皮肤发红发干、脱皮，主要分布在脸及脖子上。治疗方案：主要是脱敏、祛热。

2011年3月26日，大椎刺络。针方：膝痛、血海、驷马留针。

2011年3月29日，针方：膝痛、血海、驷马、中九里、镇静（主要是褪色）留针。心肺段刺络。

2011年4月3日，针方：膝痛、血海、驷马留针。大椎刺络。

2011年4月10日，腹部火龙。针方：灵骨、大白、中九里留针。

2011年5月1日，针方：膝痛、血海、中九里留针。

2011年5月6日，针方：膝痛、血海、驷马中穴留针。

2011年5月15日，针方：膝痛、血海，左取中九里，右取驷马上穴留针。

2011年5月28日，针方：膝痛、血海、驷马留针。

小结：经过上述治疗，患者改善很大，效佳。

6.张女士，年龄：40岁。住址：北京市方庄

症状：手指皮肤干裂，鼻炎，眼睛发干。

2011年4月30日，针方：左取木穴，右取木炎穴。

2011年5月1日，针方：左取木炎穴，右取木穴留针。

2011年9月17日，针方：左取驷马，右取灵骨、大白留针。

2011年10月17日，因患者去美容院做祛除眼袋的美容，是用针剂注射的，做完后右侧下眼皮的外眼角没有表情，皮肤比较僵硬，发呆。针方：左取灵骨、大白、侧三、侧下三，右取上一、脚外踝尖直下1寸处1穴（与申脉相近）、中九里留针。经过以上治疗，右侧眼皮不呆了，而且眼睛也比较舒服了。

2011年10月19日，针方：左取上一、侧三、侧下三，右取灵骨留针。

2011年10月24日，患者右侧内眼角有些不适，外侧下眼皮已有表情。针方：左取火主、中九里、灵骨，右取灵骨、留针。

2011年10月28日，针方：左取侧三、侧下三、上一、中九里，右取鼻梁内侧有个痛点，这时又在痛点的对应等高处用5分针取1穴。

2011年10月31日，针方：左取眼睛内侧上眼皮处1穴，右取上1穴留针。左取心肺，右取肝胆段刺络。

2011年11月2日，针方：左取侧三、侧下三，右取灵骨、大白留针。

2011年11月4日，针方：右取上一，左取灵骨、大白，双取肾关留针。右取心肺，左取肝胆段刺络。

小结：经过上述治疗，患者改善很大，效佳。

第十节　肛肠疾病

1.陈先生，年龄：42岁。住址：云南省昆明市

症状：结肠炎由脾虚引起的。

2011年9月23日，针方：灵骨、大白、四花副下、腑肠穴留针。走针：脊柱正中肾段上中下各走一穴。走针：大椎洛书走针。

2011年9月26日，针方：灵骨、大白、四花副下、腑肠穴留针。

小结：经过上述治疗，患者改善很大，效佳。

2.董先生，年龄：50岁

症状：绞肠痧，眼球突出。

2009年6月1日，督脉透药。针方：升提穴、灵骨、大白、肾关、三重留针。督脉刮痧。脾胃段刺络。

2009年6月2日，患者眼球突出。任督火龙、透药。针方：升提穴、灵骨、大白、肾关、三重，右取珠圆、少白留针。

2009年6月2日，患者眼发涩，嗓子有痰。督脉透药。针方：升提穴、灵骨、大白、肾关、三重，右取七华（主治嗓子、咽喉）留针。经过以上治疗感觉眼睛还是有点儿磨，这时又走针：双取明目穴。嗓子还是有点儿干痒，又走针：咽痛穴。

小结：经过上述治疗，患者改善很大，效佳。

3.郭女士，年龄：24岁。住址：北京小西天

症状：内分泌失调，胃肠功能弱，肛肌无力。来医院现状：大便不成形，消化不好，胃肠胀气，如果不排便下肢就肿。

2010年3月6日，针方：怪三针、其门、其角、其正、四花副下、腑肠穴留针。

2010年3月7日，针方：灵骨、大白、其门、其角、其正、四花副下、腑肠穴。小腹火龙。痔疮穴收针。大椎刺络。

2010年3月8日，患者还是没有排便，下肢及眼睛有点儿肿。针方：升提穴、灵骨、大白、三其、下三皇、驷马留针。小腹火龙。

2010年3月10日，经过以上几次的治疗，患者今天早晨已排便，但是不成形，腿肿也好多了。针方：升提穴、灵骨、大白、三其、下三皇、通肠三穴留针。脾胃段刺络。

2010年3月11日，针方：升提穴、灵骨、大白、三其、通肠三穴，左取四花副下、腑肠穴，右取下三皇、腑肠穴留针。心肺段刺络。

2010年3月14日，针方：升提穴、灵骨、大白、三其，左取下三皇，右取四花副下、腑肠穴，双取通肠三穴留针。腹部火龙。

2010年3月16日，针方：灵骨、大白、三其、下三皇、通肠三穴留针。

2010年3月18日，患者小腹胀，大便不成形。针方：灵骨、大白、三其、通肠三穴，左取下三皇，右取四花副下、腑肠穴留针。小腹火龙。

2010年3月20日，患者又有3天没有排便，导致腹胀。针方：灵骨、大白、三其、四花上中下、腑肠穴、通肠三穴。小腹火龙。

2010年3月23日，患者腹胀，大便不通。针方：升提穴、灵骨、大白、三其、通肠三穴、下三皇、三重留针。小腹火龙。

2010年4月4日，患者肠蠕动慢，大便不正常。针方：升提穴、灵骨、大白、三

其、四花上下、腑肠穴、通肠三穴留针。大椎刺络。

2010年4月6日，针方：子午头针取8针、灵骨、大白、三其、肾关、三重、驷马，右取通肠三穴留针。

2010年4月12日，患者到今天已经4天没有排便了，小便正常，身上肿，排气。针方：妇八、灵骨、大白、三其、驷马，左取脾三穴留针。针方：后背腰肾段华佗夹脊双侧共取12穴。

2010年4月13日，患者今天排了一点儿便。针方：灵骨、大白、三其留针。子午疗法（直肠黏膜按摩），针方：后背从脾胃段、肾段、腰段华佗夹脊左右各12穴，共24穴。

2010年4月15日，患者大便已排，但过后还是腹胀。针方：升提穴、灵骨、大白、三其、妇八、通肠三穴、肾关、三重留针。

2010年4月21日，针方：升提穴、灵骨、大白、三其、通肠三穴、四花上下、腑肠穴留针。大椎刺络。

2010年4月23日，针灸、双取灵骨、大白、通肠三穴留针。

2010年4月28日，患者大便已下。针方：灵骨、大白、三其、通肠三穴、肾关、消积穴留针。脾胃段刺络。痔疮穴收针。

2010年4月30日，患者嘴周围过敏起痘。大椎刺络。针方：灵骨、大白、三其、肾关、三重、消积穴、腑快留针。子午疗法（直肠按摩）。

2010年6月21日，患者面部过敏。针方：肿痒穴、灵骨、大白、血海、驷马留针。

2010年6月26日，患者过敏好多了，胃肠功能也有所改善。针方：灵骨、大白、三其、通肠三穴、肾关留针。脾胃段刺络。

2010年7月1日，患者小腹不胀了，大便基本两三天一次也规律了，失眠。针方：镇静穴、灵骨、大白、曲池、血海、驷马留针。肾段刺络。

2010年7月7日，针方：左取木穴、灵骨、大白、下三皇，右取三其、驷马留针。腹部走罐。

小结：经过上述治疗，患者改善很大，效佳。

4.刘女士，年龄：47岁。住址：北京市海淀区

症状：便秘，因体内有大热须调脾，手易出汗，失眠。

2011年9月10日，针方：镇静穴、灵骨、大白、其门、其角、其正、通肠三穴留针。踝痛穴收针。

2011年9月17日，经过以上治疗，患者症状都有所减轻。针方：右取其门、其角、其正、肾关，左取火硬、中九里、灵骨、大白留针。

2011年9月26日，患者肾虚、腰及腿酸软无力。针方：灵骨、大白、肾关、三

重留针。

小结：经过上述治疗，患者改善很大，效佳。

5.孙女士，年龄：61岁。住址：河北省唐山市

症状：呃逆。来医院现状：患者气上下不顺、打嗝、排气。

2010年4月25日，针方：怪三针、灵骨、大白、肾关、三重留针。大椎刺络。喉哦九穴点刺。四花外洛书刺络。胸痛穴收针。

2010年4月27日，针方：灵骨、大白、火星上下、四花上中下留针。心肺段刺络。

2010年4月30日，患者腹胀，气不顺，打嗝好些了，还是排气。针方：火星上下、灵骨、大白、三其、肾关、三重。脾胃段刺络。

2010年5月4日，患者腹胀，打嗝，失眠。针方：镇静穴、消积穴、火星上下、灵骨、大白、三其、心灵一二、肾关、三重留针。肝胆段刺络。

2010年5月6日，患者腹胀，口干，打嗝。针方：镇静穴、灵骨、大白、三其、肾关、三重、通肾、通胃、三神。肾段刺络。

2010年5月8日，患者打嗝好转，还是排气，饭后肚子发胀。针方：消积、腑快、通肠三穴，左取中下白、三其，右取灵骨、大白、三其留针。腹部走罐。

2010年5月10日，针方：腑快、消积、三其、次白、通肾、通胃、通肠三穴、肾关留针。腹部走罐。

2010年5月18日，患者腹胀。针方：升提穴、灵骨、大白、三其、四花中下、腑肠穴，左取脾肿，右取通关、通山、通天留针。腹部火龙。

2010年5月19日，患者右侧肩疼，腹胀。针方：升提穴、灵骨、大白、三其，左取肾关，右取脾肿、四花中下、腑肠穴、通关、通山、通天。脾胃段刺络。

小结：经过上述治疗，患者改善很大，效佳。

第十一节　泌尿系统、妇科、男科疾病

1.纪女士，年龄：32岁。住址：河北省唐山市

症状：尿频、尿急。

2009年10月7日，针方：海豹、木妇、肾关、灵骨、大白、遗尿穴留针。

2009年10月8日，针方：升提穴、灵骨、大白、遗尿穴、海豹、木妇、下三皇留针。腹部火龙疗法，大椎刺络。

2009年10月9日，针方：升提穴、水通、水金、下三皇留针，任督火龙、透药。

2009年10月10日，针方：升提穴、灵骨、大白、遗尿穴、海豹、木妇、下三皇

留针。肾段刺络。

2009年10月11日，针方：升提穴、灵骨、大白、指胃穴、海豹、木妇、下三皇留针。腹部火龙。

2009年10月19日，针方：怪三针、木穴、指胃、遗尿穴、肾关，左取灵骨、大白留针。肾段刺络。腹部火龙、透药。

2009年10月20日，针方：升提穴、马金水、马快水，左取灵骨、大白、木穴、遗尿穴，右取重子、重仙、大小外浮间，双取下三皇留针。大椎刺络。

2009年10月21日，针方：升提穴、灵骨、大白、遗尿、海豹、木妇、下一皇、三重留针。

2009年10月22日，针方：升提穴、灵骨、大白、遗尿、海豹、木妇、下三皇、三重留针。

2009年10月23日，针方：升提穴、马金水、马快水、灵骨、大白、遗尿、下三皇、火菊留针。督脉火龙、透药。

2009年10月24日，针方：升提穴、灵骨、大白、通肾、通胃、下三皇、马金水、马快水留针。胃痛穴收针。

2009年10月25日，针方：升提穴、马金水、马快水、灵骨、大白、指胃、通肾、通胃、下三皇留针。

2009年11月5日，针方：怪三针、灵骨、大白、下三皇、指胃留针。腹部火龙，肾段刺络。

2009年11月6日，针方：升提穴、灵骨、大白、海豹、木妇、下三皇、驷马留针。

小结：经过上述治疗，患者改善很大，效佳。

2.解女士，年龄：40岁。住址：北京市朝阳区

症状：子宫内膜异位，由中气下陷导致，哮喘。

2009年5月14日，针方：腰腹火龙、透药。子午疗法直肠按摩。

2009年5月15日，任督火龙、透药。针方：灵骨、大白、还巢，右取妇科、妇八、姐妹一二三、肾关、三重下穴、水晶留针。

2009年5月16日，腰腹火龙、透药。针方：升提穴，左取妇科，右取灵骨、大白、还巢、水晶、水曲、火主留针。

2009年5月17日，任督火龙、透药。子午美容。子午直肠按摩。

2009年5月18日，腰腹火龙、透药。针方：左取还巢，右取妇科、姐妹一二三留针。

2009年5月19日，任督火龙、透药。针方：水晶、火硬、火主、门金、水曲、妇八留针。

2009年5月21日，腰腹火龙、透药。针方：左取妇科、灵骨、大白，右取还巢、重子、重仙留针。腹部走罐。

2009年5月22日，任督火龙、透药。针方：灵骨、大白、姐妹一二三穴、水门、水分、水香、水晶、驷马穴，针后子午疗法直肠按摩。

2009年5月25日，针方：妇科、还巢、姐妹一二三穴、门金留针。

小结：经过上述治疗，患者改善很大，效佳。

3.李太太，年龄：82岁。住址：北京市通州区

症状：由膀胱炎、盆腔炎引起的尿不净。

2009年10月20日，心肺段（三金）刺络。针方：升提穴、灵骨、大白、天地、人阳、沉阴、心门、下三皇，左取妇科，右取还巢留针。走针：双取痔疮穴，右取膝痛穴。

经过以上治疗，下地走路时左取膝盖内侧还是疼，又点刺双侧膝盖内侧至脚内踝这一带青筋出黑血。左取较重。治后症减。

2009年10月21日，患者左侧膝盖疼，尿频，尿不净。针方：升提穴，右取心膝、胆穴、灵骨、大白、心门、肩中、海豹、木妇、通关、通山、二重一穴，左取心膝、胆穴、灵骨、大白、海豹、木妇、二重一穴，双取马金水、马快水留针。走针：双取痔疮穴及右取膝痛穴收针。

2009年10月22日，腰段刺络。针方：升提穴、马金水、马快水、心膝、胆穴、夜尿穴，左取内通关、内通山，右取通关、通山，双取下三皇留针。走针：双取痔疮穴及右取膝痛穴收针。

小结：经过上述治疗，患者改善很大，效佳。

4.李大秀，年龄：44岁。住址：河南省

症状：妇科疾病，肩周炎，高血压，乳腺增生。

2011年11月19日，针方：左取灵骨、大白、肾关、三重，右取灵骨、大白、四花上穴、三重留针。大椎刺络。

2011年11月22日，针方：左取妇科，右取还巢，双取下三皇留针。

2011年11月24日，针方：左取肩中、上三黄、下三皇，右取灵骨、大白、火连、火菊、火散留针。

2011年11月26日，针方：正筋、正宗、正士、正脊留针。

2011年11月28日，针方：灵骨、大白，右取上三黄、下三皇，左取火连、火菊、火散。

2011年11月29日，患者高血压引起的头晕。针方：左取胆穴、通关、通山、通天，右取木穴、上三黄、下三皇留针。降压穴收针。

2011年12月2日，针方：左取胆穴，右取木穴，双取肾关、三重留针。

2011年12月3日，针方：左取灵骨、大白、四花上中下，右取灵骨、大白、下三皇留针。

2011年12月5日，针方：左取妇科，右取还巢、灵骨、大白，双取姐妹一二三、水晶留针。

2011年12月6日，针方：左取还巢、下三皇，右取妇科、姐妹一二三。

2011年12月9日，针方：右取妇科、水分、水香、水门、水晶、上三黄，左取还巢、姐妹一二三留针。

2011年12月10日，针方：左取三肩、肩中、建中、天皇、肾关、中关，右取上六、姐妹一二三。

2011年12月12日，针方：左取灵骨、大白、三叉三、天皇、肾关、中关，右取其门、其角、其正、四花上穴留针。

2011年12月13日，针方：左取妇科、肩中、通关、通天、通山，右取还巢、上三黄留针。

2011年12月16日，腹部火龙。针方：灵骨、大白、肾关、三重，左取肩中、建中。

2011年12月17日，针方：左取还巢、下三皇，右取妇科、上三黄留针。

2011年12月19日，针方：左取妇科、其门、其角、其正、肩中、下三皇，右取还巢、其门、其角、其正、三叉三、四花上、外三关中穴留针。大椎刺络。

2011年12月20日，针方：其门、其角、其正，左取还巢、肩中、下三皇，右取妇科、肾关、外三关留针。

小结：经过上述治疗，患者改善很大，效佳。

5.唐女士，年龄：52岁。住址：辽宁省朝阳市

症状：盆腔积液，椎管狭窄，腰椎间盘突出。

2009年10月20日，针方：左取妇科，右取还巢，双取姐妹一二三留针。大椎刺络。

2009年10月21日，针方：腰痛穴，左取还巢，右取妇科，双取姐妹一二三留针。耳背点刺。

2009年11月4日，针方：灵骨、大白、三其，左取妇科，右取还巢、姐妹一二三、水香、水分、水门留针。大椎刺络。

2009年11月5日，患者妇科炎症，右侧偏头痛。针方：左取妇科，右取还巢、灵骨、大白，双取姐妹一二三，左取火主留针。

小结：经过上述治疗，患者改善很大，效佳。

6.张女士，年龄：38岁。住址：北京市通州区

症状：乳腺增生、出汗、肥胖、鼻炎、失眠。

2010年5月6日，针方：镇静、灵骨、大白、肾关、三重。大椎刺络。

2010年5月11日，针方：镇静、灵骨、大白，左取上三黄，右取下三皇。心肺段刺络。

2010年5月13日，针方：升提穴、灵骨、大白，左取肾关、三重，右取上三黄。肝胆段刺络。

2010年5月18日，针方：镇静、腑快、灵骨、大白，左取下三皇，右取通肠三穴。脾胃段刺络。

2010年5月21日，针方：灵骨、大白、止汗穴、驷马、下三皇，双取鼻炎穴收针。肾段刺络。

2010年5月26日，针方：灵骨、大白，左取下三皇，右取上三黄。大椎刺络。

2010年5月31日，针方：灵骨、大白，左取上三黄、三重，右取外三关。痔疮穴收针。

2010年6月3日，针方：升提穴、灵骨、大白、止汗穴、肾关、三重。心肺段刺络。

2010年6月10日，针方：灵骨、大白、驷马、下三皇。

2010年6月17日，针方：灵骨、大白，左取下三皇，右取上三黄。

2010年6月24日，针方：灵骨、大白、驷马。心肺段刺络。

2010年8月18日，针方：左取木穴、驷马，右取灵骨、大白、驷马。

2010年8月24日，针方：木穴、灵骨、大白，左取三神、驷马，右取下三皇。心肺段刺络。

2010年9月2日，针方：腑快、木穴、驷马、足千金、足五金。大椎刺络。七星穴点刺。

小结：经过上述治疗，患者改善很大，效佳。

7.赵女士，年龄：17岁。住址：北京市望京

症状：夜里遗尿。来医院现状：此患者是由癔症引起的遗尿。

2009年8月3日，针方：怪三针、下三皇留针。

2009年8月4日，腹部火龙。针方：怪三针，双取下三皇留针，灵骨、大白、妇八留针。肾段五行透皮刺。

2009年8月5日，经过以上治疗，患者昨夜没有尿床。腹部火龙。针方：怪三针、马金水、马快水、灵骨、大白、下三皇留针，遗尿穴留针。

2009年8月6日，腹部火龙。针方：怪三针、下三皇、马金水、马快水、灵骨、大白、遗尿穴、妇八。肾段五行透皮刺。

2009年8月8日，腹部火龙。针方：怪三针、下三皇，左取肠门、肝门、心门、灵骨、大白、遗尿穴、妇八、马金水、马快水。肾段五行透皮刺。

2009年8月10日，患者遗尿已控制，从昨晚开始没有再尿床。腹部火龙。针方：怪三针、下三皇、马金水、马快水、灵骨、大白、遗尿穴、妇八、肠门、肝门、心门。肾腰段五行透皮刺。

2009年8月11日，腹部火龙。针方：怪三针、下三皇留针。

2009年8月12日，后背腰肾段五行透皮刺。任脉火龙。针方：马金水、马快水、灵骨、大白、肠门、肝门、心门、妇八、怪三针、下三皇留针。肾段刺络。

2009年8月14日，患者遗尿已基本控制，情绪也比较稳定。任督火龙、透药。针方：马金水、马快水、灵骨、大白、肠门、肝门、心门、遗尿穴、怪三针、下三皇留针。

2009年8月15日，患者昨夜里又尿了一点儿。腹部火龙。针方：怪三针、下三皇。

2009年8月16日，腰肾段五行透皮刺。针方：马金水、马快水、灵骨、大白、遗尿穴、妇八，针方：怪三针、下三皇留针。

2009年8月20日，任督火龙、透药。针方：怪三针、下三皇、马金水、马快水留针。

2009年8月22日，肾腰段五行透皮刺。针方：马金水、马快水、灵骨、大白、遗尿、妇八、怪三针、下三皇留针。

2009年8月26日，针方：任督火龙、透药。针方：怪三针、下三皇，左取灵骨、大白。

2009年8月28日，针方：腰肾段五行透皮刺。马金水、马快水、灵骨、大白、遗尿穴、妇八、怪三针、下三皇留针。

2009年9月12日，患者遗尿有些反复，但是遗尿量减少。肾段刺络。针方：马金水、马快水、灵骨、大白、遗尿、海豹、木妇，针方：怪三针、下三皇。

小结：第一疗程已结束，经过这一疗程的治疗，患者症状明显减轻。

8.宫先生，年龄：70岁

症状：前列腺增生，耳聋。来医院现状：此患者每天夜里睡觉时大约1个小时就要起来1次。

2010年10月20日，针方：左取天地、人阳、内沉阴，右取灵骨、大白留针。治疗完患者当时感觉效果特别明显，排尿比以前痛快多了。

2010年10月21日，针方：升提穴、下三皇，左取灵骨、大白，右取大小外浮间留针。大椎刺络。

2010年10月23日，针方：升提穴、下三皇，左取灵骨、大白、中白、下白，右取天地、人阳、内沉阴留针。

2010年10月26日，腰腹部火龙、透药。针方：左取重子、重仙、大小外浮，右取灵骨、大白留针。子午疗法（直肠黏膜按摩上药）。

2010年10月29日，患者今天开始吃中药，早晚各吃1丸。腰腹部火龙、透药。针方：肾关，左取天地、人阳、内沉阴，右取灵骨、大白留针。

2010年10月30日，任督火龙、透药。针方：右取中九里。大椎刺络。

2010年11月1日，腰腹火龙、透药。针方：左取重子、重仙、大小外浮，右取灵骨、大白，双取肾关留针。

2010年11月3日，患者昨天高压突然升高到180毫米汞柱（1毫米汞柱=133.322帕），这是因吃药引起的正常的药物反应。腰腹火龙、透药。针方：左取重子、重仙、大小外浮，右取天地人阳内沉阴留针时又做子午疗法（直肠黏膜按摩上药），心肺段刺络。

2010年11月5日，腹部火龙。针方：妇八、下三皇，左取天地、人阳、内沉阴留针。肝胆段刺络。

2010年11月7日，腰腹火龙、透药。子午疗法（直肠黏膜按摩上药）。针方：升提穴，左取灵骨、大白、上三黄，右取天地、人阳、内沉阴、下三皇留针。脾胃段刺络。

2010年11月9日，腰腹火龙、透药。针方：左取重子、重仙，右取大小外浮间留针。肾段刺络。

2010年11月14日，腰腹火龙、透药。针方：灵骨、大白、下三皇留针。

2010年11月17日，腰腹火龙、透药。针方：升提穴，左取天地、人阳、内沉阴、下三皇，右取灵骨、大白、下三皇留针。

2010年11月20日，患者自上次治疗后由以前夜里每小时小便1次，现在成一夜小便2次了，而且排尿也通畅了。腰腹火龙、透药。针方：升提穴、下三皇，左取灵骨、大白，右取天地、人阳、内沉阴留针。

2010年11月22日，腰腹火龙、透药。子午疗法（直肠黏膜按摩）针方：重子、重侧、大小外浮间双侧取穴留针。

2010年12月5日，腰腹火龙、透药。针方：大小外浮间、重子、重侧，以上均双侧取穴。

2010年12月10日，腰腹火龙、透药。针方：左取大小外浮间，右取重子、重侧。双取肾关留针。

2010年12月17日，针方：左取天地、人阳、内沉阴，右取重子、重侧，双取肾关留针。

小结：经过上述治疗，患者改善很大，效佳。

9.王先生，年龄：54岁。住址：中央电视台

症状：前列腺炎，颈椎病。来医院现状：尿频。

2011年10月25日，颈椎洛书走针。针方：升提穴，左取天地、人阳、内沉阴，右取灵骨、大白，双取下三皇留针。腹部火龙。

2011年10月26日，针方：升提穴、下三皇。腹部火龙、透药。大椎刺络。

2011年10月28日，夜里起了3次。任督火龙、透药。针方：升提穴、脐中直下5分处用3寸针向下平刺，灵骨、大白、下三皇留针。

10.赵先生，年龄：57岁。住址：北京市朝阳区

症状：前列腺增生。

2011年5月19日，腹部火龙。针方：右取灵骨、大白，左取天地、人阳、内沉阴，双取下三皇留针。颈椎九宫针法走针。大椎刺络。

2011年5月24日，针方：升提穴，左取灵骨、大白、下三皇，右取天地、人阳、内沉阴、下三皇留针。大椎刺络。

小结：经过上述治疗，患者改善很大，效佳。

第十二节　高血压

1.杨女士，年龄：55岁。住址：上海市

症状：高血压。来医院现状：高血压，头部有腔隙点，睡眠不好。

2011年11月1日，针方：镇静穴，左取木穴，右取胆穴，双取下三皇留针。心肺段刺络。踝痛穴收针。治疗后血压135/90毫米汞柱。

2011年11月4日，患者左膝关节疼，血压135/90毫米汞柱，舒张压过高是由肾脏引起的。针方：灵骨、大白，右取心膝、胆穴、上三黄，左取火连、火菊、火散留针。肝胆段刺络。

2011年11月7日，针方：灵骨、大白，左取上三黄，右取下三皇、降压穴留针。

2011年11月9日，针方：木穴、胆穴、上三黄、肾关留针。

2011年11月14日，针方：偏头痛穴、灵骨、大白，左取上三黄，右取下三皇留针。

2011年11月16日，患者血压120/85毫米汞柱，右侧偏头疼。针方：灵骨、大白，右取上三黄，左取侧三、侧下三、下三皇留针。

2011年11月18日，针方：灵骨倒取，左取降压穴，右取火主留针。

小结：经过上述治疗，患者改善很大，效佳。

2.王先生，年龄：72岁

症状：高血压引起的头晕。起坐时头晕，躺下时也头晕，睡觉时头枕在枕头上也晕。吃降压药效果也不好。

2010年9月24日，针方：头顶9针（三会、三州）、灵骨、大白、肾关、三重，左取太阳一二、失枕，右取通关、通山、通天留针。大椎刺络。

2010年9月26日，针方：右取木火一穴留针5分钟，针方：头顶9针（三会、三州）、灵骨、大白、肾关、三重、水通、水金留针。五岭穴点刺。

2010年9月28日，患者今天血压145/65毫米汞柱。右取腿后侧（膀胱经）瘀血处点刺出血。针方：灵骨、大白、左取太阳一穴、三圣穴，右取上三黄留针。

注：本次下针后头立刻就不晕了。

2010年9月30日，针方：怪三针，左取灵骨、大白、火连、火菊、火散，右取三圣穴留针。心肺段刺络。

2010年10月7日，患者血压135/75毫米汞柱。针方：灵骨、大白、火连、火菊、火散留针。肝胆段刺络。

2010年10月9日，患者头晕好多了。针方：镇静、灵骨、大白、左取上三黄，右取下三皇留针。四花外洛书刺络。

2010年10月11日，针方：灵骨、大白，左取三圣穴，右取火连、火菊、火散留针。脾胃段刺络。

2010年10月13日，患者头晕、失眠。针方：镇静、灵骨、大白，左取通关、通山、通天，右取火连、火菊、火散留针。肾段刺络。

2010年10月15日，针方：怪三针，左取灵骨、大白、通关、通山、通天，右取上三黄。大椎刺络。

2010年10月17日，针方：升提穴、灵骨、大白，左取上三黄，右取下三皇、颞三针（主治左侧腿不适）。委中、委阳刺络。

2010年10月20日，针方：升提穴、灵骨、大白，左取下三皇，右取颞三针、上三黄。

2010年10月23日，针方：灵骨、大白，左取中白、下白、火连、火菊、火散，右取通关、通山、通天留针。五岭点刺。

2010年10月26日，针方：左取妇科、中白、下白、下三皇，右取还巢、灵骨、大白、上三黄。心肺段刺络。

2010年10月30日，针方：水通、水金、灵骨、大白、肾关、三重留针。肝胆段刺络。

2010年11月1日，针方：灵骨、大白，左取火连、火菊、火散，右取通关、通山、通天留针。脾胃段刺络。

小结：第一疗程已结束。通过这一疗程的治疗，患者走路感觉双腿轻松多了，而且起坐的速度也快多了，上床的时候也能靠自己的力量躺下了，整体精神气色都恢复较好。

3.李女士，年龄：59岁。住址：北京市酒仙桥

症状：高血压，高血糖。

2009年7月1日，大椎刺络。针方：升提穴、灵骨、大白、降糖穴、肾关、三重留针。

2009年7月3日，针方：升提穴、灵骨、大白、上三黄、肾关、三重留针。心肺段刺络。

2009年7月5日，患者血压120/70毫米汞柱。针方：升提穴、灵骨、大白、上三黄、肾关、三重留针。委中、委阳刺络。

注：本次治疗完降压药已停。

2009年7月7日，患者当前血压120/70毫米汞柱。血压较稳定，到下午时眼睛有点儿不舒服。针方：升提穴、灵骨、大白、上三黄、肾关、三重留针。肝胆段刺络。

2009年7月9日，针方：升提穴、灵骨、大白、上三黄、肾关、三重留针。脾胃段刺络。

2009年7月12日，针方：升提穴、灵骨、大白、上三黄、肾关、三重留针。肾段刺络。

2009年7月14日，患者眼睛周围肿胀，由过敏导致。针方：止痒穴（八关五六）、三商点刺。耳三、耳背点刺。针方：膝痛、血海、驷马留针。大椎刺络。太阳穴点刺出血。

2009年7月15日，患者面部过敏。针方：膝痛、血海、驷马、下三皇留针。腰椎段刺络。

2009年7月18日，针方：升提穴、灵骨、大白、驷马、下三皇，左取上三黄留针。大椎刺络。

2009年7月20日，患者血压140/80毫米汞柱。右眼过敏还没有完全恢复，其他一切都很好，眼睛看东西也不累了。针方：升提穴、灵骨、大白、上三黄、肾关、三重，左取驷马留针。

2009年7月22日，患者血压已降到正常值，整体精神都很好。针方：升提穴、灵骨、大白、上三黄、肾关、三重留针。双取尺泽、曲泽刺络。

2009年7月26日，患者以上症状都已恢复，现在开始减腹脂肪。针方：升提穴、中下白、阳陵泉、水曲，子午针法。

2009年7月28日，患者双眼过敏，眼皮发肿，右侧较重。针方：灵骨、大白，

左取少商、商阳、木穴、眼黄、上三黄（肘横纹上2寸1穴，每直上1寸处1针，共计3穴，在心包经上），右取眼黄穴留针。肾段刺络。双取血海未留针，右取太阳穴处青筋点刺出血。

2009年7月30日，患者右侧眼睛过敏，双侧乳腺增生。针方：灵骨、大白、驷马、血海、肾关、三重留针。大椎刺络。

2009年8月2日，患者血压较稳定140/85毫米汞柱。其他症状都已恢复。针方：灵骨、大白、上三黄、肾关、三重留针。

2009年8月8日，针方：灵骨、大白、下三皇、三重留针。委中、委阳刺络。经过以上这一疗程的治疗，血压较稳定，其他症状都恢复较好。

2009年8月15日，患者血压160/80毫米汞柱。针方：灵骨、大白、上三黄、肾关、三重、火硬留针。心肺段刺络。治疗后血压140/90毫米汞柱。

2009年8月22日，针方：灵骨、大白、上三黄、肾关、三重留针。肝胆段刺络。

2009年8月23日，患者两侧眼皮又肿。针方：肿痒（八关五六）、眼黄、灵骨、大白、上三黄、肾关留针。大椎刺络。

2009年8月29日，患者血压140/80毫米汞柱，嘴唇发暗。针方：灵骨、大白、上三黄、肾关、三重。脾胃段刺络。上下唇点刺拔罐。

2009年9月5日，针方：灵骨、大白、上三黄、肾关、三重留针。肾段刺络。双取上下唇点刺。

2009年9月12日，患者流鼻涕。针方：木穴、灵骨、大白、上三黄、肾关、三重留针。腰段刺络。上下唇点刺。

2009年9月20日，针方：灵骨、大白、上三黄、肾关、三重留针。大椎刺络。

2009年9月26日，针方：灵骨、大白、上三黄、肾关、三重留针。心肺段刺络。

2009年10月10日，针方：珠圆穴、眼黄、木穴、肿痒、上三黄留针。肝胆段及大椎刺络。

2009年10月17日，针方：灵骨、大白、上三黄、肾关、三重留针。

2009年10月24日，针方：灵骨、大白、肾关、三重、上三黄留针。心肺段刺络。

2009年10月31日，针方：灵骨、大白、上三黄、肾关、三重留针。肝胆段刺络。

2009年11月7日，针方：灵骨、大白、上三黄、肾关、三重留针。大椎刺络。

2009年11月14日，针方：灵骨、大白、上三黄、肾关、三重留针。

2009年11月21日，患者膝盖疼、小腹发凉。双取膝盖透药。腹部火龙、透药。针方：灵骨、大白、上三黄、肾关、三重留针。肝胆段刺络。

小结：经过上述治疗，患者改善很大，效佳。

第十三节　糖尿病

1.边女士，年龄：41岁。住址：河北省定州市

症状：糖尿病，腰疼，月经不调。

2010年4月12日，针方：灵骨、大白、下三皇留针。

2010年4月14日，针方：灵骨、大白、上三黄、下三皇留针。双取土耳贴豆。

2010年4月16日，针方：水通、水金、下三皇留针。

2010年4月19日，针方：灵骨、大白、下三皇。大椎刺络。土耳贴豆。

2010年4月21日，针方：水通、水金、下三皇，左取灵骨、大白。心肺段刺络。

2010年4月23日，针方：右取灵骨、大白，双取上三黄、下三皇留针。肝胆段刺络。贴耳穴：土耳。

2010年4月26日，针方：水通、水金、灵骨、大白、下三皇留针。脾胃段刺络。

2010年4月28日，针方：水通、水金，左取脾三穴、下三皇，右取灵骨、大白、上三黄留针。

2010年5月6日，针方：水通、水金，左取灵骨、大白、下三皇，右取上三黄留针。贴耳穴：土耳、水耳。

2010年5月7日，针方：灵骨、大白，左取上三黄，右取下三皇。肾段刺络。

2010年5月10日，针方：灵骨、大白，左取下三皇，右取上三黄留针。贴耳穴：土耳、水耳。

2010年5月12日，患者餐前血糖7.6摩尔/升。针方：水通、水金、灵骨、大白、下三皇、通肾、通胃。委中、委阳刺络。

2010年5月17日，患者餐前血糖7.2摩尔/升。针方：水通、水金、灵骨、大白，左取下三皇，右取上三黄。大椎刺络。

2010年5月19日，腹部透药。针方：灵骨、大白，左取上三黄、四花中，右取下三皇、水曲。背部走罐。

2010年5月21日，腹部透药。针方：左取下三皇、水曲，右取灵骨、大白、脾三、四花上。

2010年5月26日，针方：左取还巢、灵骨、大白，右取妇科，双取门金、下三皇留针。腹部透药。降糖穴收针。

2010年5月31日，腹部透药。针方：左取妇科、脾三、下三皇、门金，右取还巢、灵骨、大白、下三皇、门金留针。降糖穴收针。

小结：经过上述治疗，患者改善很大，效佳。

2.高女士，年龄：60岁。住址：北京天通苑

症状：糖尿病。

2010年9月14日，针方：水通、水金、灵骨、大白、肾关、三重。

2010年9月16日，针方：水通、水金、灵骨、大白、肾关、三重，左取木华留针，双取小腿后侧刮痧。

2010年9月18日，针方：水通、水金、灵骨、大白、肾关、三重留针。

2010年9月20日，针方：水通、水金、灵骨、大白、肾关、三重留针。委中、委阳刺络。

2010年9月26日，针方：水通、水金、灵骨、大白、下三皇留针。

2010年9月28日，患者双取小腿发酸，右侧较重。针方：灵骨、大白、左取中下白、肾关、三重，右取脾三留针。委中、委阳刺络。

2010年9月30日，患者空腹血糖10毫摩尔/升。针方：水通、水金、灵骨、大白，左取脾三，右取下三皇留针。

2010年10月9日，针方：水通、水金、灵骨、大白，左取下三皇，右取脾三留针。

2010年10月12日，针方：水通、水金、灵骨、大白，左取脾三，右取下三皇留针。

2010年10月28日，患者右侧膝盖及小腿不适。针方：左取灵骨、大白、心膝、胆穴、通肾、通胃、通背，右取灵骨、大白、下三皇留针。

2010年11月5日，患者右侧腿不适。针方：灵骨、大白，左取肾关、三重，右取下三皇留针。

2010年11月28日，患者左手发抖。针方：水通、水金、灵骨、大白，左取下三皇，右取上三黄留针。

2010年11月30日，针方：灵骨、大白，左取下三皇，右取脾三留针。

2010年12月5日，针方：镇静穴、灵骨、大白、下三皇留针。

2010年12月7日，针方：灵骨、大白、中白、下白、下三皇留针。双腿后侧刮痧。

2010年12月9日，针方：灵骨、大白，左取通肾、通胃、通背，右取下三皇留针。

2010年12月11日，针方：灵骨、大白，左取脾三，右取下三皇留针。

小结：经过上述治疗，患者改善很大，效佳。

3.韩先生，年龄：41岁。住址：中国台湾

症状：糖尿病（已经打胰岛素），失眠，打呼噜。

2010年5月3日，针方：镇静穴、水通、水金、灵骨、大白、下三皇留针。大椎刺络。

2010年5月9日，针方：水通、水金，左取下三皇，右取上三黄留针。心肺段刺络。

2010年6月1日，针方：灵骨、大白，左取下三皇，右取上三黄留针。心肺段刺络。

2010年6月6日，患者左侧脚踝扭伤，餐前血糖7.6豪摩尔/升。针方：灵骨、大白，左取上三黄，右取下三皇留针。肝胆段刺络。右取小节留针10分钟。

2010年6月12日，针方：镇静穴、水通、水金、灵骨、大白，右取下三皇，左取上三黄留针。大椎刺络。

2010年6月16日，针方：水通、水金、灵骨、大白，左取下三皇，右取上三黄留针。心肺段刺络。

2010年6月25日，针方：水通、水金、灵骨、大白，左取上三黄，右取下三皇留针。肝胆段刺络。

2010年7月2日，针方：水通、水金、灵骨、大白，左取上三黄，右取下三皇留针。脾胃段刺络。

2010年7月25日，针方：左取灵骨、大白、下三皇、水曲，右取中白、下白、上三黄、水曲留针。肾段刺络。

小结：经过上述治疗，患者改善很大，效佳。

4.王先生，年龄：42岁。住址：北京市通州区

症状：糖尿病，双侧膝关节增生。来医院现状：双侧膝盖疼。

2009年7月1日，双腿前侧火龙、透药。针方：双取肩中、建中、灵骨留针。委中、委阳刺络。

2009年7月2日，患者双膝盖疼，左侧脚跟疼。双腿前侧火龙、透药。针方：右取肩中、建中、踝痛二穴，左取肩中、建中、灵骨、大白留针。

2009年7月4日，患者双膝盖疼，左侧脚跟疼，痛点偏大脚趾侧。双取膝关节透药。针方：心膝、胆穴、灵骨、大白、肩中、建中，右取踝痛二穴向重仙方向平刺。双取膝盖下缘正中痛点处点刺出血，右侧较重出血块。左取脚跟痛点点刺。内脚踝直下刺络出血。

2009年7月8日，患者左侧脚跟疼，双侧膝盖疼，右侧较重。双腿火龙、透药。针方：灵骨、大白，右取踝痛二穴留针。走针：右取膝痛、踝痛。

2009年7月21日，患者双侧膝盖疼，左侧脚跟疼，糖尿病。双腿火龙、透药。针方：灵骨、大白、上三黄、下三皇、肩中、建中留针。

2009年7月24日，患者腰疼、膝盖疼、左侧脚跟疼，糖尿病。双腿火龙、透药。针方：灵骨、大白、中下白、上三黄、下三皇。子午美容。降糖穴收针。

2009年7月25日，患者左脚跟内侧都疼，血糖餐前13.6毫摩尔/升，餐后12.9毫摩尔/升。服用降糖花20片叶子。双腿透药。针方：灵骨、大白、上三黄、下三皇留针。子午美容。双取降糖穴收针。

2009年12月15日，患者腰疼，膝关节疼，失眠，双足跟疼，右侧较重。腰部火龙、透药。针方：镇静穴、灵骨、大白、下三皇。

2009年12月19日，患者腰疼，左侧脚跟疼，浑身乏力没有精神。针方：左取鼻翼，双取中下白、驷马、下三皇、上三黄。腰段刺络。膝痛、降糖穴收针。

2010年1月5日，患者前列腺增生，糖尿病。针方：水通、水金、灵骨、大白、下三皇留针。腰段刺络。

2010年1月11日，患者糖尿病，腰疼。腰部透药。针方：灵骨、大白、中下白、下三皇、水通、水金留针。腰部刮痧。

2010年1月12日，患者糖尿病，足跟疼。针方：踝痛二穴、灵骨、大白、下三皇、通肾、通胃留针。

2010年1月19日，患者眼睛疼，头晕，是由伤血引起的症状，因肝藏血，所以应调肝血。针方：灵骨、大白、上三黄、下三皇留针。大椎刺络。

2010年1月20日，针方：灵骨、大白、中下白、肾关、上三黄留针。

2010年4月20日，患者腰疼，颈椎不适，糖尿病。针方：灵骨、大白、中下白、下三皇留针。委中、委阳及大椎刺络。

2011年5月23日，患者左侧脚踝疼，糖尿病。针方：灵骨、大白、下三皇、通肾留针。左取脚踝痛点处点刺。

2011年11月23日，针方：灵骨、大白、下三皇留针。

2012年2月13日，患者肾虚，容易出汗。针方：灵骨、大白、下三皇留针。

小结：经过上述治疗，患者改善很大，效佳。

5.王女士，年龄：57岁。住址：内蒙古鄂尔多斯市

症状：糖尿病。

2009年7月31日，针方：灵骨、大白、上三黄、下三皇留针。

2009年8月2日，针方：升提穴、灵骨、大白、上三黄、下三皇，右取肠门、肝门、心门。委中、委阳刺络。

2009年8月4日，针方：灵骨、大白，左取指肾、上三黄、下三皇、天皇、通肾、通胃留针。肝胆段刺络。双取降糖穴收针。

2009年8月6日，针方：灵骨、大白、上三黄、下三皇、天皇、通肾、通胃留针。心肺段刺络。

2009年8月8日，患者餐前血糖9.2毫摩尔/升。针方：灵骨、大白、上三黄、下三皇、天皇、通肾、通胃留针。脾胃段刺络。

2009年8月10日，针方：灵骨、大白、上三黄、下三皇、天皇、通肾、通胃留针。肾段刺络。

2009年8月12日，患者餐前血糖10.4毫摩尔/升。针方：灵骨、大白、上三黄、下三皇、天皇留针。腰段刺络。

2009年8月14日，针方：灵骨、大白、上三黄、下三皇、天皇留针。

2009年8月16日，针方：灵骨、大白、上三黄、下三皇、天皇留针。降糖穴收针。

2009年8月18日，针方：灵骨、大白、上三黄、下三皇、天皇、三重、水曲留针。心肺段刺络。降糖穴收针。

2009年8月20日，患者餐前血糖12.4毫摩尔/升。针方：灵骨、大白、上三黄、下三皇、天皇、三重留针。肝胆段刺络。

2009年8月22日，患者失眠、左手发凉。针方：镇静穴、灵骨、大白、上三黄、下三皇、天皇、三重留针。脾胃段刺络。

2009年8月24日，患者餐前血糖10.7毫摩尔/升。针方：灵骨、大白、上三黄、下三皇、天皇、三重留针。肾段刺络。

2009年8月26日，针方：灵骨、大白、其门、其角、其正、上三黄、下三皇、天皇、三重留针。腰段刺络。

2009年8月28日，针方：灵骨、大白、上三黄、下三皇、天皇、三重留针。降糖穴收针。

小结：经过上述治疗，患者改善很大，效佳。

6.肖先生，年龄：58岁。住址：北京市朝阳区

症状：糖尿病。来医院现状：已经注射胰岛素，脚发凉。

2010年10月12日，针方：灵骨、大白、下三皇留针。

2010年10月14日，经过上次的治疗，患者脚感觉不凉了。针方：水通、水金、灵骨、大白、下三皇留针。降糖穴收针。

注：此患者表现脉数、浮，舌头发红，舌苔厚腻，证明体内有热。因现在是酸性体质，所以暂时不能刺络。

2010年10月16日，针方：水通、水金、下三皇留针。降糖穴收针。

2010年10月18日，针方：灵骨、大白、下三皇、通肾留针。大椎刺络。

2010年10月20日，针方：水通、水金、灵骨、大白、下三皇留针。

2010年10月23日，针方：灵骨、大白、脾三穴、通肾、通胃留针。

2010年10月25日，针方：水通、水金、灵骨、大白、下三皇留针。心肺段刺络。

2010年10月28日，针方：灵骨、大白，左取下三皇，右取脾三留针。肝胆段刺络。

2010年10月30日，针方：水通、水金、下三皇、通肾、通胃留针。

2010年11月3日，针方：灵骨、大白，左取下三皇，右取脾三留针。脾胃段刺络。

2010年11月6日，针方：灵骨、大白，左取脾三，右取四肢留针。腰部火龙留针。

2010年11月11日，针方：水通、水金、灵骨、大白、下三皇留针。肾段刺络。

2010年11月13日，针方：灵骨、大白，左取下三皇，右取上三黄留针。腰段刺络。

2010年11月15日，针方：水通、水金，左取通肾、通胃、通背，右取脾三留针。腹部火龙。

2010年11月18日，针方：下三皇留针。腹部火龙、透药。双取降糖穴收针。

2010年11月21日，腰腹部火龙、透药。针方：灵骨、大白、下三皇留针。

2010年11月24日，患者餐前血糖16毫摩尔/升。针方：水通、水金，左取下三皇，右取脾三留针。腹部火龙。

2010年11月26日，针方：灵骨、大白，左取脾三，右取通肾、通胃、通背留针。腹部火龙。

2010年12月3日，针方：水通、水金、灵骨、大白、下三皇留针。腹部火龙。

小结：经过上述治疗，患者改善很大，效佳。

7.邢女士，年龄：45岁。住址：北京市通州区

症状：糖尿病。

2010年1月12日，督脉透药。针方：灵骨、大白、上三黄、下三皇留针。肾段刺络。

2010年1月13日，针方：灵骨、大白、指肾、下三皇、通肾、通胃留针。

2010年1月14日，患者餐前血糖8.7毫摩尔/升。针方：灵骨、大白、指肾、下三皇、通肾、通胃留针。脾胃段刺络。

2010年1月15日，任督火龙、透药。针方：水通、水金、上三黄、下三皇。肝胆段刺络。

2010年1月18日，针方：水通、水金、上三黄、下三皇留针。心肺段刺络。

2010年1月19日，针方：上三黄、下三皇留针。

2010年1月21日，针方：灵骨、大白、下三皇、通肾、通胃留针。腰段刺络。

2010年1月23日，针方：灵骨、大白、指肾、下三皇、通肾、通胃留针。委中、委阳刺络。

2010年1月25日，患者餐前血糖8毫摩尔/升。针方：水通、水金、灵骨、大白、下三皇、通肾、通胃。

2010年1月27日，针方：水通、水金、灵骨、大白、下三皇、通肾、通胃留针。大椎刺络。

2010年1月29日，患者右侧肩疼。针方：水通、水金、灵骨、大白、下三皇、通肾、通胃，左取四花中穴留针。心肺段刺络。

2010年1月31日，患者餐前血糖9毫摩尔/升。针方：水通、水金、指肾、灵骨、大白、下三皇、通肾、通胃留针。肝胆段刺络。

2010年2月2日，患者餐前血糖8.5毫摩尔/升。针方：水通、水金、灵骨、大白、下三皇、通肾、通胃。脾胃段刺络。

2010年2月3日，针方：水通、水金、灵骨、大白、下三皇、通肾、通胃。肾段刺络。

2010年2月5日，针方：水通、水金、灵骨、大白、下三皇、通肾、通胃。腰段刺络。

2010年3月9日，针方：灵骨、大白、下三皇留针。

小结：经过上述治疗，患者改善很大，效佳。

8.袁女士，年龄：52岁。住址：北京奶子房

症状：多发性子宫肌瘤，糖尿病，失眠，晕车。

2009年10月24日，针方：灵骨、大白、下三皇留针。

2009年10月25日，针方：镇静穴，左取妇科，右取还巢，灵骨、大白、水晶、下三皇留针。大椎刺络。

2009年10月27日，针方：左取还巢、灵骨、大白，右取妇科，双取姐妹一二三、肾关、外三关、水晶。心肺段刺络。胃痛穴收针。

2009年10月29日，针方：左取妇科，右取还巢、灵骨、大白、姐妹一二三、水晶、外三关、肾关。肝胆段刺络。

2009年10月31日，针方：灵骨、大白、下三皇、三重、水分、水门、水香。踝痛穴收针。

2009年11月2日，患者餐前血糖9.4毫摩尔/升。针方：灵骨、大白、下三皇、三重、水晶。脾胃段刺络。

2009年11月6日，针方：灵骨、大白，左取还巢，右取妇科，双取下三皇、水晶。肾段刺络。

2009年11月8日，针方：水通、水金、灵骨、大白，左取妇科，右取还巢、下

三皇。腰段刺络。降糖穴收针。

2009年11月10日，针方：灵骨、大白，左取妇科，右取还巢、姐妹一二三、下三皇、水晶。委中、委阳刺络。降糖穴收针。

2009年11月12日，患者餐前血糖11毫摩尔/升。针方：灵骨、大白、三叉三、下三皇。胃痛穴收针。

2009年11月14日，针方：镇静穴、灵骨、大白、下三皇。踝痛穴收针。

2009年11月16日，针方：镇静穴、灵骨、大白、下三皇。大椎刺络。

2009年11月18日，患者餐前血糖11毫摩尔/升。针方：镇静穴、灵骨、大白、天皇、下三皇留针。针方：左取还巢，右取妇科，双取水晶、姐妹一二三。降糖穴收针。

2009年11月20日，患者餐前血糖10毫摩尔/升。针方：镇静穴，左取妇科，右取还巢、灵骨、大白，双取姐妹一二三、下三皇、水晶留针。肝胆段刺络。

2009年11月22日，针方：升提穴、镇静穴，左取灵骨、大白、还巢，右取妇科，双取水晶、下三皇、姐妹一二三、三重。脾胃段刺络。降糖穴收针。

2009年11月24日，患者餐前血糖9.7毫摩尔/升。针方：镇静穴，左取妇科，右取还巢、灵骨、大白，双取水晶、下三皇、三重。肾段刺络。降糖穴收针。

2009年11月26日，患者餐前血糖9毫摩尔/升。针方：镇静穴、水通、水金、灵骨、大白、上三黄、下三皇、水晶。腰段刺络。

2009年11月29日，针方：镇静穴，左取妇科，右取还巢，双取姐妹一二三、下三皇、三重、水晶、水分、水门、水香。大椎刺络。

2009年12月2日，针方：左取妇科，右取还巢、姐妹一二三、水晶、下三皇、胃痛。降糖穴收针。

2009年12月5日，针方：镇静穴、灵骨、大白、通肾、通胃、下三皇。肾段刺络。降糖穴收针。

2009年12月8日，患者餐前血糖9毫摩尔/升。针方：镇静穴，左取妇科，右取还巢、灵骨、大白，双取水晶、水门、水分、水香、姐妹一二三、外三关。肝胆段刺络。降糖穴收针。

2009年12月11日，针方：镇静穴，右取妇科，左取还巢、灵骨、大白，双取水晶、水分、水门、水香、姐妹一二三、外三关。大椎刺络。降糖穴收针

2009年12月14日，针方：镇静穴、灵骨、大白、下三皇、通肾、通胃、冲霄穴刺络。降糖穴收针。

2009年12月17日，针方：镇静穴，左取妇科，右取还巢、灵骨、大白、水晶、水门、水分、水香、外三关、姐妹一二三。降糖穴收针。

2009年12月21日，患者头晕，有时头脑不清醒，腰两侧疼。针方：镇静穴、灵骨、大白、中下白、下三皇、通肾、通胃。肾段刺络。降糖穴收针。

2009年12月24日，针方：左取还巢、灵骨、大白，右取妇科，双取水晶、水分、水门、水香、姐妹一二三、外三关。降糖穴收针。

2009年12月27日，针方：灵骨、大白、中下白、下三皇、通肾、通胃。肝胆段刺络。降糖穴收针。

2009年12月30日，针方：镇静穴，左取鼻翼，双取灵骨、大白、中下白、下三皇、三重留针。委中、委阳刺络。

2010年3月31日，患者餐前血糖8毫摩尔/升，双腿走路时发沉。针方：升提穴、灵骨、大白、下三皇、通肾、通胃留针。降糖穴及胃痛穴收针。

小结：经过上述治疗，患者改善很大，效佳。

9.张先生，年龄：47岁。住址：河北省石家庄市

症状：糖尿病。

2009年7月11日，患者餐前血糖12.3毫摩尔/升。针方：升提穴、灵骨、大白、上三黄、下三皇留针。起完针后血糖13.9毫摩尔/升。

2009年7月12日，针方：升提穴、水通、水金、灵骨、大白，左取上三黄，双取下三皇留针。心肺段刺络。

2009年7月16日，针方：升提穴、灵骨、大白、上三黄、下三皇留针。肝胆段刺络。

2009年7月17日，针方：升提穴、灵骨、大白、上三黄、下三皇留针。脾胃段刺络。

2009年7月18日，针方：升提穴、灵骨、大白、上三黄、下三皇留针。

2009年7月20日，针方：患者左侧牙痛、三齿这时下针后牙立刻不疼了。针方：升提穴、灵骨、大白、上三黄、下三皇留针。腰椎段刺络。降糖穴收针。

2009年7月22日，针方：升提穴、灵骨、大白、上三黄、下三皇留针。

2009年7月24日，患者餐前血糖14.4毫摩尔/升。针方：升提穴、灵骨、大白、上三黄、下三皇、通肾、通胃留针。

2009年7月26日，针方：升提穴、灵骨、大白、上三黄、下三皇、通肾、通胃留针。

2009年7月27日，针方：升提穴、水通、水金、灵骨、大白、上三黄、下三皇，左取通肾、通胃留针。

2009年7月29日，针方：升提穴、水通、水金、上三黄、下三皇留针。

2009年8月1日，针方：升提穴、灵骨、大白、上三黄、下三皇留针。

2009年8月2日，针方：升提穴、灵骨、大白、指肾、上三黄、下三皇、通肾、通胃留针。

2009年8月8日，针方：升提穴、灵骨、大白、上三黄、下三皇、通肾、通胃留

针。

2009年8月9日，患者这段时间始终是每日吃一次降糖药，打一次胰岛素，身体也没有任何不适的反应。针方：升提穴、水通、水金、上三黄、下三皇留针。肝胆段刺络。

2009年8月12日，针方：升提穴、灵骨、大白、上三黄、下三皇、通肾、通胃留针。

2009年8月16日，针方：升提穴、灵骨、大白、上三黄、下三皇、通肾、通胃留针。降糖穴收针。

2009年8月22日，患者餐前血糖11.7毫摩尔/升。针方：升提穴、灵骨、大白、上三黄、下三皇、通肾、通胃留针。肝胆段刺络。降糖穴收针。

2009年8月23日，针方：水通、水金、下三皇留针。

2009年8月26日—9月10日（共5次），针方：升提穴、灵骨、大白、上三黄、下三皇、通肾、通胃留针。降糖穴收针。

2009年9月12日，针方：水通、水金、灵骨、大白、下三皇、通肾、通胃。

2009年9月13日，患者餐前血糖8.6毫摩尔/升。针方：水通、水金、灵骨、大白、下三皇、通肾、通胃留针。降糖穴收针。大椎刺络。

2009年9月19日，针方：升提穴、水通、水金、灵骨、大白、下三皇、通肾、通胃。肝胆段刺络。降糖穴收针。

2009年9月20日，针方：水通、水金、下三皇、通肾、通胃、灵骨、大白。

2009年9月26日，针方：升提穴、灵骨、大白、上三黄、通肾、通胃、木穴。降糖穴收针。

2009年10月17日，患者餐前血糖10.7毫摩尔/升。针方：灵骨、大白、上三黄、下三皇。大椎刺络。降糖穴收针。

2009年10月24日，针方：水通、水金、灵骨、大白、下三皇，左取偏头痛。降糖穴收针。

2009年10月31日—12月26日（共12次），患者血糖有反复，针方：升提穴、灵骨、大白、下三皇、水通、水金，左取火硬留针。降糖穴收针。

2010年1月9日，患者餐前血糖10毫摩尔/升。督脉火龙、透药。针方：灵骨、大白、下三皇、通肾、通胃留针。子午美容。

2010年1月30日，针方：灵骨、大白、下三皇、通肾、通胃。子午美容。背部走罐。

2010年5月15日，患者餐前血糖8.7毫摩尔/升。针方：水通、水金、灵骨、大白、下三皇留针。大椎刺络。

小结：经过上述治疗，患者改善很大，效佳。

10.赵先生，年龄：55岁。住址：马来西亚

症状：糖尿病。此患者属特异型体质。

2009年7月31日，针方：水通、水金、灵骨、大白、下三皇留针。

2009年8月2日，针方：升提穴、灵骨、大白、上三黄、下三皇、通肾、通胃留针。脾胃段刺络。

2009年8月4日，针方：升提穴、灵骨、大白、上三黄、下三皇、天皇、通肾、通胃留针。肝胆段刺络。降糖穴收针。

2009年8月6日，针方：灵骨、大白、上三黄、下三皇、天皇、通肾、通胃、右取肠门、肝门、心门留针。心肺段刺络。

2009年8月8日，患者餐前血糖10.6毫摩尔/升。针方：灵骨、大白、上三黄、下三皇、天皇、通肾、通胃留针。肾段刺络。

2009年8月10日，针方：灵骨、大白、上三黄、下三皇、天皇、通肾、通胃留针。腰段刺络。

2009年8月12日，患者餐前血糖13.5毫摩尔/升。针方：灵骨、大白、上三黄、下三皇、天皇留针。委中、委阳刺络。

2009年8月14日，针方：灵骨、大白、上三黄、下三皇、天皇留针。

2009年8月16日，针方：灵骨、大白、上三黄、下三皇、天皇留针。降糖穴收针。

2009年8月18日，针方：灵骨、大白、上三黄、下三皇、天皇留针。心肺段刺络。降糖穴收针。

2009年8月20日，患者餐前血糖15.4毫摩尔/升。针方：灵骨、大白、上三黄、下三皇、天皇留针。肝胆段刺络。降糖穴收针。

2009年8月22日，针方：灵骨、大白、上三黄、下三皇、天皇留针。脾胃段刺络。

2009年8月24日，患者餐前血糖12.9毫摩尔/升。针方：灵骨、大白、上三黄、下三皇、天皇留针。肾段刺络。

2009年8月26日，患者感冒发烧。针方：灵骨、大白、重魁、感冒一二、下三皇留针。

2009年8月28日，针方：灵骨、大白、上三黄、下三皇、天皇留针。降糖穴收针。

小结：经过上述治疗，患者改善很大，效佳。

11.赵先生，年龄：47岁。住址：北京市望京

症状：糖尿病，颈肩不适。

2009年8月4日，针方：升提穴、灵骨、大白、上三黄、下三皇留针。大椎刺络。降糖穴收针。

2009年8月5日，针方：灵骨、大白、下三皇留针。降糖穴收针。

2009年8月6日，针方：灵骨、大白、上三黄、下三皇留针。肝胆段刺络。降糖穴收针。

2009年8月7日，针方：镇静穴、三叉三、灵骨、大白、下三皇。

2009年8月8日，针方：镇静穴、灵骨、大白、上三黄、下三皇。心肺段刺络。降糖穴收针。

2009年8月9日，针方：镇静穴、上三黄、下三皇。颈肩刮痧。降糖穴收针。

2009年8月10日，患者右侧肩周炎。针方：上三黄、下三皇、天皇。脾胃段刺络。左取肩痛穴未留针，右取肩关节点刺。

2009年8月11日，患者右侧颈肩肌发紧，餐前血糖7.2毫摩尔/升。针方：右取正筋、正宗、灵骨、大白、肾关，左取四花中。降糖穴收针。

2009年8月12日，针方：上三黄、下三皇留针。肾段刺络。降糖穴收针。

2009年8月18日，针方：灵骨、大白、上三黄、下三皇。降糖穴收针。

2009年8月20日，针方：灵骨、大白、中下白、上三黄、下三皇。腰段刺络。

2009年8月22日，患者餐前血糖9.2毫摩尔/升。针方：灵骨、大白、上三黄、下三皇。降糖穴收针。

2009年8月24日，针方：灵骨、大白、上下三皇留针。降糖穴收针。

2009年8月28日，患者餐前血糖8.2毫摩尔/升。针方：灵骨、大白、上三黄、下三皇。降糖穴收针。

2009年8月30日，针方：镇静穴、下三皇留针。肝胆段刺络。降糖穴收针。

2009年9月19日，针方：灵骨、大白、下三皇留针。

2009年9月20日，针方：灵骨、大白、下三皇。镇静穴洛书刺络，治疗头沉。降糖穴收针。

2009年9月26日—10月7日（共3次），针方：灵骨、大白、下三皇。

2009年11月21日，患者肾结石，头晕。针方：马金水、马快水、灵骨、大白、下三皇。大椎刺络。

2009年11月22日，针方：木穴、上三黄、下三皇。

小结：经过上述治疗，患者改善很大，效佳。

第十四节　更年期综合征

1.韩女士，年龄：40岁。住址：北京市通州区

症状：更年期综合征。来医院现状：一阵阵心慌、胸闷、烦躁，偶尔出虚汗。

2010年12月26日，针方：右取胆穴、灵骨。

2010年12月28日，针方：右取更年穴。

2010年12月30日，患者经过以上两次的治疗，感觉明显不烦躁了。针方：左取木穴，右取胆穴留针。

2011年1月2日，针方：左取木穴，右取胆穴留针。

2011年1月5日，针方：左取木穴，右取胆穴留针。

2011年1月7日，针方：右取更年穴留针。

2011年1月9日，针方：左取更年穴留针。

小结：经过上述治疗，患者改善很大，效佳。

2. 李女士，年龄：48岁。住址：北京市和平里

症状：更年期综合征。来医院现状：失眠，肝郁，妇科有炎症，脉沉细弱，高血压，平时靠吃降压药来维持。

2011年10月26日，针方：左取胆穴、上三黄，右取木穴、灵骨、大白、通关、通山、通天留针。大椎刺络。踝痛穴收针。

2011年10月27日，针方：镇静穴、灵骨、大白，右取上三黄，左取下三皇留针。

2011年11月2日，针方：镇静穴，左取妇科，右取还巢，双取下三皇留针。腹部火龙、透药。

2011年11月3日，患者头晕，高血压，白带增多。腰戴护具。针方：左取还巢、中下白，右取妇科、腕顺一、腕顺二，双取姐妹一二三留针。冲霄穴刺络。周天五穴点刺。

2011年11月4日，患者高血压，头顶及前头不适。针方：镇静穴，左取妇科、上三黄、火菊，右取还巢、灵骨、大白、下三皇、火菊留针。心肺段刺络。

2011年11月7日，腰腹透药。针方：左取妇科，右取还巢，双取姐妹一二三留针。

2011年11月10日，针方：灵骨、大白、肾关、三重留针。

2011年11月12日，针方：左取灵骨、大白、上三黄，右取木穴、火连、火菊、火散留针。

2011年11月14日，针方：右取灵骨、大白、上三黄，左取木穴、火连、火菊、火散留针。

2011年11月16日，患者白带多，高血压，头部不适。针方：左取灵骨、大白、还巢、上三黄，右取妇科、下三皇留针。大椎刺络。

2011年11月21日，针方：膝痛、血海、驷马留针。心肺段刺络。

2011年12月2日，针方：左取木穴、妇科、上三黄，右取灵骨、大白、还巢、

下三皇留针。

2011年12月9日，患者白带多，睡眠不好，头不舒服，腰疼。针方：镇静穴，右取腕顺一、腕顺二、灵骨、大白、上三黄，左取腰痛点、下三皇留针。

2011年12月22日，针方：镇静穴、灵骨、大白、下三皇留针。大椎刺络。

2012年1月6日，针方：取患侧灵骨、大白、肾关、三重，取健侧灵骨、大白、侧三、侧下三留针。七星针叩刺。大椎刺络。

2012年1月13日，针方：灵骨、大白、镇静穴、下三皇，左取胆穴，右取木穴。

2012年2月18日，针方：左取灵骨、大白、通关、通山、通天，右取重子、重仙、下三皇留针。

2012年2月25日，患者头顶疼、肩胛骨内侧疼、发紧。针方：正筋、正宗、正士、灵骨、大白、升提穴、颈椎及心肺段华佗夹脊。

2012年2月27日，患者肩胛骨内侧疼、发紧。针方：正筋、正宗、正士、灵骨、大白、留针。

小结：经过上述治疗，患者改善很大，效佳。

3. 赵女士，年龄：51岁。住址：河北省定州市

症状：更年期综合征。来医院现状：夜里睡不着觉（是由胆虚引起的），体内有火，需清热，情绪较激动。

2010年12月13日，双侧耳背穴及周天五穴点刺出血。委中、委阳及大椎刺络。针方：镇静穴3穴、灵骨、大白，左取火硬、中九里，右取下三皇留针。踝痛穴收针。右取木穴埋针。

2010年12月15日，针方：怪三针，右取灵骨、大白、火硬、火主、上中下三九里，左取中白、下白、心门、肾关、火硬、中九里留针40分钟。针方：镇静穴三穴、下三皇留针。心肺段刺络。踝痛穴收针。

2010年12月16日，患者上半夜没有睡好，下半夜还可以。早晨起来感觉有些迷糊、没精神。上午针方：怪三针、左取灵骨、大白、心灵一二穴、上三黄，右取中白、下白、心门、肾关留针。肝胆段刺络。双侧间骨留针15分钟。下午针方：镇静穴三穴、足跟穴、灵骨、大白、下三皇、通肾留针。

2010年12月17日，患者尺脉沉，夜里没有睡好，但是精神气色还可以。拇指指甲后侧左、中、右三穴点刺。正本穴点刺、周天五穴点刺。委中、委阳刺络。上午针方：左取木穴、更年穴（其门向心包经方向直刺）、火硬、中九里及中九里直上3寸处1穴。右取心膝、更年穴、火硬、中九里及中九里直上3寸处1穴留针。下午针方：镇静穴三穴、灵骨、大白、下三皇留针。踝痛穴收针。

2010年12月18日，脾胃段刺络。足跟穴点刺。上午针方：右取灵骨、大白、木

穴、更年穴、火硬、火主、中九里，左取灵骨、大白、胆穴、更年穴、火硬、火主、中九里。下午针方：镇静穴三穴、中白、下白、心门、下三皇留针。

2010年12月19日，肾段刺络。针方：左取木穴、间骨、更年穴、火硬、火主、中九里，右取胆穴、灵骨、更年穴、火硬、火主、中九里、

小结：经过以上几次的治疗，患者整体精神气色都很好，夜里也能睡着觉了，心情也好了，情绪也好了。

第十五节　肥胖、损美性疾病

1.包女士，年龄：26岁。住址：北京市朝阳区

症状：肥胖。

2009年4月10日，针方：中下白、阳陵泉、水曲、下三皇、三重、腹部子午针法16穴。

2009年4月11日，针方：中下白、阳陵泉、水曲、下三皇、三重、腹部子午针法16穴留针。委中、委阳刺络。

2009年4月12日，针方：中下白、阳陵泉、水曲、下三皇、三重、腹部子午针法16穴留针。

2009年4月13日，针方：上三黄、阳陵泉、四花上中副下、水曲留针。双取耳背点刺。

2009年4月14日，针方：灵骨、大白、上三黄、驷马、阳陵泉、水曲留针。

2009年4月15日，针方：上三黄、驷马（主宣发肃降）、阳陵泉、水曲留针。大椎刺络。

2009年4月17日，患者睡眠不好，爱做梦。针方：中下白、阳陵泉、水曲、下三皇、三重、腹部子午针法16穴、镇静穴留针。

2009年4月18日，针方：中下白、阳陵泉、水曲、下三皇、三重、腹部子午针法16穴留针。

2009年4月19日，针方：中下白、阳陵泉、水曲、下三皇、三重、腹部子午针法16穴、驷马上穴留针。

2009年4月20日，针方：中下白、阳陵泉、水曲、下三皇、三重、驷马上穴、三其、镇静穴、腹部子午针法16穴留针。

2009年4月24日，患者肥胖，胃疼，便秘。针方：中下白、阳陵泉、水曲、下三皇、三重、胃痛、驷马上穴、镇静穴、腹部子午针法16穴留针。

2009年4月26日，针方：中下白、阳陵泉、水曲、下三皇、三重、驷马上穴、镇静穴、腹部子午针法16穴留针。

2009年4月27日，针方：中下白、阳陵泉、水曲、下三皇、三重、驷马上穴、

上三黄、镇静穴、腹部子午针法16穴留针。

2009年4月28日，针方：中下白、阳陵泉、水曲、上三黄、驷马、腹部子午针法16穴留针。

2009年4月30日，委中、委阳刺络。针方：水曲、三重留针。

2009年5月4日，针方：上三黄、驷马、肾关、水曲留针。

2009年5月5日，针方：水曲、上三黄、驷马、肾关、三其留针。

小结：经过上述治疗，患者改善很大，效佳。

2. 高女士，年龄：26岁。住址：北京市朝阳区

症状：肥胖，面部有色斑。来医院现状：当前身高170厘米，体重81千克。

2009年5月9日，针方：中下白、阳陵泉、水曲、肾关、驷马、腹部子午针法。

2009年5月10日，腰腹及双腿透药。针方：双取水曲留针。子午美容。腹部走罐。委中、委阳及大椎刺络。双侧耳背点刺。

2009年5月12日，针方：中下白、阳陵泉、水曲、肾关、三重、驷马，左取上三黄留针。

2009年5月14日，针方：中下白、阳陵泉、水曲、肾关、驷马，右取上三黄、腹部子午针法。

2009年5月16日，针方：中下白、阳陵泉、水曲、肾关、驷马，左取上三黄、腹部子午针法。

2009年5月18日，腹部及双腿透药。针方：中下白、阳陵泉、水曲、肾关、三重、上三黄、驷马留针。子午美容。腹部走罐。

2009年5月20日，双腿委中、委阳刺络。腰腹透药。针方；中下白、阳陵泉、水曲、肾关，右取上三黄、驷马、三重留针。子午美容。腰走罐。大椎刺络。

2009年5月22日，针方：中下白、阳陵泉、水曲、肾关，左取上三黄、驷马、三重、腹部子午针法。子午美容。

2009年5月24日，针方：中下白、阳陵泉、水曲、肾关，右取上三黄、驷马、三重、腹部子午针法。

2009年5月26日，双腿透药。腹部火龙、透药。子午美容。小腹及双腿走罐。

2009年5月28日，双腿透药。任督火龙、透药。子午美容。双腿刮痧。

2009年5月31日，委中、委阳刺络。针方：中下白、阳陵泉、水曲、肾关、腹部子午针法。子午美容。

2009年6月2日，针方：中下白、阳陵泉、水曲、肾关、驷马、腹部子午针法。

2009年6月4日，针方：中下白、阳陵泉、水曲、肾关、三重、驷马、腹部子午针法。

2009年6月7日，腰腹及双腿透药。子午美容。腹部及双腿走罐。

2009年6月17日，腹部及双腿透药。针方：中下白、阳陵泉、水曲，右取上三黄、驷马、肾关、三重留针。腹部走罐。双取委中、委阳刺络。

2009年6月20日，针方：中下白、阳陵泉、水曲、肾关、三重、驷马，左取上三黄、腹部子午针法。

2009年6月23日，针方：中下白、阳陵泉、水曲、驷马、肾关、三重，右取上三黄、腹部子午针法。脾胃段刺络。

2009年6月26日，针方：中下白、阳陵泉、水曲、肾关、三重、驷马，左取上三黄、腹部子午针法。

2009年6月29日，腰腹及双腿透药，腹部走罐。大椎刺络。

2009年7月2日，针方：中下白、阳陵泉、水曲、肾关、三重、驷马、腹部子午针法。

2009年7月5日，针方：中下白、阳陵泉、水曲、肾关、三重、驷马，右取上三黄、腹部子午针法。委中、委阳刺络。

2009年7月8日，腰腹及双腿透药。腹部走罐。

2009年9月14日，针方：中下白、阳陵泉、水曲、肾关、三重、驷马、腹部子午针法。脾胃段刺络。

2009年9月16日，针方：中下白、阳陵泉、水曲、肾关、三重、驷马、腹部子午针法。心肺段刺络。

2009年9月17日，双腿透药。任督火龙、透药。子午美容。

2009年9月19日，针方：中下白、阳陵泉、水曲、肾关、三重、驷马、腹部子午针法。肝胆段刺络。

小结：经过上述治疗，患者改善很大，效佳。

3.耿先生，年龄：51岁。住址：北京市酒仙桥

症状：肥胖。

2009年6月2日，针方：中下白、水曲、阳陵泉，右取上三黄、肾关、三重留针。

2009年6月4日，针方：中下白、阳陵泉、水曲、肾关、腹部子午针法。委中、委阳刺络。

2009年6月6日，针方：脾胃段刺络。针方：中下白、灵骨、大白、阳陵泉、水曲、子午针法32穴。

2009年6月9日，患者当前体重99千克。针方：中下白、阳陵泉、水曲、子午针法32穴。心肺段刺络。

2009年6月11日，针方：中下白、阳陵泉、水曲、三重、腹部子午针法32穴。

2009年6月13日，针方：中下白、阳陵泉、水曲、三重、腹部子午针法32穴。

腹部走罐。

2009年6月16日，针方：中下白、阳陵泉、水曲、肾关、三重、腹部子午针法24穴。委中、委阳刺络。

2009年6月18日，针方：中下白、阳陵泉、水曲、三重、腹部子午针法24穴。

2009年6月20日，针方：中下白、阳陵泉、水曲、肾关、三重、腹部子午针法。肾段刺络。

2009年6月23日，针方：中下白、阳陵泉、水曲、肾关、三重、腹部子午针法。

2009年6月25日，经过以上的治疗，患者整体精神比较好。针方：中下白、阳陵泉、水曲、肾关、三重、腹部子午针法。

2009年6月27日，针方：中下白、阳陵泉、水曲、三重、腹部子午针法28穴。

2009年6月30日，针方：中下白、阳陵泉、水曲、肾关、三重、腹部子午针法30穴。

2009年7月2日，针方：中下白、阳陵泉、水曲、肾关、三重、腹部子午针法。肝胆段刺络。

2009年7月4—9日（共3次），针方：中下白、阳陵泉、水曲、肾关、三重、腹部子午针法。

2009年7月14日，针方：中下白、阳陵泉、水曲、肾关、三重、腹部子午针法。大椎刺络。

2009年7月16日，针方：中下白、阳陵泉、水曲、肾关、三重、腹部子午针法。

2009年7月21日，右侧针方：中下白、阳陵泉、水曲、肾关、三重、腹部子午针法。左侧针方：灵骨、大白、指肾穴留针。

2009年7月23日，患者左侧耳朵听力有点障碍。针方：中下白、阳陵泉、水曲、肾关、三重、腹部子午针法。右取中九里未留针，下针后左侧耳朵就能听清了。

2009年7月28日，针方：中下白、阳陵泉、水曲、肾关、三重、中九里、腹部子午针法。委中、委阳刺络。

2009年8月12日，患者肥胖，耳聋好多了。针方：中下白、阳陵泉、水曲、三重、中九里、腹部子午针法。委中、委阳刺络。

2009年9月13日，患者整体症状都恢复较好，最近有一点尿频，所以用下三皇。针方：中下白、阳陵泉、水曲、下三皇、三重、中九里、腹部子午针法。

2009年9月24日，患者肝火旺，眼睛看不清东西，往外流眼泪。针方：上三黄、木穴，以上均双侧取穴留针。肝胆段刺络。

2009年9月27日，患者眼睛看不清东西，流眼泪，右侧眼较重，由上火引起。

针方：左取珠圆穴、太阳一二、上三黄、水相、水仙、水官、光明、四肢，右取珠圆穴、上三黄、水相、水仙、光明留针。

2009年10月8日，患者左侧眼睛有血丝，眼睛看不清，肝火旺。针方：珠圆穴、木穴、眼黄穴、上三黄、光明留针。

2009年10月25日，患者尿急，尿频，眼睛不适。肝胆段刺络。针方：灵骨、大白、下三皇留针。

2009年10月26日，针方：中下白、阳陵泉、水曲、下三皇、腹部子午针法。

小结：经过上述治疗，患者改善很大，效佳。

4.麻女士，年龄：63岁。住址：北京市朝阳区

症状：肥胖，腹胀。来医院现状：脂肪肝，下肢水肿。

2009年3月8日，任督火龙、透药。针方：升提穴、灵骨、大白、下三皇、三重、通天留针。子午美容。

2009年3月9日，患者下肢浮肿减轻。针方：中白、下白、阳陵泉、水曲、下三皇、通天、腹部子午针法留针。

2009年3月11日，腰腹火龙、透药。子午美容。

2009年3月14日，患者双侧眼皮内侧长瘤。针方：中下白、阳陵泉、水曲、下三皇、通天、腹部子午针法留针。针方：解溪穴向外踝方向进针，灵骨留针。

2009年3月15日，腰腹火龙、透药。针方：双取灵骨、解溪留针。子午美容。腹部走罐。

2009年3月16日，针方：中白、下白、阳陵泉、水曲、腹部子午针法留针。

2009年3月17日，患者后背疼，下肢浮肿。针方：腰痛穴向上取穴未留针。任督火龙、透药。肾病穴双取留针。子午美容。双取灵骨、解溪留针。腹部及背部走罐。

2009年3月18日，针方：中白、下白、阳陵泉、水曲、腹部子午针法留针。子午美容。拍打腹部的皮下脂肪。针方：灵骨、解溪。

2009年3月19日，腹部火龙、透药。针方：灵骨、解溪。子午美容。腹部走罐。

2009年3月20日，针方：中下白、阳陵泉、水曲、下三皇、腹部子午针法留针。子午美容。针方：灵骨、解溪留针。

2009年3月21日，患者今天感觉腹胀。腹部火龙、透药。针方：双取其门、其角、其正、门金、解溪、灵骨。腹部走罐。

2009年3月23日，针方：其门、其角、其正、中下白、阳陵泉、下三皇、水曲、腹部子午针法。

2009年3月24日，患者后背疼、减肥、腰痛。任督透药。针方：重子、重仙、

下三皇、木斗、木留、腰痛穴、中下白留针、腹部走罐。后背及腰刮痧。子午美容。本次治疗效果较好。

2009年3月25日，患者背疼、腹胀。针方：鼻炎穴、其门、其角、其正，双取灵骨、解溪、肩痛、门金留针。腹胀好了。针方：中下白、阳陵泉、水曲、下三皇、木留针、腹部子午针法。

2009年3月27日，患者腹胀、减肥。针方：升提穴、其门、其角、其正、门金、阳陵泉、下三皇、木斗、水曲、中下白、腹部子午针法。小腿外侧阳经一带点刺。耳背点刺。眼皮内侧长瘤处点刺。委中、委阳刺络。

2009年3月28日，任督火龙、透药。子午美容。腹部走罐。

2009年3月29日，针方：中下白、阳陵泉、水曲、下三皇、腹部子午针法留针。子午美容。

2009年3月30日，任督火龙、透药。子午美容。腹部及背部走罐。

2009年3月31日，针方：中下白、阳陵泉、水曲、下三皇、腹部子午针法留针。子午美容。

2009年4月1日，患者腹胀。双侧小腿外侧点刺出血。腰腹部火龙、透药。针方：双取其门、其角、其正、留针。子午美容。腹部走罐。双侧眼皮内侧长瘤处点刺。双取三耳、耳背点刺。

2009年4月4日，患者手和脚内侧有触电似的疼、腹胀伴打嗝。针方：四花上中下、水曲、其门、其角、其正，左取小节、五虎三四五留针。又在右脚及小腿痛点处和青筋处点刺出血。经过以上的治疗，疼痛明显减轻。腰腹火龙、透药。子午美容。腹部走罐。背部痛及皮肤发黑的地方洛书刺络。委中、委阳附近青筋点刺出血。

2009年4月5日，患者腹胀，肥胖。针方：三其、脾胃六穴、水曲、腹部子午针法留针。

2009年4月6日，患者今天腹胀有些减轻。腰腹火龙、透药。腹部走罐。

2009年4月8日，针方：三其、脾胃六穴、三重、水通、水金留针。

2009年4月12日，患者腹胀，饭后胀得更厉害，打嗝，下肢还有点浮肿。针方：四花上中副下、下三皇、驷马、妇八、灵骨、大白、通肾留针。

注：在针完通肾这一穴时，下肢水肿立刻消失。此原理是以骨治肾，以脾治肺。

2009年4月13日，患者腹胀及下肢水肿减轻，昨天治疗完没有打嗝。腰腹火龙、透药。针方：肾关、通肾、通胃、脾二穴留针。腹部走罐。

2009年4月14日，患者以上症状减轻，偶尔打嗝。针方：驷马、肾关、四花上中下、三重、明黄、妇八、火星上下、水通、水金留针。

2009年4月15日，患者腹胀减轻，还是打嗝。针方：上三黄、驷马、阳陵泉、火星上下、三其留针。

2009年4月16日，患者腹胀、水肿减轻。针方：驷马、脾三穴、肾关、灵骨、大白、三其、腹部子午针法留针。背部刮痧。

2009年4月19日，任督火龙、透药。

2009年4月20日，患者腹胀、水肿减轻。针方：驷马、上三黄、阳陵泉、三其、腹部子午针法留针。

小结：经过上述治疗，患者改善很大，效佳。

5.马女士，年龄：47岁。住址：上海市

症状：腿和腹部肥胖。

2010年10月13日，针方：灵骨、大白、四花中、门金。

2010年10月15日，针方：灵骨、四花上穴、门金、水曲留针。

2010年10月17—21日（共3次），针方：灵骨、大白、四花上穴、门金留针。

2010年10月23日，针方：中下白、阳陵泉、水曲、肾关、妇八留针。

2010年10月25日，任督火龙、透药。针方：灵骨、大白、四花上穴、门金留针。

2010年10月29日，任督火龙、透药。针方：左取下三皇，右取驷马留针。

2010年10月31日，任督火龙、透药。针方：灵骨、四花上穴、门金留针。

2010年11月2日，针方：灵骨、大白、四花上穴、门金留针。

2010年11月4日，任督火龙、透药。针方：灵骨、四花上穴、门金留针。

2010年11月6日，督脉火龙、透药。针方：左取下三皇，右取驷马留针。

2010年11月9日，任督火龙、透药。针方：中下白、阳陵泉、水曲、妇八留针。

2010年11月12日，任督火龙、透药。针方：灵骨、四花上穴、水曲留针。后背刮痧。

2010年11月14日，任督火龙、背部刮痧。

2010年11月17日，任督火龙、刮痧。

2010年11月19日，任督火龙、透药。针方：左取下三皇，右取驷马留针。

小结：经过上述治疗，患者改善很大，效佳。

6.藤岛女士，年龄：29岁。住址：日本

症状：肥胖。

2009年6月14日，患者右侧颈肩不适，肥胖。针方：左取三叉三、肩痛穴留针，右取灵骨、大白、中九里、驷马、肾关、三重留针。

2009年6月18日、27日，针方：灵骨、大白、中九里、驷马、肾关、三重留

针。

2009年7月4日，针方：灵骨、大白、中九里、驷马、肾关、三重留针。颈肩不舒服，又走针：双取三叉三、肩痛。

2009年7月5日，针方：灵骨、大白、中九里、驷马、肾关、三重留针。颈肩有点儿受凉不舒服又针方：升提穴，双取三叉三留针。

2009年7月8日，患者嗓子发干。针方：灵骨、大白、中九里、驷马、肾关、三重留针。

小结：经过上述治疗，患者改善很大，效佳。

7.肖女士，年龄：50余岁。住址：河北省定州市

症状：肥胖，肺气虚，心脏不适。

2010年4月9日，针方：升提穴、灵骨、大白、中下白、肾关、三重，左取上三黄留针。大椎刺络。

2010年4月10日，针方：升提穴、灵骨、大白、中下白、肾关、三重，右取上三黄留针。心肺段刺络。

2010年4月11日，患者胸憋气，气短。针方：升提穴、灵骨、大白、中下白、肾关、三重，左取上三黄，右取驷马留针。肝胆段刺络。

2010年4月12日，针方：升提穴、灵骨、大白、驷马、肾关、三重留针。脾胃段刺络。

2010年4月17日，经过以上两次的治疗，患者后背不疼，气还是短。针方：左取天地人三士，双取灵骨、大白、四花上、中穴留针。肾段刺络。

2010年5月5日，针方：中下白、阳陵泉、水曲、下三皇、驷马、腹部子午针法留针。大椎刺络。贴耳穴：木耳、土耳、水耳、金耳（双侧）。

2010年5月6日，针方：灵骨、大白、肾关、三重、水曲留针。心肺段刺络。

2010年5月7日，针方：中下白、阳陵泉、水曲、下三皇、驷马、腹部子午针法留针。肝胆段刺络。

2010年5月8日，患者气短、手指偶尔麻。针方：升提穴、灵骨、大白、肾关、三重留针。脾胃段刺络。

2010年5月9日，针方：中下白、阳陵泉、水曲、下三皇、驷马、腹部子午针法留针。委中、委阳刺络。

2010年5月10日，患者肥胖，气短，下肢水肿。针方：中下白、阳陵泉、水曲、下三皇、驷马、腹部子午针法留针。肾段刺络。贴耳穴：土耳、水耳、木耳。

2010年5月22日，针方：木炎、灵骨、大白、肠门、肝门、上三黄、通关留针。心肺段刺络。

2010年5月23日，患者口苦、口干，早晨起来吐红水。针方：灵骨、大白、肠

门、肝门、上三黄、肾关、通天留针。肝胆段刺络。

小结：经过上述治疗，患者改善很大，效佳。

8.张女士，年龄：37岁。住址：北京市水碓子

症状：肥胖。

2009年5月7日，针方：中白、下白、阳陵泉、水曲、肾关、腹部子午针法。

2009年5月9日，患者睡眠不好。针方：中下白、阳陵泉、水曲、腹部子午针法、镇静穴。

2009年5月11日，针方：中下白、阳陵泉、水曲、腹部子午针法、镇静穴、驷马，左取上三黄留针。

2009年5月13日，双腿透药。针方：中下白、灵骨、阳陵泉、水曲、肾关、三重一穴、中九里、驷马中穴、腹部子午针法。

2009年5月15日，针方：中下白、阳陵泉、水曲、肾关、驷马、腹部子午针法、镇静穴留针。头顶发涨又点刺周天四穴。

2009年5月18日，针方：中下白、水曲、阳陵泉、肾关、腹部子午针法、镇静穴留针。

2009年5月20日，患者双腿发胀，肥胖，督脉及双腿脚透药。针方：中下白、阳陵泉、水曲、肾关、子午针法。

2009年5月22日，针方：中下白、阳陵泉、水曲、肾关、腹部子午针法、镇静穴。颈肩刮痧。

2009年5月24日，患者肥胖，腹胀，失眠。针方：委中、委阳刺络。针方：水曲，右取上三黄、驷马、阳陵泉、肾关、胃痛穴、镇静穴留针。腹部走罐。

2009年5月31日，患者脚发凉，小腿及脚发胀。腹部及双腿透药。腹部走罐。

2009年6月5日，委中、委阳及脾胃段刺络。针方：中下白、阳陵泉、水曲、肾关、腹部子午针法、镇静穴留针。

2009年6月8日，督脉及双侧腿脚透药。针方：中下白、阳陵泉、水曲、肾关、腹部子午针法、镇静穴、升提穴留针。

2009年6月10日，针方：升提穴、镇静穴、中下白、阳陵泉、水曲、腹部子午针法。右侧小腿疼又用三棱针在左侧上臂外侧平分三针点刺完，小腿立刻不疼了。

2009年6月12日，针方：胃痛、中下白、阳陵泉、水曲、腹部子午针法、上三黄、三重、肾关留针。

2009年6月15日，患者便秘，肥胖。针方：其门、其角、其正、阳陵泉、水曲、肾关、三重留针。腹部走罐。

2009年6月17日，双腿透药。针方：中下白、阳陵泉、水曲、腹部子午针法。

2009年6月21日，针方：中下白、阳陵泉、水曲、肾关、三重、腹部子午针

法、镇静穴留针。

2009年7月6日，针方：中下白、阳陵泉、水曲、下三皇、三重、腹部子午针法。委中、委阳刺络。痔疮穴收针。

2009年7月10日，患者痔疮、便秘。针方：中下白、阳陵泉、水曲、肾关、腹部子午针法、镇静穴。痔疮穴收针。

2009年7月13日，患者失眠、便秘。针方：中下白、阳陵泉、水曲、肾关、三重、腹部子午针法、镇静穴。痔疮穴收针。

2009年7月15日，患者胃寒。双腿透药。腹部火龙、透药。针方：胃痛、灵骨、大白留针。

2009年7月27日，患者腹部发凉。任督火龙、透药。针方：灵骨、大白、门金、水晶、镇静穴留针。

2009年7月29日，患者腹胀、四肢发凉。四肢透药。腹部火龙、透药。针方：灵骨、大白、肩痛，右取门金留针。

2009年8月26日，针方：灵骨、大白、肾关、三重留针。

2009年9月1日，针方：中下白、阳陵泉、水曲、肾关、三重、腹部子午针法，左取妇科，右取还巢留针。

2009年9月3日，针方：中下白、阳陵泉、水曲、肾关、三重、腹部子午针法、其门、其角、其正。脾胃刺络。大椎刺络。

2009年9月5日，针方：中下白、阳陵泉、水曲、肾关、三重、腹部子午针法、其门、其角、其正留针。

2009年9月7日，针方：中下白、阳陵泉、水曲、肾关、三重、腹部子午针法、其门、其角、其正留针。

小结：经过上述治疗，患者改善很大，效佳。

9.赵女士，年龄：31岁。住址：北京市朝阳区

症状：肥胖，胆囊息肉。

2009年6月16日，针方：中下白、阳陵泉、水曲、肾关、腹部子午针法。委中、委阳刺络。

2009年6月18日，针方：中下白、阳陵泉、水曲、上三黄、驷马、肾关、三重、腹部子午针法。大椎刺络。

2009年6月25日、27日，针方：中下白、阳陵泉、水曲、肾关、三重、驷马，左取上三黄、腹部子午针法。脾胃段刺络。

2009年7月15日、17日，针方：中下白、阳陵泉、水曲、肾关、三重、驷马、腹部子午针法。心肺段刺络。

2009年7月20日、22日，针方：中下白、阳陵泉、水曲、肾关、三重、驷马、

腹部子午针法。脾胃段刺络。

2009年8月5日、8日，针方：中下白、阳陵泉、水曲、肾关、三重、驷马、腹部子午针法。

2009年8月12日，针方：中下白、阳陵泉、水曲、肾关、三重、驷马、腹部子午针法，左取其门、其角、其正。委中、委阳刺络。

2009年8月13—18日（共3次），针方：中下白、阳陵泉、水曲、肾关、三重、驷马、腹部子午针法。脾胃段刺络。

2009年8月21日，任督火龙、透药。针方：中下白、心门、阳陵泉、水曲、肾关、三重、驷马、腹部子午针法。双侧土耳贴豆。

2009年8月24日，针方：中下白、阳陵泉、水曲、肾关、三重、驷马、心门、腹部子午针法。

小结：经过上述治疗，患者改善很大，效佳。

10.赵女士，年龄：32岁。住址：内蒙古鄂尔多斯市

症状：肥胖。

2009年7月31日，针方：灵骨、大白、肾关、三重、妇八留针。大椎刺络。

2009年8月2日，针方：中下白、阳陵泉、水曲、肾关、三重、驷马、腹部子午针法。心肺段刺络。

2009年8月4—16日（共4次），针方：中下白、阳陵泉、水曲、肾关、三重、驷马、腹部子午针法。肝胆段刺络。

2009年8月18日，针方：中下白、阳陵泉、水曲、肾关、三重、驷马、腹部子午针法。脾胃段刺络。

2009年8月24日，针方：中下白、阳陵泉、水曲、肾关、三重、驷马、腹部子午针法。心肺段刺络。

小结：经过上述治疗，患者改善很大，效佳。

第十六节　增高

1.张先生，年龄：22岁。住址：北京市海淀区

调理：增高，面部祛痘。来医院现状：当前身高168厘米。

2010年7月8日，针方：升提穴、增高一二留针。

2010年7月11日，针方：双取增高一二，左取灵骨、大白留针。

2010年7月13日，针方：增高一二、火硬，右取灵骨、大白留针。

2010年7月16日，针方：升提穴、增高一二、火硬、足三里，左取灵骨、大白留针。

2010年7月18日，针方：升提穴、增高一二、火硬、足三里留针。

2010年7月21日，针方：升提穴、增高一二、火硬、足三里留针。

2010年8月1日，针方：升提穴、增高一二、火硬、足三里留针。

2010年8月4日，针方：升提穴、增高一二、火硬、足三里留针。

2010年8月30日，针方：升提穴、增高一二、火硬、足三里留针。

2010年9月3日，针方：升提穴、增高一二、火硬、足三里留针。

2010年9月22日，针方：升提穴、增高一二、灵骨、大白、火硬、足三里留针。

2010年10月29日，针方：血海、驷马、肾关留针。心肺段刺络。

2010年11月2日，大椎刺络。

2010年12月5日，针方：灵骨、大白、通胃留针。心肺段刺络。

小结：经过上述治疗，患者身高有所增加，效好。

2.赵小姐，年龄：15岁。住址：内蒙古包头市

调理：增高。当前身高：147厘米。

2009年7月31日，针方：增高穴：左取取二穴，右侧取三穴。

2009年8月2日，针方：增高穴：左侧取二穴，右侧取三穴。

2009年8月4日，针方：增高穴：左侧取三穴，右侧取二穴。

2009年8月6日，针方：增高穴（左三右二），双取三眼留针。

2009年8月8日，针方：增高穴（左三右二），双取三眼留针。

2009年8月10日，针方：增高穴（左三右二），双取三眼穴留针，

2009年8月12日，针方：增高穴（左二右三），双取三眼穴留针。

2009年8月14日，针方：增高穴。

2009年8月16日，针方：足三里、火主、小指掌骨中点取三穴。

2009年8月18日，针方：足三里、火主、增高穴、小指掌骨的中点取三穴留针。

2009年8月20日，针方：增高穴、足三里、火主留针。

2009年8月22日，针方：左侧增高穴、双取足三里、火主留针。

2009年8月24日，针方：小指掌骨中点取三穴、增高穴、三眼穴留针。

2009年8月26日，针方：小指掌骨的中点取三穴、三眼、足三里、火主留针。

2009年8月28日，针方：增高穴、三眼、足三里、火主留针。

小结：经过上述治疗，患者身高有所增加，效好。

3.赵小姐，年龄：17岁。住址：北京市望京

调理：增高。当前身高159厘米。

2009年8月22日，针方：增高穴。

2009年8月24日，针方：右取小指掌骨正中点三针，左取增高一二穴，小指掌骨正中点处一穴留针。

2009年8月26日，针方：足三里、火主，左取增高穴、三眼，右取小指掌骨正中点三针、三眼。大椎刺络。

2009年8月28日，针方：足三里、火主、增高、三眼，右取小指掌骨正中点三穴。

2009年8月30日，患者当前身高1.60厘米。针方：足三里、火主、三眼，左取小指掌骨正中点三穴。右取增高。心肺段刺络。

2009年9月6日，针方：足三里、火主，左取增高，右取小指掌骨正中点三穴。大椎刺络。

2009年9月13日，针方：小指掌骨正中点三穴、三眼、足三里、火主留针。心肺段刺络。

2009年9月30日，针方：足三里、火主、灵骨、大白、增高留针。

2009年10月8日，针方：足三里、火主、增高。心肺段刺络。

2009年10月18日，针方：灵骨、大白、增高、足三里、火主。大椎刺络。

2009年10月25日，患者当前身高161厘米。针方：足三里、火主、灵骨、大白、增高。大椎刺络。

2009年11月8日，针方：足三里、火主、增高。心肺段刺络。

2009年11月14日，针方：足三里、火主、增高留针。

2009年12月4日，针方：足三里、火主、灵骨、大白、增高留针。大椎刺络。

2009年12月24日，祛痘。针方：膝痛、血海、驷马留针。

2009年12月26日，针方：膝痛、血海、驷马、肾关。大椎刺络。

2009年12月28日，针方：膝痛、血海、驷马、外三关留针。心肺段刺络。

2010年1月17日、21日、26日，针方：膝痛、血海、驷马、大椎刺络。心肺段刺络。肝胆段刺络。

小结：经上述治疗，患者身高有所改善，效佳。

4.朱姑娘，年龄：17岁。住址：河北省定州市

调理：增高。当前身高157厘米。

2010年6月23日，针方：升提穴、足三时、火硬、增高一二穴留针。

2010年6月25日，针方：升提穴、足三里、火硬、增高一二穴留针。

2010年6月27日，针方：升提穴、足三里、火硬、增高一二，右取三海留针。

2010年6月29日，针方：升提穴、足三里、火硬、增高一二留针。

2010年7月2日，针方：升提穴、足三里、火硬、增高一二留针。

小结：经上述治疗，患者身高有所改善，效佳。

第十七节　其他疾病及重病康复

1.曹先生，年龄：43岁。住址：北京市丰台区

症状：牙痛。

2009年12月31日，天突穴洛书刺络。双取制污穴点刺。升提穴留针。大椎刺络。委中、委阳刺络。

2010年1月8日，针方：灵骨、大白、肾关、三重留针。子午美容。心肺段刺络。

2010年3月7日，针方：灵骨、大白、上三黄留针。大椎刺络。上述针法可疏肝。

2010年4月10日，针方：灵骨、大白、肾关、三重留针。肝胆段刺络。上述针法可保健、去肝火。

2010年4月28日，针方：灵骨、大白、肾关、三重留针。大椎刺络。

2010年5月4日，针方：左取灵骨、大白、三火、侧三、侧下三、肾关。左取足三里洛书刺络。大椎刺络。走针：左取牙痛穴。

2010年5月5日，针方：左取牙痛穴、三火、木火、灵骨、大白、侧三、侧下三，右取肾关留针，左取四花外刺络。心肺段刺络。

2010年5月8日，针方：灵骨、大白，左取侧三、侧下三，右取肾关、通肾留针。

2010年5月10日，针方：左取灵骨、大白、侧三、侧下三，右取肾关留针。

2010年5月11日，针方：左取灵骨、大白、侧三、侧下三，右取肾关留针。肾段刺络。

2010年5月18日，针方：左取灵骨、大白、侧三、侧下三，右取下三皇留针。大椎刺络。

2010年5月22日，患者右侧上牙痛，右侧偏头痛。针方：左取灵骨、大白、手指的偏头疼、后头疼、侧三、侧下三，右取下三皇留针。冲宵穴点刺。

2010年5月23日，患者右侧偏头疼，牙痛。针方：左取灵骨、大白、中白、下白、中九里、侧三、侧下三、肾关，右取下三皇留针。

小结：经上述治疗，患者症状消失。

2.郭先生，年龄：60岁。住址：北京市房山区

症状：眼睛散光。

2010年5月15日，患者眼睛看东西成双影、模糊。看东西往两边分散。针

方：双取明目穴留针5分钟。升提穴、鼻翼、眼黄一二穴、灵骨、大白，右取光明一二三，左取光明、肾关留针。肾段刺络。子午美容。

2010年6月6日，患者眼睛重影，左侧较重。针方：升提穴，左取鼻翼、眼黄、下三皇，右取眼黄、上三黄、光明一二三留针。子午美容。肾段刺络。

2010年6月7日，针方：升提穴，左取鼻翼、灵骨、大白、眼黄、花骨一穴取4穴、上三黄、光明一二三，右取灵骨、大白、眼黄、下三皇留针。子午美容。大椎刺络。下午针方：上白、分白、中白、下三皇留针。

小结：经过上述治疗，患者改善很大，效佳。

3.安女士，年龄：46岁。住址：河北省张家口市

症状：颈椎不适，妇科疾病，乳腺增生，咽炎。

2009年10月30日，针方：升提穴，左取妇科，右取还巢、灵骨、大白，双取下三皇、三重留针，大椎刺络。

2009年11月17日，心肺段刺络。针方：灵骨、大白、下三皇留针。

2009年11月25日，患者鼻翼两侧颜色发暗，经常起痘起皮。针方：升提穴、灵骨、大白、驷马、血海留针。肝胆段刺络。

2009年12月7日，患者感冒，咳嗽，肩疼，左侧腋下疼痛。针方：灵骨、大白、咳嗽、三叉三、肾关、四花中穴。心肺段刺络。

2009年12月13日，患者偏头疼、掉发。左取腋下副乳疼。针方：升提穴、灵骨、大白、驷马、肾关、三重留针。肝胆段刺络。正本点刺。耳三、耳背点刺。

2009年12月19日，针方：任督火龙、透药。针方：灵骨、大白、驷马、下三皇、三重留针。

2009年12月23日，患者左侧肩疼、感冒咳嗽。今晚开始吃中药，21天的量。针方：灵骨、大白、驷马、下三皇。左取四花中穴留针。心肺段刺络。右取肩痛穴收针，这时左侧肩还是疼。双侧颈肩刮痧。右取肩中，左取肩关节处用三棱针点刺。

2009年12月31日，患者双侧太阳穴发紧、肩疼。任督火龙、透药。针方：上中下三里、灵骨、大白、驷马、肾关、三重留针。肩痛穴收针。肝胆段刺络。

2010年1月8日，针方：灵骨、大白、肾关、三重、门金留针。颈肩刮痧。

2010年1月14日，患者肩疼，乳腺增生。针方：督脉透药。针方：灵骨、大白、驷马、下三皇、通肾、通胃留针。后背乳腺区洛书刺络。

2010年1月22日，患者乳腺增生、月经延期。针方：左取还巢、灵骨、大白，右取妇科，双取下三皇、驷马、三重留针。心肺段刺络。

2010年4月15日，患者眼睛发干，左取颈肩肌疼。针方：灵骨、大白、肾关、三重、驷马、光明留针。左取颈肩肌疼痛处洛书刺络。

小结：经过上述治疗，患者改善很大，效佳。

4.田女士，年龄：40岁。住址：北京市亚运村

症状：乳腺癌化疗后恢复期。来医院现状：右侧胳膊肿，浑身无力。

2008年11月9日，双取七星穴点刺。

2008年11月26日，五岭穴点刺。

2008年12月6日，七星穴点刺。此患者心情急躁，情绪有点儿不稳。针方：木穴、下三皇留针。

2008年12月17日，针方：木穴、下三皇、三重留针。

2009年1月3日，患者双腿无力，肩不舒服。针方：升提穴、次白、三重、肩痛、肾关留针。大椎刺络。

2009年1月5日，患者腿无力。针方：外三关、三重、肾关、镇静穴留针。

2009年1月7日，患者双腿发软、无力。针方：肩中、下三皇、三重、镇静穴留针。

2009年1月8日，患者腿无力稍微好些了。针方：灵骨、大白，左取外三关，右取三重留针。

2009年1月9日，患者腿无力明显减轻，失眠，左脚趾麻。针方：镇静穴、下三皇，右取五虎三四五留针。三金穴点刺，走针：偏瘫、臀痛穴双侧取穴，走完针立刻轻松了。

2009年6月2日，患者脚发麻。委中、委阳点刺。针方：灵骨、大白、五虎三四五留针。

2009年9月9日，患者心肺段及腰椎段刺络。出血块。

2009年12月3日，患者右侧胸、肩及胳膊不适。针方：左取灵骨、大白、肾关、三重，右取四花中穴留，右取双凤穴点刺。

2010年3月16日，患者右侧肩疼。双取双河点刺。大椎刺络。

2010年3月18日，针方：灵骨、大白、外三关留针。

2010年3月19日，患者右侧上臂疼，双侧脚掌麻。针方：左取五虎三四五、灵骨、大白、上泉、七里、中九里，右取三重、灵骨、大白留针。大椎刺络。

2010年3月20日，患者右侧上臂疼。针方：镇静穴，左取灵骨、大白、人士穴、肩痛、下三皇留针。

2010年3月22日，患者右侧上臂肿、全身无力。针方：升提穴，左取灵骨、大白、肾关、外三关，右取肾关、三重留针。

2010年3月24日，患者右侧上臂疼，失眠。针方：镇静穴，左取灵骨、大白、外三关，右取三重留针。心肺段刺络。

2010年3月31日，患者右侧上臂及乳房疼。右取乳腺穴走针，右取乳腺对应区的反应点及皮下结节处点刺。针方：左取灵骨、大白、火串、肾关、三重、中九里、七里留针。

2010年4月1日，患者右侧上臂不适。针方：左取灵骨、大白、三叉三、外三关留针。双凤穴点刺。

2010年4月10日，患者头疼，右侧上臂不适。针方：左取灵骨、大白、外三关，双取火硬留针。

2010年5月5日，患者双侧肩臂疼，右侧较重。针方：灵骨、大白，左取外三关，右取下三皇、三重留针。五岭穴点刺。右取尺泽、曲泽刺络。

2010年6月24日，针方：左取灵骨、大白、外三关留针。大椎刺络。

2010年7月14日，患者右侧胳膊疼。双取双河穴点刺，右取尺泽、曲泽刺络。大椎刺络。

2010年9月26日，患者右侧胳膊肿。右取尺泽、曲泽及大椎刺络。

2010年10月7日，双取曲泽、尺泽及大椎刺络。

2010年11月19日，大椎刺络。双取尺泽、曲泽刺络。

2010年11月30日，针方：灵骨、大白、外三关留针。大椎刺络。

2010年12月12日，患者胳膊及肩膀疼。双河穴点刺。针方：灵骨、大白、肾关、三重留针。双取胳膊刮痧。大椎刺络。

小结：经过上述治疗，患者改善很大，效佳。

5.王女士，年龄：48岁。住址：北京市望京

症状：内分泌失调，痔疮，便秘。

2009年8月6日，针方：灵骨、大白、三其、肾关、三重留针。

2009年8月8日，患者昨天经期，但血色发暗，体内有寒气，肛裂。腹部火龙、透药。针方：怪三针、灵骨、大白、其门、肩痛留针。痔疮穴收针。

2009年8月10日，患者月经量少，色暗，便秘，已有四五天没排大便了。针方：左取还巢、灵骨、大白，右取妇科，双取三其留针。痔疮穴收针。

2009年8月12日，针方：灵骨、大白、三其、脾三、三重留针。痔疮穴收针。

2009年8月14日，针方：重子、重仙、三其、肾关、三重留针。心肺段刺络。

2009年8月16日，患者便秘，情绪不稳，是由受惊吓所致。针方：怪三针、灵骨、大白、三其、上三黄、下三皇、三重留针。肝胆段刺络。痔疮穴收针。

2009年8月18日，患者便秘，肩疼，腰疼，上火。针方：灵骨、大白、中下白、三其、驷马、肾关。脾胃段刺络。痔疮穴收针。

2009年8月20日，患者便秘、腰疼。针方：灵骨、大白、中下白、三其、上三黄、肾关、三重，左取门金。肾段刺络。

2009年8月22日，患者便秘、妇科疾病。针方：三其，左取妇科，右取还巢、灵骨、大白，双取下三皇。腰段刺络。痔疮穴收针。

2009年8月24日，患者腹胀、便秘。针方：灵骨、大白、三其、腹部子午针法。门金、腑肠穴。痔疮穴收针。

2009年8月26日，患者自上次针后感觉肚子动了，便秘已缓解，还有腹胀、腰痛。针方：灵骨、大白、三其、驷马、腹部子午针法。腰痛穴留针。痔疮穴收针。

2009年8月28日，患者便秘，腹胀。针方：灵骨、大白、三其、木穴、驷马、肾关、门金、腹部子午针法。痔疮穴收针。

2009年8月30日，患者便秘、腹胀、口苦。针方：灵骨、大白、三其、木穴、驷马、肾关、水曲、腹部子午针法。委中、委阳刺络。痔疮穴收针。

2009年9月1日，腹部火龙。针方：灵骨、大白、三其、腹部子午针法、驷马、肾关。心肺段刺络。

2009年9月3日，患者两天没有排便，口苦。腹部火龙。针方：灵骨、大白、木穴、三其、驷马、肾关、腹部子午针法。肝胆段刺络。痔疮穴收针。

2009年9月6日，患者便秘，腹胀。针方：灵骨、大白、三其、四花上中副下、腑肠穴、腑快留针。脾胃段刺络。痔疮穴收针。

2009年9月10日，患者便秘、口苦。针方：木穴、三其、驷马、下三皇、妇八留针。

2009年9月13日，患者便秘、妇科疾病。针方：左取妇科，右取还巢、灵骨、大白，双取三其、下三皇、水晶、镇静穴留针。

2009年10月8日，患者失眠，眼睛干疼，便秘，膝盖疼。针方：灵骨、大白、三其、珠圆、木穴、心膝、胆穴、火硬、中九里。痔疮穴收针。

2009年10月25日，患者失眠，眼睛见风流泪，便秘，膝盖疼。针方：镇静穴、灵骨、大白、木穴、心膝、胆穴、三其、下三皇、三重。大椎刺络。痔疮穴收针。

2009年11月8日，患者面部长痘，便秘，乳腺增生。针方：腑快、三其、膝痛、血海、驷马、下三皇、三重留针。肝胆段刺络。

2009年11月11日，患者腹胀，上火，妇科，头晕。针方：灵骨、大白、手指头疼四穴、四花上中副下、腑肠穴、水门、水分、水香留针。心肺段刺络。

2009年11月14日，患者眼睛干，颈肩不适，因走路过多导致双腿疼。针方：灵骨、大白、木穴、三叉三、肾关、三重。大椎刺络。

2009年11月20日，患者嗓子干疼。针方：水通、水金、大白。失音穴、指千金、指五金。大椎刺络。耳背点刺。

2009年11月30日，患者头晕，口苦，耳痒。针方：镇静穴、灵骨大白、手部肩痛穴、木穴、下三皇、中九里。肝胆段刺络。

2009年12月4日，患者右侧膝关节疼，腰疼，咽炎。针方：腰痛穴、灵骨大白、木穴，左取心膝、胆穴，双取肾关、三重留针。腰段刺络。双取三叉三走针。

2009年12月11日，右侧腰疼，气郁，背疼。针方：双取鼻翼、灵骨、大白，左取中下白，双取通痛、四花上中下三穴。腰段痛点处刺络。双侧全刺。

2009年12月24日，患者咽炎。针方：灵骨、大白、中下白、足千金、足五金留针。

2009年12月26日，患者腰疼、眼发干。针方：灵骨、大白、中下白、肾关、三重、光明留针。

2009年12月28日，针方：灵骨、大白、中下白、肾关、三重、光明留针。

2010年1月14日，患者乳腺增生、甲状腺。针方：灵骨、大白、指三重、肾关、三重、驷马。委中、委阳刺络。

2010年1月17日，患者甲状腺结节、腰疼。针方：灵骨、大白、驷马、三重、下三皇留针。大椎刺络。

2010年1月19日，患者眼睛不适。针方：木穴、木炎、光明一二三、肾段刺络。

2010年1月21日，患者眼睛发干，甲状腺结节。针方：中下白、阳陵泉、水曲、下三皇、三重、腹部子午针法。

2010年2月6日，患者乳腺增生，腰疼，眼睛发干。针方：四花上穴、下三皇、三重、灵骨、大白、中下白、镇静穴。肝胆段刺络。

2010年4月13日、26日、28日，针方：中下白、阳陵泉、水曲、肾关、三重、腹部子午针法。大椎刺络。

2010年5月1日、3日、5日，针方：镇静穴、灵骨、大白、上三黄、肾关、三重。肝胆段刺络。

2010年5月11日，针方：灵骨、大白、左取驷马、右取下三皇、镇静穴。腰腿后侧委中、委阳及膀胱经处青筋处点刺出血。下嘴唇内侧用针方针点刺。

小结：经过上述治疗，患者改善很大，效佳。

6.肖女士，年龄：42岁。住址：内蒙古赤峰市元宝山区

症状：运动神经元损伤肌肉萎缩，重症肌无力。自2007年5月至今始终没有间断治疗，先后在本地的各大医院经过多种治疗方法，都没有理想的效果。刚开始发病时，只是语言有点儿不清晰，但四肢没有太大的变化，本人生活还能基本自理，自2009年3月以后，突然说话不清晰，四肢无力（上肢右侧较重，双腿无力走路不稳）。来医院现状：说话不清楚，舌头已萎缩，不能往上抬，只能向下伸。双侧上肢（右侧肩关节活动不了，肌肉已萎缩，手也不能动，手指发软，左侧稍微好一点，肘关节还能往上打弯，但是也已经出现萎缩现象）、双腿无力，走路行动不便，身边不能离人，又腿脚发软。

2009年6月25日，针方：脾三穴、通关、通山、通天、上三黄、肩中、云白、李白、上曲、下曲留针30分钟。升提穴，双侧，灵骨、大白、失音、三重留针（这

时下针后语言没有什么太大的变化）。

2009年6月26日，七星穴洛书刺络。针方：子午头针24穴，右取肩中、云白、李白、上曲、下曲、脾三穴、通关、通山、通天、上三黄、肾关，左取肩中、云白、李白、上曲、下曲、脾三穴、通关、通山、上三黄、肾关。

注：这次下针后大腿上的针柄动了，说明体内的气提上来了。以上头针未起又针方：右取灵骨、大白、失音、三重留针（针右侧三重时患者有明显的针感，说明神经已恢复，有知觉了）。下午治疗：走针：升提穴，双取肩痛穴。右侧有触电式的针感到脚趾。四肢透药。

2009年6月27日，经过以上两次的治疗，患者下地走路时感觉能有点儿力了，而且走起路来也感觉轻松了，语言变化不明显。大椎刺络。针方：子午头针24穴，右取肩中、云白、李白、上曲、下曲、脾三穴、通关、通山、通天、上三黄、肾关，左取肩中、云白、李白、上曲、下曲、脾三穴、通关、通山、上三黄、肾关。

注：这次下针后大腿上的针柄动了，说明体内的气提上来了。以上头针未起又针方：右取灵骨、大白、失音、三重留针（针右侧三重时患者有明显的针感，说明神经已恢复，有知觉了）。下午治疗：走针：升提穴，双取肩痛穴。双侧有触电式的针感到脚趾。四肢透药。

2009年6月28日，患者语言及下肢稍微有点儿好转。针方：升提穴、肩中、云白、李白、上曲、下曲，右取脾经五线取五穴、通关、通山、通天、通灵、上三黄、驷马，左取脾三穴、通关、通山、通天、上三黄留针。

注：因右侧取了一穴通灵（相当于解穴），所以通关、通山、通天可6针齐下了，否则这6针不能同时取穴的。升提穴未起又针方：双取灵骨、大白、失音、肾关、三重留针。下午治疗：走针：升提穴，双取肩痛。右侧有针感，左侧没有。四肢透药。

2009年6月29日，患者语言没有太大的变化，双腿走路时比治疗前好点了，能用上力了。针方：升提穴、灵骨、大白、失音、肾关、三重留针。下午治疗：走针：升提穴、肩痛。左侧有针感，右侧较小。四肢透药。

2009年6月30日，因昨天治疗针法变了，患者感觉整体状态不好。此套针法第一次用针方：子午头针24穴、肩中、云白、李白、上曲、下曲，右取脾经五线取四穴、通关、通山、通天、通灵、上三黄、下三皇、三重，左取脾经五线取四穴、通关、通山、驷马、三重、肾关留针。头针及右侧的下三皇、三重未起针又针方：双取灵骨、大白、失音留针。下午治疗：走针：升提穴、双取偏瘫、臀痛、膝痛、踝痛、肩痛。以上简称偏五针。四肢透药。

2009年7月1日，患者语言及下肢恢复较好，以前憋气，现已好多了。此套针法第二次用。针方：子午头针24穴、左取肩中、云白、李白、上曲、下曲、脾三穴、通关、通山、通天、通灵、上三黄、下三皇、三重，右取肩中、云白、李白、上曲、下曲、驷马、通关、通山、肾关、三重留针。头针未起又针方：双取灵骨、大白、指三重、失音、水曲留针。下午治疗：走针：升提穴、偏五针。四肢透药。

小结：第一疗程已结束，经过这一疗程的治疗，患者整体效果还可以，下肢恢复较好，走路能用上点儿力了，语言恢复状况不是太明显，比治疗前也有所好转，上肢基本变化不大。

7.玉女士，年龄：70岁。住址：北京市通州区

症状：左侧带状疱疹，青光眼。来医院现状：左侧腰胯部及小腹处下方有水疱。

2009年7月16日，双侧耳背点刺。凡患此病的患者耳背肯定有一侧是有青筋，或是双侧都有。左取胳膊大臂段位于心包经处分五穴用三棱针点刺。左取十二喉穴（位于中府云门附近洛书点刺），双取制污穴点刺。用三棱针在水疱处及水疱周围点刺拔罐，又在尾处水疱周围处刺络出血。今天下午2点多治疗完，到了晚上水疱就开始收口结痂了。

2009年7月26日，针方：膝痛、血海、驷马留针。

2009年8月6日，患者带状疱疹已好。针方：灵骨、大白、肾关、三重留针。

2009年8月25日，针方：灵骨、大白、肾关、三重留针。

2009年9月21日，患者青光眼，眼屎多。针方：水相、水仙、光明、肾关、灵骨、大白留针。子午美容。耳环穴贴豆。

2009年9月23日，针方：木穴、眼黄、珠圆、水相、水仙、光明、上三黄留针。肝胆段刺络。

2009年9月25日，针方：珠圆、木穴、眼黄、水相、水仙、光明、上三黄留针。肾段刺络。

2009年9月27日，针方：眼黄、珠圆、水相、水仙、水官、光明、上三黄留针。

2009年9月29日，针方：眼黄、珠圆、木穴、水相、水仙、水官、光明、上三黄留针。

2009年10月4日，针方：珠圆、眼黄、木穴、水相、水仙、水官、光明、上三黄留针。肝胆段刺络。

2009年10月7日，针方：灵骨、大白、木穴、眼黄、水相、水仙、水官、光明留针。

2009年10月20日，针方：左取手解穴未留。针方：双取解穴留针。

2009年10月26日，患者眼睛怕光。针方：左取水相、光明，右取水相、水仙、光明留针。

2009年11月20日，患者左侧小腿疼。针方：右取灵骨、大白、木华、驷马、肾

关留针。

2011年2月22日，针方：灵骨、大白，左取三重，右取下三皇。鲁琳穴留针。

2011年2月25日，患者左取脚跟疼。针方：右取脚跟五花一四五、明黄、其黄、木全、小节，左取肾关留针。

2011年3月1日，针方：右取小节、足跟穴、明黄、其黄、木全，左取肾关留针。

小结：经过上述治疗，患者改善很大，效佳。

8. 张女士，年龄：40岁。住址：北京市丰台区

症状：乳腺癌手术后做化疗的恢复期。来医院现状：双侧眼皮肿，头发也全部掉光。睡眠不好。

2010年1月30日，针方：火硬、火主，右取下三皇，左取上三黄，双取中九里、灵骨、大白、镇静穴留针。大椎刺络。踝痛穴收针。

2010年2月2日，经过上次的治疗，患者睡眠好些了。针方：升提穴、镇静穴、灵骨、大白、下三皇、外三关留针。肾段刺络。

2010年2月3日，任督火龙、乳腺加太极、透药。针方：镇静穴、灵骨、大白、驷马、下三皇、三重留针。

2010年2月4日，患者双侧眼皮肿，睡眠不好，肾有一个1厘米的囊肿。针方：升提穴、镇静穴、马金水、马快水、下三皇、三重留针。心肺段刺络。

2010年2月5日，针方：升提穴、镇静穴、指驷马、下三皇、外三关留针。肝胆段刺络。

2010年2月6日，任督火龙、透药。针方：镇静穴、下三皇留针。脾胃段刺络。

2010年3月6日、8日、10日、12日，针方：升提穴、镇静穴、灵骨、大白、下三皇、外三关留针。大椎刺络。

2010年3月16日，针方：升提穴、镇静穴、灵骨、大白、肾关、三重留针。头部火龙。右取脚跟疼，又走针左取踝痛穴留针。

2010年3月18日，嗓子干痒，咳嗽。针方：灵骨、大白、外三关留针。心肺段刺络。

2010年3月22日，患者肾部不适，经过以上治疗，睡眠好多了。针方：灵骨、大白、下三皇、外三关留针。贴耳穴：木耳、水耳。

2010年3月25日，针方：灵骨、大白、肾关、三重留针。

2010年3月31日，患者阴天时双侧下肢关节疼，可能是体内尿酸引起的。针方：灵骨、大白、中下白、肾关、三重留针。

2010年4月2日，针方：灵骨、大白、肾关、三重留针。肾段刺络。

2010年4月6日，患者最近几天情绪不是太稳定。针方：怪三针，左取上三黄，

右取下三皇，双取外三关留针。

经过这一疗程的治疗，睡眠已恢复，其他的症状也都在慢慢好转。

2010年4月9日，患者右侧眼发胀，早晨起来双侧手指尖发麻。针方：复原穴、中下白，左取上三黄、三重，右取下三皇、外三关留针。肝胆段刺络。

2010年4月13日，针方：外三关、驷马、通肾、肾关，左取明黄留针。

2010年4月16日，针方：升提穴、灵骨、大白、肾关、三重留针。心肺段刺络。

2010年4月20日，针方：升提穴、明黄、外三关、肾关留针。肝胆段刺络。

2010年4月22日，患者心律不齐。针方：左取灵骨大白，右取心常，双取肾关、三重留针。

2010年4月30日，患者失眠。针方：镇静穴、灵骨、大白、七里、中九里、火硬、火主留针。四花外洛书刺络。

2010年5月4日，针方：左取灵骨、大白、肾关、三重，右取灵骨、大白、驷马、下三皇、三重。脾胃段刺络。

2010年5月6日，患者上半夜睡不实，脚发热，颈椎发凉需要活血。针方：镇静穴、灵骨、大白、中九里、肾关、三重、火硬留针。肾段刺络。

2010年5月11日，患者失眠，心慌。针方：升提穴、镇静穴，左取中九里、火硬、三重，右取灵骨、大白、外三关留针。

2010年5月13日，患者左侧肩疼不能后伸。针方：右取肩痛穴走针。右取反后。针方：灵骨、大白，左取三重、四花中穴，右取肾关、外三关留针。肾段刺络。

2010年5月18日，针方：左取上三黄、肾关，右取下三皇、三重、灵骨、大白。

2010年5月21日，针方：升提穴、灵骨、大白，左取下三皇，右取肾关、三重留针。

2010年5月26日，针方：左取灵骨、大白，双取肾关、三重。大椎刺络。

2010年5月31日，针方：左取灵骨、大白、下三皇，右取上三黄留针。肝胆段刺络。

2010年6月3日，患者出虚汗，阳虚。针方：右取灵骨、大白、上三黄，左取下三皇、三重留针。

2010年6月10日，患者肾结石。针方：马金水、马快水，右取灵骨、大白、外三关，左取灵骨、大白、三重、肾关留针。贴耳穴：木耳、水耳。

2010年6月17日，针方：右取五虎三四五、灵骨、大白，双取肾关、三重留针。

2010年6月24日，患者双侧下肢发沉，白细胞低。针方：马金水、马快水，左取三重、肩峰，右取灵骨、大白、中下白、上三黄、外三关留针。心肺段刺络。

2010年7月8日，针方：左取肾关、三重，右取灵骨、大白、外三关。

2010年7月21日，患者由上火引起嗓子疼。针方：灵骨、大白、下三皇留针。大椎刺络。

2010年8月18日，患者右侧腿不适。针方：左取肩中，双取灵骨、大白、肾关、三重留针。

2010年8月24日，患者睡眠较浅，右侧膝关节偶尔不适。大椎刺络。针方：镇静穴、肾关、三重，左取灵骨、大白、肩中，右取肩峰与肩关节正中处一穴、乳腺一二穴（腓骨小头下1寸1穴，再下1寸1穴）留针。

2010年9月2日，患者眼睛不太好，心情不好，右膝关节疼。针方：镇静穴，左取肩中、建中、下三皇、火硬，右取灵骨、大白、上三黄、火硬留针。耳尖、耳背点刺出血。

2010年10月8日，患者觉睡不实，膝关节疼。针方：火主、中九里、镇静穴，左取灵骨、大白、肩中，右取间骨留针。肾段刺络。

2010年11月9日，患者由心血虚导致的胆寒引起觉睡不实。针方：镇静穴、火硬、中九里、灵骨、大白。

2010年11月11日，患者失眠，易出汗，左肩疼。针方：镇静穴、火硬、中九里、灵骨、大白，右取肩中留针。

2010年11月13日，患者如果夜里睡醒一觉后就特别清醒，很难再入睡。针方：左取灵骨、大白、上三黄，右取灵骨、大白、通关、通山、通天留针。腹部火龙。

2010年12月16日，患者有点儿更年期的症状，上焦热，下焦凉。针方：左取灵骨、大白、上三黄、其门向心包经方向平刺一穴，右取中下白、心门、肾关留针。大椎刺络。腰部火龙。

2010年12月29日，针方：左取木穴、间骨、上三黄，右取胆穴、灵骨、通关、通山、通天、镇静穴留针。大椎刺络。

2011年3月16日，腰戴护具。针方：左取灵骨、大白、上三黄，右取下三皇，双取中封透解溪。大椎刺络。

2011年4月12日，针方：灵骨、大白，右取驷马、下三皇，左取上三黄。大椎刺络。

2011年6月7日，针方：灵骨、大白、指三重、下三皇留针。

2011年7月11日，针方：左取上三皇，右取通关、通山、通天留针。大椎刺络。

2011年8月9日，针方：灵骨、大白、肾关、三重、木穴。

2011年8月15日，针方：灵骨、大白、上三黄、光明一二、眼黄留针。

2011年10月19日，针方：灵骨、大白、上三黄。大椎刺络。

2011年11月3日，针方：左取灵骨、大白、还巢，右取妇科，双取水晶留针。

2011年11月10日，腰腹透药。针方：左取灵骨、大白、通关、通山、火主，右取上三黄、光明一二留针。

小结：经过上述治疗，患者改善很大，效佳。

9.张先生，年龄：48岁。住址：北京民族大学

症状：左侧胸闷。来医院现状：总感觉气不顺畅。在此期间曾去过多家医院，采用多种方法都没有治好。

2010年6月24日，患者左侧肩疼，心胸闷。针方：右取反后、肾关、三重，左取灵骨、大白、四花上穴留针。治疗后感觉非常舒服。

2010年6月26日，患者左侧肩还是疼。针方：左取反后、三叉三、肩痛，右取灵骨、大白、肾关留针。

2010年6月29日，患者左侧肩疼，胸闷气短。针方：右取灵骨、大白、肩中、下三皇，左取灵骨、大白、三叉三、四花上、四花中穴留针。右侧网球肘尺侧疼又针方：左取外膝眼留针2分钟。左侧拇指活动时偶尔疼又针方：右取五虎一二三留针10分钟。

2010年7月3日，患者左侧肩疼，大拇指疼，膝盖疼，右侧网球肘。针方：左取灵骨、大白、四花上、中穴，右取五虎一二三、灵骨、大白、肩中、下三皇留针。

2010年7月6日，针方：左取大小外浮间、四花中，右取灵骨、大白、中下白、下三皇、五虎一二三四五穴留针。大椎刺络。

2010年7月8日，患者前列腺疾病，左侧胸闷，肩疼。针方：左取大小外浮间、上白、四花上、中穴，右取灵骨、大白、阑尾穴、下三皇留针。心肺段刺络。

2010年7月11日，患者左侧胸闷气短，胁疼，颈椎不适。针方：水通、水金、灵骨、大白，左取三叉三、下三皇，右取七虎穴、驷马留针。肝胆段刺络。

2010年7月13日，患者颈椎不适，有恶心现象。针方：正宗、正筋、正士、灵骨、大白、正脊留针。脾胃段刺络。

2010年7月16日，患者左侧肩疼，胸闷，颈椎、前列腺不适，肘关节疼。双取胳膊透药。针方：右取五虎一二三、灵骨、大白、肩中、下三皇、驷马，左取灵骨、大白、三叉三、四花上中下留针。肾段刺络。贴耳穴：水耳、土耳、金耳。

2010年7月18日，肘关节透药。针方：右取五虎一二三、灵骨、大白、下三皇、驷马。左取三叉三、下三皇、通肾、通背留针。颈肩部刮痧。

2010年7月21日，针方：左取天地、人阳、内沉阴，右取灵骨、大白，双取驷马、四花上、中穴。腰段刺络。

2010年7月27日，患者胃肠不好，胸闷，右侧臀部疼。任督火龙、透药。针方：灵骨、大白、四花上中穴，左取肩中、建中留针。颈肩部刮痧。

2010年7月30日，肘关节透药。针方：左取肩中、建中、四花上中、心门，右取灵骨、大白、中下白、下三皇、驷马留针。颈肩部刮痧。尺泽洛书刺络。

2010年8月1日，针方：左取驷马、下三皇，右取灵骨、大白、中下白、肾关、三重、驷马留针。心肺段刺络。

2010年8月4日，肘关节透药。颈肩刮痧。针方：右取火串、火陵，左取灵骨、大白。

2010年8月6日，针方：水通、水金，左取二角明、四花上中，右取火串、火陵、下三皇、足千金、足五金。肘关节透药。肝胆段刺络。

2010年8月10日，患者胸闷，右侧腹股沟疼。双取肘关节透药。针方：水通、水金、灵骨、大白、肾关、三重。左取心门留针。尺泽洛书刺络。颈肩刮痧。

2010年8月12日，患者左侧胸闷，肩不适。针方：水通、水金，右取灵骨、大白、火串、火山、四花上中下，左取重子、重仙、驷马、肾关。

2010年8月18日，针方：水通、水金，左取灵骨、大白、大小外浮间，右取重子、重仙，双取下三皇留针。

2010年8月20日，针方：水通、水金，左取火串、火陵、下三皇，右取灵骨、大白、肾关、三重留针，双取下肢青筋处点刺。七星穴点刺。五岭穴点刺。

2010年8月25日，针方：左取灵骨、大白、驷马，右取重子、重仙、下三皇。双侧胸锁乳突肌有点儿僵硬又针方：左取失音穴未留。颈肩刮痧。

2010年8月27日，患者右侧食指疼。针方：水通、水金、灵骨、大白、肾关、三重，右取五虎一二三留针。任督火龙、透药。左侧手麻又针方：右取木斗、木留。

2010年8月30日，针方：升提穴、灵骨、大白，左取心门、肾关、三重，右取下三皇、驷马。大椎刺络。背部走罐。

2010年10月29日，患者由踢球引起的右侧小腿韧带拉伤，导致小腿胀痛。针方：左取膝痛穴未留针。针方：左取眼黄穴、灵骨、大白、中下白留针。下针后症状有所缓解。针方：升提穴，左取腑快、正士、搏球留针。针方：左取小节留针。经过以上治疗，症状好多了。

2010年11月2日，针方：升提穴、灵骨、大白、肾关、三重、镇静穴，右取四花上穴留针。大椎刺络。右取腿弯青筋处点刺出血。

2010年11月3日，针方：升提穴，右取灵骨、大白、肾关、三重留针。颈肩刮痧。

2010年11月5日，患者左侧胸闷，右侧小腿疼。针方：升提穴，右取小节、火串留针。

2010年11月8日，患者左侧牙痛，下巴也疼。针方：升提穴，右取灵骨、大白、足千金、足五金、失音，左取失音留针。针方：右取牙痛穴。

2010年11月14日，患者后背、颈椎不适。后背刮痧。大椎刺络。

2010年11月18日，患者右侧小腿不适。任督火龙、透药。双侧小腿后侧火龙、透药。针方：升提穴、灵骨、大白、下三皇留针。

2010年11月28日，针方：升提穴、灵骨、大白、肾关、三重留针。大椎刺络。

2010年12月2日，针方：升提穴，左取灵骨、大白、下三皇，右取三肩、上三黄留针。颈肩刮痧。右侧小腿后侧青筋处点刺出血。

2010年12月5日，针方：升提穴、灵骨、大白，左取上三黄，右取下三皇留针。

2010年12月8日，针方：升提穴、灵骨、大白、四花上穴，右取肾关留针。肝胆段刺络。

2011年3月3日，针方：升提穴、灵骨、大白，左取驷马、膝痛，右取下三皇、肘关节痛点处三穴围刺留针。后背走罐。大椎及心肺段刺络。双取踝痛穴收针。大椎及心肺段刺络。

10.赵先生，年龄：50岁。住址：北京市朝阳区

症状：突发性失音。来医院现状：说不出话来，吃了些消炎药也没有效果，牙痛，后背右侧局部疼，吃饭喝水吞咽困难。

2009年6月1日，双侧耳、耳背点刺出血。双取拇指三商点刺出血。喉蛾九穴（位于喉结处）。刺络出血。针方：灵骨、大白、失音、足五金、足千金（这种病在针方时只要是在穴位附近的青筋上下针效果较好）留针20分钟。

注：治疗后，嗓子说话声音大了，喝水能咽下去了，后背疼痛也有所缓解。

2009年6月2日，督脉透药。针方：灵骨、大白、失音、足千金、足五金、留针。背部走罐。在心肺段出痧了。

2009年6月3日，患者后背右侧痛点缩小了，便秘。针方：右取灵骨、大白，左取重子、重仙，双取其门、其角、其正留针。

2009年6月4日，患者后背痛点处发痒，便秘，嗓子还是有点儿不舒服。针方：右取灵骨、大白，左取重子、重仙，双取其门、其角、其正、肾关、三重留针。

2009年6月5日，患者嗓子稍微有些不适，便秘，后背也有所好转。针方：右取灵骨、大白，左取重子、重仙（此穴治疗背痛），双取其门、其角、其正（治疗便秘）、肾关、三重留针。

小结：经过上述治疗，患者改善很大，效佳。

11.赵先生，年龄：52岁。住址：北京市望京

症状：嗜睡，痔疮，打呼噜，脂肪肝，血糖高。

2009年8月6日，针方：水通、水金、灵骨、大白、肾关、三重留针。痔疮穴收

针。

2009年8月8日，针方：升提穴、水通、水金、灵骨、大白、上三黄、下三皇、三其。大椎刺络。周天五穴点刺。痔疮穴收针。

2009年8月10日，针方：镇静穴、水通、水金、灵骨、大白，左取通肾、下三皇、天皇，右取上三黄、下三皇、天皇留针。心肺段刺络。痔疮穴收针。

2009年8月12日，针方：水通、水金、灵骨、大白、肾关、三重留针。委中、委阳刺络。周天五穴点刺。痔疮穴收针。

2009年8月14日，经过以上治疗，患者打呼噜好多了。针方：水通、水金、灵骨、大白、三其、上三黄、肾关留针。痔疮穴收针。肝胆段刺络。

2009年8月16日，针方：水通、水金、灵骨、大白、三其，左取通关、通灵、通心，右取三通、脾胃段刺络。痔疮穴收针。

2009年8月18日，针方：水通、水金、灵骨、大白、下三皇、水曲留针。肾段刺络。痔疮穴收针。

2009年8月20日，针方：水通、水金、灵骨、大白、下三皇留针。腰段刺络。

2009年9月1日，针方：升提穴、灵骨、大白、肾关、三重留针。肝胆段刺络。贴耳穴：木耳、土耳、水耳、耳环。痔疮穴收针。

2009年9月3日，针方：升提穴、水通、水金、灵骨、大白、下三皇留针。脾胃段刺络。痔疮穴收针。

2009年9月30日，针方：灵骨、大白、下三皇、水通、水金留针。心肺段刺络。

2009年10月8日，针方：水通、水金、灵骨、大白、下三皇留针。心肺段刺络。痔疮穴收针。

2009年11月26日，患者上火引起嗓子干。针方：水通、水金、灵骨、大白、驷马、足千金、足五金留针。大椎刺络。

2009年11月30日，患者感冒，怕冷，口干。针方：水通、水金、灵骨、大白、木穴、肾关、三重留针。心肺段刺络。

2009年12月11日，委中、委阳刺络。针方：水通、水金、三其、下三皇留针。痔疮穴收针。

2009年12月24日，针方：水通、水金、灵骨、大白、下三皇留针。大椎刺络。

2009年12月26日，患者咳嗽，嗓子有痰。针方：水通、水金、灵骨、大白、阳陵泉。心肺段刺络。

2009年12月28日，针方：水通、水金、灵骨、大白。四花外穴洛书刺络。

2010年1月14日，患者上火，打呼噜。针方：水通、水金、灵骨、大白、指肾、下三皇留针。心肺段刺络。

2010年1月17日，针方：水通、水金、下三皇留针。肝胆段刺络。

2010年1月19日，针方：水通、水金、下三皇留针。脾胃段刺络。

2010年1月26日，患者甘油三酯及胆固醇高，需要疏肝。针方：水通、水金、灵骨、大白、上三黄、下三皇留针。肾段刺络。痔疮穴收针。

2010年2月6日，针方：灵骨、大白、肾关、三重留针。肝胆段刺络。

2010年3月10日，针方：灵骨、大白、下三皇。大椎刺络。

2010年3月17日，针方：灵骨、大白、上三黄、下三皇留针。肝胆段刺络。

2010年3月23日，针方：水通、水金、下三皇。委中、委阳刺络。

2010年4月6日，针方：水通、水金、灵骨、大白、三其。委中、委阳刺络。

2010年4月13日，针方：升提穴、灵骨、大白、三其、下三皇留针。心肺段刺络。

2010年4月19日，针方：灵骨、大白、下三皇、足千金、足五金留针。子午美容。大椎刺络。

2010年5月1日，针方：升提穴、灵骨、大白、水通、水金、下三皇留针。心肺段刺络。

2010年5月7日，患者过敏性鼻炎。针方：升提穴、灵骨、大白、驷马、下三皇留针。肝胆段刺络。

2010年5月11日，针方：鼻炎、灵骨、大白、下三皇，左取驷马留针。

2010年5月19日，患者嗓子干，上火。针方：灵骨、大白，左取下三皇，右取上三黄、三神留针。大椎刺络。

2010年6月4日，针方：水通、水金、灵骨、大白、下三皇留针。大椎刺络。

2010年6月15日，患者后背肝区疼。针方：水通、水金、灵骨、大白，左取下三皇，右取上三黄留针。后背走罐。

2010年6月26日，针方：水通、水金、灵骨、大白、下三皇留针。心肺段刺络。

2010年7月10日，针方：左取天地、人阳、内沉阴，右取灵骨、大白，双取下三皇留针。左取肝胆，右取心肺段刺络。

2010年8月24日，患者过敏性鼻炎。针方：灵骨、大白、木穴、驷马留针。心肺段刺络。

小结：经过上述治疗，患者改善很大，效佳。

12.周先生，年龄：41岁。住址：天津市

症状：嗓子哑，上楼喘，气虚，左侧肩痛。

2011年1月5日，针方：灵骨、大白，右取失音，左取下三皇留针。七星穴刺络。左取肩胛骨痛点处刺络。

2011年1月7日，针方：水通、水金、灵骨、大白、失音留针。大椎刺络。肩胛

骨左侧痛点处刺络。

2011年1月9日，患者嗓子哑，咽干，便秘。针方：灵骨、大白，左取下三皇，右取足千金、足五金留针。心肺段刺络。

2011年1月11日，患者嗓子哑好转，咽干，左侧脚外踝扭伤伴肿痛。针方：左取灵骨、大白、下三皇，右取小节、失音、足千金、足五金留针。肝胆段刺络。

2011年1月13日，针方：右取木炎、失音、下三皇、镇静穴，左取木穴、足千金、足五金、下三皇留针。腹部火龙。脾胃段刺络。

2011年1月19日，患者左侧肩疼，嗓子哑。针方：水通、水金、灵骨、大白，左取上三黄、足千金、足五金，右取下三皇留针。心肺二段刺络。

2011年2月28日，针方：左取灵骨、大白，右取木穴，左取下三皇，右取上三黄留针。左取肩膀痛点处刺络。心肺段刺络。

2011年3月2日，针方：灵骨、大白、下三皇，右取中白、下白留针。肝胆段刺络。

2011年3月4日，患者左侧肩疼。针方：左取灵骨、大白、下三皇，右取下三皇、灵骨倒取、中白、下白、重魁、肩中、建中留针。肾段刺络。

2011年3月10日，针方：怪三针、灵骨、大白、下三皇留针。双河刺络。

2011年3月11日，针方：灵骨、大白、下三皇留针。心肺二段刺络。

2011年3月18日，患者颈肩及后背不舒服。针方：右取灵骨、大白、三叉三、下三皇，左取灵骨、大白、肾关、三重留针。心肺二段刺络。双侧手指脱皮，是由血热引起的。右取木穴留针。

小结：经过上述治疗，患者改善很大，效佳。

13.马女士，年龄：50岁。住址：北京市牛街

症状：糖尿病，心脏不适，经常心慌，眼睛不适。

2010年1月7日，针方：灵骨、大白、上三黄、肾关、光明留针。大椎刺络。

2010年1月8日，针方：灵骨、大白、中白、下白、阳陵泉、水曲、驷马、肾关、腹部子午针法16穴留针。委中、委阳刺络。

2010年1月9日，患者血糖高。针方：灵骨、大白、木穴、下三皇、三重留针。心肺段刺络。

2010年1月10日，针方：中白、下白、阳陵泉、水曲、肾关、驷马、腹部子午针法16穴留针。肝胆段刺络。

2010年1月11日，患者血糖高。针方：灵骨、大白、驷马、下三皇、三重留针。脾胃段刺络。

2010年1月12日，患者血糖高。针方：水通、水金、灵骨、大白、肾关、三重留针。肾段刺络。

2010年1月13日，针方：灵骨、大白、肾关、三重、水通、水金留针。腰段刺络。

2010年4月9日，患者心脏不适。针方：灵骨、大白、肾关、三重、火硬留针。肝胆段刺络。

小结：经过上述治疗，患者改善很大，效佳。

14.赵女士，年龄：65岁。住址：北京市酒仙桥

症状：脾肿大，耳聋，胆结石，肝大，腔隙性脑梗死，皮肤病。来医院现状：脾肿大引起的肝硬化，本人面部肤色发黄。

2009年7月30日，针方：灵骨、大白、健脾穴、脾肿、三重，左取肾关留针。大椎刺络。

2009年8月1日，针方：升提穴、灵骨、大白、健脾、脾肿、三眼、脾三穴、驷马、肾关、三重。脾胃段刺络。

2009年8月3日，患者因昨天劳累过度，全身疲乏无力。针方：升提穴、指三重、灵骨、大白、三其，左取脾经五线取五穴、三重，右取脾三穴、三重留针。肝胆段刺络。

2009年8月5日，患者左侧脚踝浮肿较重，脾肿大，便秘。针方：右取灵骨、大白、脾肿、健脾、指三重、三其、脾经五线、驷马、肾关、三重，左取灵骨、大白、健脾、指三重、三其、脾三穴、肾关、三重留针。肾段刺络。

2009年8月7日，患者便秘已好，其他症状也都慢慢好转。针方：升提穴、灵骨、大白、脾肿、健脾、指三重、三其、脾经五线、三重、木斗、木留。心肺段刺络。

2009年8月9日，患者疲劳感已减轻。针方：升提穴、脾肿、健脾、三眼、三其、脾三穴、木斗、木留留针。腰段刺络。

2009年8月23日，患者脾肿大，腰疼。针方：脾肿、健肿、中下白、灵骨、大白、三其、脾经五线、三重。肝胆段刺络。

2009年8月25日，针方：灵骨、大白、三其、脾经五线、三重、木斗、木留留针。肾段刺络。

2009年8月27日，针方：脾肿、木穴、健脾、灵骨、大白、三其、上三黄、三重留针。腰段刺络。

2009年8月29日，针方：脾肿、健脾、灵骨、大白、三其、脾经五线、三重、木斗、木留。脾胃段刺络。

2009年8月31日，针方：升提穴、灵骨、大白、三其、脾三穴、三重、木斗、木留留针。心肺段刺络。

2009年9月2日，针方：灵骨、大白、三其、上三黄、脾三、三重。肝胆段刺

络。

2009年9月4日，任督火龙、透药。针方：灵骨、大白、三其、脾肿、上三黄、脾三、三重。

2009年9月6—18日（共6次），针方：升提穴、脾肿、灵骨、大白、三其、驷马、脾三、三重留针。

2009年9月20日，针方：灵骨、大白、三其、脾三、肾关、三重。肾段刺络。

2009年9月22日，针方：灵骨、大白、健脾、三其、脾三、肾关、三重。大椎刺络。

2009年9月24日，针方：灵骨、大白、三其、健脾、脾三、肾关、三重。脾胃段刺络。

2009年9月26日，针方：灵骨、大白、三其、健脾、脾三、肾关、三重。肝胆段刺络。

2009年9月29日，针方：肝经五线、驷马、下三皇。

2009年10月5日，针方：灵骨、大白、健脾、驷马、肾关、三重。心肺段刺络。

2009年10月9日，针方：灵骨、大白、三其、肾关、三重，左取驷马，右取脾三。肾段刺络。

2009年10月13日，针方：灵骨、大白、三其、木穴、脾肿、健脾、脾经五线、三重、木斗、木留。肝胆段刺络。

2009年10月16日，针方：灵骨、大白、木穴、脾肿、健脾、三其、脾三、三重。脾胃段刺络。

2009年10月20日，患者脾肿大，口苦，发干，胃寒，胃酸。针方：灵骨、大白、木穴、健脾、指胃、肝经五线、三重。心肺段刺络。

2009年11月3日，患者牛皮癣，咳嗽，脾肿大。针方：左取重子、重仙，右取灵骨、大白，双取驷马、血海、肾关、三重留针。

2009年11月6日，针方：灵骨、大白、三其、健脾、脾三、肾关、三重。脾胃段刺络。

2009年11月11日，针方：灵骨、大白、健脾、肝经五线、肾关、三重。肝胆段刺络。

2009年11月14日，针方：灵骨、大白、中下白、健脾、肝经五线、肾关、三重。

2009年11月17日，针方：脾肿、健脾、脾三、肾关、三重。心肺段刺络。

2009年11月20日，针方：升提穴、脾肿、健脾、脾三、肾关、三重。

2009年11月24日，针方：脾肿、健脾、指驷马、肾关、三重、木斗、木留。肾段刺络。

第二章　医案篇

2009年11月28日，针方：左取重子、重仙，右取灵骨、大白，双取木穴、健脾、下三皇、三重、木斗、木留。大椎刺络。

2009年12月1日、4日、8日，针方：灵骨、大白、脾肿、健脾、三其、脾三、三重。

2009年12月12日，针方：灵骨、大白、脾肿、健脾、三其、脾三、三重。委中、委阳刺络。

2009年12月16日，针方：脾肿、健脾、灵骨、大白、脾三、肾关、三重。大椎刺络。耳背点刺。

2009年12月19日，针方：脾肿、健脾、灵骨、大白、脾三、肾关、三重。四花外刺络。

2009年12月23日，针方：健脾、指驷马、脾三、驷马、肾关、三重留针。

2009年12月28日，针方：脾肿、健脾、灵骨、大白、脾三、驷马、肾关、三重。

2009年12月31日，针方：脾肿、灵骨、大白、脾三、驷马、肾关、三重留针。

小结：经过上述治疗，患者改善很大，效佳。

15.赵先生，年龄：78岁。住址：北京市昌平区

症状：癌症晚期。此患者是由肺癌、肠癌、膀胱癌转肝癌引起的腹胀。来医院现状：腹胀、咳嗽、便秘。

2008年12月22日，针方：左取鼻翼，双取水通、水金、肩痛、门金留针20分钟。腹巢23穴点刺。腹部火龙、走罐。针方：背部华佗夹脊，从腰椎段开始向上（左1右2）对扎，左右各10穴，共计20针，均用1寸针向脊椎平刺。留针25分钟，每隔5分钟醒一次针。子午疗法（直肠按摩）针方：腹部子午针法（均用1寸针，第一圈直刺，第二、三圈平刺，总计24穴）、外三关、其门、其角、其正均逆经下针平刺。右取次白。以上均留针10分钟又加针：上中下三里穴共计留针30分钟。起针后喝了口水又感觉肚子胀疼，这时又针方：胃痛、腕顺一二穴、肠门留针15分钟。

2008年12月23日，患者腹胀和昨天相比明显减轻。腹部火龙、透药。子午疗法，直肠黏膜给药。针方：升提穴、腹部子午针法（24穴）、上中下三里、外三关、其门、其角、其正逆经下针，灵骨、大白、水通、水金，以上均留针45分钟。今晚开始在肚脐处理热敷药物。开始吃中药。

2008年12月24日，腹部火龙、透药。背部华佗夹脊左右各14针，总计28针留针20分钟。针方：升提穴、灵骨、大白、驷马、外三关，以上留针10分钟又针其门、其角、其正，以上共留针35分钟。

2008年12月26日，患者经过以上几次的治疗，症状明显减轻。腹部火龙、透药。针方：升提穴、华佗夹脊左侧8穴右侧7穴总计15针，留针30分钟。针方：左取

鼻翼，双取其门、其角、其正、灵骨、大白、外三关、肾关、驷马留针30分钟。

2008年12月27日，患者腹胀较前几天明显减轻，今天早晨已排便。腹部火龙、透药。针方：升提穴、其门、其角、其正、灵骨、大白、大小外浮间、驷马、外三关、肾关、三重下穴留针45分钟。

2008年12月28日，患者今天早晨没有排便，小腹感觉轻微的胀疼，其他都很好，整体来看气色好多了，饮食还可以。腹部火龙、透药。针方：升提穴、其门、其角、其正、灵骨、大白、三重、外三关、肾关，以上均留针40分钟。

2008年12月29日，患者今天早晨已排便。小腹火龙、透药。针方：升提穴、重子、重仙、大小外浮、外三关留针。

2008年12月30日，患者今早已排便，吃得稍微多一点儿，肚子又有点儿胀疼。腹部火龙、透药。针方：升提穴、重子、重仙、大小外浮间、外三关、三重留针45分钟。

2008年12月31日，患者今天早晨已排便，肚子还是有点儿胀疼。腹部火龙、透药。针方：升提穴、重子、重仙、大小外浮间、外三关、三重留针45分钟。

2009年1月3日，腹部火龙、透药。针方：升提穴、大小外浮间、重子、重仙、外三关、三重留针45分钟。

2009年1月4日，腹部火龙、透药。针方：升提穴、重子、重仙、大小外浮间、驷马、外三关留针45分钟。

2009年1月5日，患者饮食、排便均已正常，就是有点儿咳嗽、哮喘。腹部火龙、透药。针方：升提穴、重子、重仙、大小外浮间、外三关、三重留针。

2009年1月9日，腹部火龙、透药。针方：升提穴、重子、重仙、大小外浮间、外三关、三重、肾关留针。

2009年1月10日，患者以上症状都有所减轻。腹部火龙、透药。针方：升提穴、重子、重仙、大小外浮间、外三关、三重、肾关留针。

2009年1月11日，腹部火龙、透药。针方：升提穴、灵骨、大白、外三关、三重、肾关留针。

2009年1月12日，患者经过以上的治疗，整体症状都明显减轻。腹部火龙、透药。针方：升提穴、灵骨、大白、外三关、三重、肾关留针。

2009年1月13日，患者整体症状恢复较好。腹部火龙、透药。针方：升提穴、灵骨、大白、外三关、三重、肾关留针。

小结：经过上述治疗，患者改善很大，效佳。

16.韩女士，年龄：47岁。住址：北京市望京

症状：右侧半身不适。来医院现状：整个右侧半边身子从头到脚都不舒服，怕凉，眼睛不适。

2009年8月3日，针方：左取灵骨、大白、中九里留针。

2009年8月4日，右侧腿透药。针方：升提穴，左取偏瘫、灵骨、大白、心膝、胆穴、三重、三泉留针。委中、委阳刺络。

2009年8月5日，针方：左取灵骨、大白、中九里。左取肩痛穴收针。

2009年8月6日，双腿透药。针方：灵骨、大白，左取三重、三泉，右取中九里。大椎刺络。双侧太阳穴周围青筋处点刺出血。

2009年8月7日，患者身上感觉有点儿热了，失眠。针方：镇静穴、灵骨、大白、足跟穴，左取三叉三、三重、三泉，右取上中下三九里留针。

2009年8月8日，双腿透药。针方：左取灵骨、大白、三叉三、肾关、三重。心肺段刺络。

2009年8月9日，针方：升提穴，左取灵骨、大白、心膝、胆穴、镇静穴留针。

2009年8月10日，双腿透药。针方：镇静穴，左取三叉三、灵骨、大白、心膝、胆穴、肩中、中九里、肾关、三重，右取灵骨、大白、肾关、三重留针。肝胆段刺络。

2009年8月12日，患者月经量少、失眠。针方：镇静穴、灵骨、大白，左取妇科，右取还巢留针。脾胃段刺络。

2009年8月14日，针方：灵骨、大白、肾关、三重留针。

2009年8月16日，针方：灵骨、大白、肾关、三重。左取三叉三留针。肾段刺络。

2009年8月18日、20日、22日，针方：镇静穴、灵骨、大白、下三皇、三重留针。

2009年8月24日，针方：左取灵骨、大白、三叉三、三重、三泉，右取肾关。肝胆段刺络。

2009年8月26日，双腿透药。针方：灵骨、大白、三叉三、三重、三泉，右取肾关、三重留针。脾胃段刺络。

2009年8月28日，双腿透药。任督火龙、透药。针方：左取灵骨、大白、中九里。肾段刺络。

2009年8月30日，针方：灵骨、大白，左取中九里、肾关、侧三、侧下三，右取肾关、三重留针。腰段刺络。

2009年9月6日，针方：左取灵骨、大白。

2009年9月10—20日（共5次），针方：升提穴、灵骨、大白、肾关、三重留针。

2009年9月26日，针方：镇静穴，右取灵骨、大白、上三黄、三重，左取三叉三、下三皇留针。

2009年9月30日，针方：灵骨、大白、肾关、三重，左取上三黄，右取驷马。

2009年10月17—24日（共3次），针方：灵骨、大白、上三黄、肾关、三重留针。

2009年10月25日，患者后背脊柱发凉。针方：后背脊柱发凉的部位洛书刺络。

2009年10月31日，针方：镇静穴、灵骨、大白，左取中九里、侧三、侧下三，右取肾关、三重留针。

2009年11月7日，针方：灵骨、大白、肾关，左取三重、三泉留针。肝胆段刺络。

2009年11月8日，针方：灵骨、大白、三叉三、中九里、肾关、三重。

2009年11月14日，针方：左取灵骨、大白、三叉三、中九里、肾关、三重。

2009年11月21日，针方：镇静穴、左取三叉三、中九里、肾关、三重。

2009年11月22日，针方：左取灵骨、大白、三九里、侧三、侧下三。

小结：经过上述治疗，患者改善很大，效佳。

17.金女士，年龄：15岁。住址：北京市通州区

症状：身体虚弱，需要补阳，失眠。

2009年12月18日，针方：升提穴、灵骨、大白、肾关、三重留针。踝痛穴收针。

2009年12月19日，任督火龙，透药。针方：灵骨、大白留针。

2009年12月21日，患者昨天出现恶心、腹泻现象，今天状态较好。针方：升提穴、灵骨、大白、肾关、三重留针。大椎刺络。

2009年12月23日、25日、27日，针方：升提穴、镇静穴、灵骨、大白、肾关、三重留针。

2009年12月29日，患者阳虚，偶尔恶心、头晕。针方：升提穴、镇静穴、灵骨、大白、下三皇、三重、门金一二留针。胃痛穴收针。

2009年12月31日，针方：升提穴、镇静穴、灵骨、大白、肾关、三重留针。心肺段刺络。

2010年1月3日、5日、7日，针方：升提穴、镇静穴、灵骨、大白、肾关、三重留针。

2010年1月9日，针方：升提穴、镇静穴、灵骨、大白、上三黄、下三皇、三重留针。起针后感觉头晕。又在上中下三里处点刺，症状减轻。

2010年1月11日，针方：镇静穴、灵骨、大白、下三皇、三重留针。任督火龙、透药。

2010年1月13日、15日、18日，针方：升提穴、灵骨、大白、下三皇、三重留针。大椎刺络。

2010年1月21日，针方：升提穴、镇静穴、灵骨、大白、肾关、三重留针。肝胆段刺络。

2010年1月24日，针方：升提穴、灵骨、大白、肾关、三重留针。脾胃段刺络。

2010年1月27日，患者昨晚吐了，今天头晕。针方：升提穴、灵骨、大白、下三皇、三重、火硬、门金一二，右取三叉三留针。起针后头还是晕。大椎刺络，治疗完不晕了。

2010年1月31日，患者便秘。针方：升提穴、灵骨、大白、肾关、三重留针。痔疮穴收针。

2010年2月3日，针方：升提穴、灵骨、大白、肾关、三重留针。

2010年2月6日，患者呕吐、头晕。针方：升提穴、镇静穴、灵骨、大白、下三皇、三重留针。大椎刺络。

2010年3月2日，患者胃不舒服，恶心、想吐。针方：怪三针、灵骨、大白、四花上中下留针。

2010年3月7日，患者右侧眉棱骨疼。针方：怪三针、下三皇，左取上中下三九里留针。脾胃段刺络。

2010年3月11日，患者浑身乏力，没劲，偶尔头疼。针方：升提穴、镇静穴、灵骨、大白、肾关、三重留针。

2010年3月15日，针方：升提穴、镇静穴、灵骨、大白、下三皇留针，右取踝痛穴收针。

2010年3月18日，患者白细胞偏少。针方：灵骨、大白、上三黄、肾关、三重留针。

2010年4月6日，针方：升提穴、灵骨、大白、肾关、三重留针。

2010年4月19日，针方：灵骨、大白、肾关、三重留针。大椎刺络。

2010年7月10日，针方：灵骨、大白、肾关、三重留针。胃痛穴收针。

小结：经过上述治疗，患者改善很大，效佳。

18. 刘女士，年龄：28岁。住址：泰国

症状：气血虚弱，内分泌失调。

2010年3月19日，针方：灵骨、大白、肾关、三重留针。大椎刺络。

2010年3月20日，针方：升提穴、灵骨、大白、指驷马、肾关、三重留针。

2010年3月21日，患者睡中咬牙、调气血。针方：升提穴、灵骨、大白、肾关、四花下、腑肠穴留针。心肺段刺络。

2010年3月23日，患者浑身乏力、咳嗽。针方：升提穴、灵骨、大白、咳喘穴、肾关、三重留针。

2010年3月27日，针方：升提穴、灵骨、大白、肾关、三重。肝胆段刺络。痔疮穴收针。

2010年3月30日，针方：升提穴、灵骨、大白、下三皇、三重留针。

2010年4月1日，针方：灵骨、大白、肾关、三重留针。

2010年4月4日，患者这几天恢复很好，偶尔咳嗽。针方：灵骨、大白、肾关、三重、驷马留针。

2010年4月7日，患者睡中咬牙。任督火龙、透药。针方：四花下、腑肠穴、驷马留针。

2010年4月19日，患者经期有血块。针方：灵骨、大白、肾关、三重，左取姐妹一二三留针。大椎刺络。

19.刘女士，年龄：76岁。住址：北京市丰台区

症状：脑血栓后遗症，血糖高，腿疼，头痛，由颈动脉狭窄引起的脑供血不足导致左侧偏头痛。来医院现状：腰疼，腿软无力，右侧较重。

2011年4月26日，针方：灵骨、大白、肾关、三重留针。大椎刺络。

2011年4月28日，患者腿疼，左侧头痛。针方：右取后脑部走针，头顶9针（三会、三州）、灵骨、大白、肾关、三重留针。委中、委阳刺络。

2011年4月30日，患者右侧小腿肿痛，头痛。针方：升提穴、灵骨、大白、肾关、三重，左取中白、下白留针。冲霄穴刺络。

2011年5月2日，患者头晕，右侧腿疼。针方：灵骨、大白、肾关、三重。左取中白、下白留针。心肺段刺络。

2011年5月4日，双侧腿前后侧火龙。针方：升提穴留针。

2011年5月6日，患者头晕减轻，右侧小腿疼。针方：左取灵骨、大白、中白、下白、肾关、三重，右取肾关、三重留针。肝胆段刺络。

2011年5月8日，针方：灵骨、大白、肾关、三重，左取中白、下白留针。双腿刮痧。

2011年5月10日，针方：左取小节，右取灵骨、大白，双取肾关、三重留针。脾胃段刺络。

2011年5月12日，双腿前后侧火龙。针方：灵骨、大白，左取上三黄，右取腕顺一、腕顺二、通关、通山、通天留针。走针后感觉头还是晕，这时又走针：耻骨联合中点处1穴。双取头痛穴走针，这时头晕稍微缓解了一些。针方：左取肾关，右取阳陵泉留针10分钟。双侧胸痛穴收针，这时头不晕了。

2011年5月16日，针方：灵骨、大白、肾关、三重留针。冲霄刺络。

2011年5月18日，针方：灵骨、大白，左取上三黄，右取下三皇留针。腿刮痧。

2011年5月20日，患者腿疼减轻，头晕，打嗝。针方：灵骨、大白、肾关、三重，左取中白、下白、胃痛穴留针。头部刮痧。胸痛穴、降糖穴收针。

注：以上针法如果头晕可加中九里穴。

2011年5月23日，腰部戴护具。针方：灵骨、大白、肾关、三重、腰痛穴向下取留针。

2011年5月25日，针方：腰痛穴、灵骨、大白。左取下三皇，右取三重留针。

2011年5月27日，患者头晕、腿疼都明显减轻。针方：灵骨、大白，左取下三皇，右取三重留针。大椎刺络。

2011年5月29日，针方：腰痛穴、灵骨、大白、肾关、三重留针。

2011年5月31日，针方：上白、分白、灵骨、大白、中白、下白、光明二穴、上三黄留针。

小结：经过上述治疗，患者改善很大，效佳。

20.赵女士，年龄：54岁。住址：北京市丰台区

症状：感觉浑身乏力没有精神。

2009年10月30日，患者双侧肩及膝盖疼。针方：怪三针、灵骨、大白、心膝、胆穴、手部肩痛点、下三皇、四花中穴留针。大椎刺络。

2009年11月2日，针方：升提穴、灵骨、大白、四花中穴、肾关、三重、肩中、建中留针。心肺段刺络。

2009年11月18日，针方：怪三针、木穴、上三黄、肾关、四花中穴留针。肝胆段及大椎刺络。

2009年11月20日，患者头晕，肩疼。针方：怪三针，左取灵骨、大白，双取上三黄、肾关、四花中穴留针。委中、委阳刺络。

2009年11月23日，患者头晕，燥热，失眠，右侧肩疼。针方：镇静穴、灵骨、大白、木穴，左取三叉三，双取上三黄、肾关、三重留针。肝胆段刺络。

2010年1月7日，患者眼睛发干。针方：木炎、灵骨、大白、上三黄、下三皇留针。肾段刺络。

2010年1月9日，患者眼睛干、看不清东西的状况好一些了。针方：木穴、灵骨、大白、下三皇、上三黄留针。大椎刺络。

2010年1月29日，患者皮肤发热，视力模糊，失眠。针方：镇静穴、灵骨、大白、驷马、下三皇、上三黄留针。肝胆段刺络。

小结：经过上述治疗，患者改善很大，效佳。

结语：以上每例医案均为真实病例，笔者运用正经及董氏奇穴对每例进行治疗，都得到了不同的疗效。每天每次所用的针法及其他的治疗方法，笔者写得非常详细，请读者参考。望中医工作者、中医爱好者、董氏奇穴爱好者充分发挥于临床，诊治由疾病带来痛苦的每位患者，使之得以康复并更好地验正董氏奇穴的神奇疗效。感恩董公！感恩所有的医务工作者及中医爱好者。感恩！谢谢！

第三章 5维全息疗法

"5维全息疗法"以中医为基础，依据全息理论，结合针灸疗法、火龙疗法、透皮给药疗法、刮痧疗法、子午流注疗法，进行多维、全方位的综合调理补益，从而激活人体细胞活性，调节神经，平衡内脏，疏通经络，活血化瘀，祛腐生新，对机体无毒副作用，并可修复增强机体免疫系统，恢复机体健康。

5维全息疗法弥补了传统单一疗法治标而治本不足的缺陷，全面系统治疗，追求根本。

5维全息疗法不仅注重近期效果，更加注重远期疗效。通过数千名患者的临床实践，充分证明了5维全息疗法对颈椎病、肩周炎、腰椎间盘脱出症、椎管狭窄、四肢麻木、强直性脊椎炎、风湿性关节炎、乳腺增生、子宫肌瘤、急慢性胃炎、肠炎、面瘫及风、寒、湿、痰、瘀引起的各种疼痛及软组织损伤，疗效显著。同时结合直肠黏膜给药无痛苦，治疗阳痿、早泄、血尿、尿频、尿浊、尿不尽、尿线细、尿淋漓、前列腺炎、前列腺增生、前列腺肥大，效果立竿见影。

一、理论体系

5维全息疗法是由王敏医师经多年临床总结，博采众家所长，集国内的中西医学之精粹，并不断整合，创新优化，形成的一套标本兼治的综合性特色疗法。

1维针灸疗法：在距今约50万年前的远古时代，我们的祖先已经在生产劳动的同时，在长期与自然灾害、猛兽、疾病做斗争的过程中开始保健医疗活动，主要反映在通过改善衣、食、住的条件以及保障健康上，其中与火的发现和利用关系尤为密切。随着生产力的不断提高，在生产工具不断改进的基础上，使用了最早的医疗器械，如砭石等。"热而熨之"渐发展为灸法，"砭而刺之"渐发展为针法，同时也从饮食的经验中逐渐发展了药物疗法。灸法产生于火的发现和使用之后。在用火的过程中，人们发现身体某部位的病痛经火的烧灼、烘烤而得以缓解或解除，继而学会用兽皮或树皮包裹烧热的石块、沙土进行局部热熨，逐步发展为以点燃树枝或干草烘烤来治疗疾病。经过长期的摸索，选择了易燃而具有温通经脉作用的艾绒作为灸治的主要材料，置于体表某些部位点燃施灸，从而使灸法亦和针刺一样，成为防病治病的重要方法。

2维火龙疗法：火龙疗法是以中医经络学说和现代生物全息理论作指导，集预防、保健、诊断、治疗于一体的自然透皮给药疗法。用特制的工具、特制的药物，通过火的性质，达到疏通经络、温经散寒、调整脏腑、活化细胞、排毒解毒、改善微循环的作用，恢复和提高人体自身抗病能力，增强体质，此疗法广泛适用于各种常见病的防治。火龙疗法是我国传统医学的一种自然疗法，现代医学认为此疗法为透皮给药疗法，它运用火性炎上、善行数变、化积破坚、威猛迅不可挡之势，通过特定药物，利用火性透过皮肤使药物功效加倍以达到温经散寒、通达内外脏腑表里、疏通经络使气血流通之功效，助阳化阴，使阴阳平衡，通则不痛，通则病除。此疗法是一种既简单又深奥，既可广泛应用又很精尖的治疗方法，其疗效显著、可靠、独特。

3维透皮给药疗法：皮肤是人体最大的组织，面积1.5~2.0平方米，是人体最大的代谢器官。皮肤内有毛囊、汗腺等组织，为一身之表，具有防御外邪、排泄汗液、调节体温、辅助呼吸的作用。中药透皮给药属于中医外治法，是运用各种不同的方法将药物施于皮肤、孔窍、腧穴等部位，以发挥其疏通经络、调和气血、解毒化瘀、扶正祛邪等作用，使失去平衡的脏腑阴阳得以重新调整和改善，从而促进机体功能的恢复，达到治病的目的。中医学的中医外治疗法，强调的是经络腧穴给药，其传统的经络学说是中药透皮治疗的重要理论基础。中医经络学说认为，经络是人体组织结构的重要组成部分，是人体气血运行的通路，是人体沟通表里上下、联系周身内外的一个独特的传导系统。将中药贴敷在腧穴上通过药物对腧穴的刺激和传导，使中药发挥治疗相关脏腑疾病的作用，并且通过经络腧穴的吸收过程所产生的整体效应和经络腧穴对药物刺激做出的较强反应将药物作用放大。虽然药物外治与内治方法不同，用药途径各异，但均以中医的整体观念及辨证论治理论为指导，针对疾病的本质遣方用药。药物经过皮肤吸收在中医外治法中，占有相当大的比重，除了贴敷法外，还包括熨、涂、搽、擦、蒸、洗浴、粉扑等法，皆为药物通过皮肤吸收而发挥治疗作用。

透皮给药疗法的优点：药物可直接到达病变部位，比之口服，无消化系统对药效的破坏和溶解作用，对人体无刺激和毒副作用，以少量的药物可发挥最大的药效，直接、快速、药量小、疗效大、无任何痛苦。

4维刮痧疗法：刮痧疗法历史悠久，源远流长。刮痧使体内的痧毒，即体内的病理产物得以外排，从而达到治愈痧证的目的。因很多病症被刮拭过的皮肤表面会出现红色、紫红色或暗青色的类似"痧"样的斑点，于是人们将这种疗法称为刮痧疗法。

民间刮痧法没有明确的理论指导选取刮拭部位，基本上采取哪疼刮哪的"阿是"穴取穴方法，主要用于治疗感冒、发热、中暑、急性胃肠炎、传染性疾病和感染性疾病的初起，肩、背、臂肘、腰膝疼痛等一类病症。刮痧法作为一种简便易行的外治法，以其有立竿见影的疗效，既在民间流传不衰，也被医家广泛重视。

现代刮痧疗法以中医脏腑经络学说为理论指导，博采针灸、按摩、点穴、拔罐等中医非药物疗法之所长，所用工具是水牛角为材料制成的刮痧板，对人体具有活血化瘀、调整阴阳或舒筋通络、排除毒素等作用，是既可保健又可治疗的一种自然疗法。

5维子午流注疗法：子午流注疗法，是在针灸与辨证循经外，按时取穴的一种操作规程方法。它的含义，就是说人身之气血流出流入皆有定时。血气应时而至为盛，血气过时而去为衰，逢时而开，过时为阖，泄则乘其盛，即经所谓刺实者刺其来。补者随其去，即所谓刺虚者刺其去，刺其来迎而夺之，刺其去随而济之，按照这个原则取穴，以期取得更好的疗效，这就叫子午流注疗法。

人体的健康，受节气变化、地理环境，以至时间运转的影响。每日的12个时辰（每2小时为1个时辰）与人体的12条经络息息相关，而经络又与人体的五脏六腑相配。

根据子午流注的定律，如果经常在某时辰感到某脏腑不适，可能是该脏腑受病邪入侵，或较虚弱所致。不过，由于脏腑互相影响，问题可能出于其他脏腑。

子午流注是我国古代中医圣贤揭示出来的一种规律，因太阳与地球位置的变化，其引力使人体的12条经脉在12个不同的时辰有兴有衰。

子时（23：00—1：00），胆经最旺。中医理论认为："肝之余气，泄于胆，聚而成精。胆为中正之官，五脏六腑取决于胆。气以壮胆，邪不能侵。胆气虚则怯，气短，谋虑而不能决断。"由此可见胆的重要性。有些人随便切掉胆是轻率的表现。胆汁需要新陈代谢。人在子时前入眠，胆方能完成代谢。"胆有多清，脑有多清"。凡在子时前1~2小时入睡者，晨醒后头脑清晰，气色红润。反之，经常子时前不入睡者，则气色青白，特别是胆汁无法正常新陈代谢而变浓结晶，犹如海水中水分蒸发后盐分浓而晒成盐一般，形成结石一类病症，其中一部分人还会因此而"胆怯"。

丑时（1：00—3：00），肝经最旺。肝藏血。人的思维和行动要靠肝血的支持，废旧的血液需要淘汰，新鲜血液需要产生，这种代谢通常在肝经最旺的丑时完成。中医理论认为："人卧则血归于肝。"丑时前未入睡者，面色青灰，情志倦怠而躁，易生肝病。

寅时（3：00—5：00），肺经最旺。"肺朝百脉"。肝在丑时把血液推陈出新之后，将新鲜血液提供给肺，通过肺送往全身。所以，人在清晨面色红润，精力充沛。

卯时（5：00—7：00），大肠经最旺。"肺与大肠相表里"。肺将充足的新鲜血液布满全身，紧接着促进大肠经进入兴奋状态，完成吸收食物中水分与营养、排出渣滓的过程。

辰时（7：00—9：00），胃经最旺。人在7点吃早饭最容易消化，如果胃火过盛，会出现嘴唇干裂或生疮。

巳时（9：00—11：00），脾经最旺。"脾主运化，脾统血"。脾是消化、吸收、排泄的总调度，又是人体血液的统领。"脾开窍于口，其华在唇"。脾的功能好，消化吸收好，血的质量好，嘴唇才是红润的。唇白标志血气不足，唇暗、唇紫标志寒入脾经。

午时（11：00—13：00），心经最旺。"心主神明，开窍于舌，其华在面"。心气推动血液运行，养神、养气、养筋。人在午时能睡片刻，对于养心大有好处，可使下午乃至晚上精力充沛。

未时（13：00—15：00），小肠经最旺。小肠分清浊，把水液归于膀胱，糟粕送入大肠，精华上输送于脾。小肠经在未时对人一天的营养进行调整。

申时（15：00—17：00），膀胱经最旺。膀胱贮藏水液和津液，水液排出体外，津液循环在体内。若膀胱有热可致人咳嗽，且咳而遗尿。

酉时（17：00—19：00），肾经最旺。"肾藏生殖之精和五脏六腑之精。肾为先天之根"。人体经过申时泻火排毒，肾在酉时进入贮藏精华的阶段。

戌时（19：00—21：00），心包经最旺。"心包为心之外膜，附有脉络，气血通行之道。邪不能容，容之心伤"。心包是心的保护组织，又是气血通道。心包经戌时兴旺，可清除心脏周围外邪，使心脏处于完好状态。

亥时（21：00—23：00），三焦经是六腑中最大的腑，具有主持诸气、疏通水道的作用。亥时三焦通百脉。人如果在亥时睡眠，百脉可休养生息，对身体十分有益。

通过上面讲解每日12个时辰与人体12条经脉的关系可以看出，人是大自然的组成部分，人的生活习惯应该符合自然规律。把人的脏腑在12个时辰中的兴衰联系起来看，则是环环相扣，十分有序。

子时（23：00—1：00）胆经旺，胆汁推陈出新。

丑时（1：00—3：00）肝经旺，肝血推陈出新。

寅时（3：00—5：00）肺经旺，将肝贮藏的新鲜血液输送于百脉，迎接新的一天的到来。

卯时（5：00—7：00）大肠经旺，有利于排泄。

辰时（7：00—9：00）胃经旺，有利于消化。

巳时（9：00—11：00）脾经旺，有利于吸收营养、生血。

午时（11：00—13：00）心经旺，有利于周身血液循环，心火生胃土，有利于消化。

未时（13：00—15：00）小肠经旺，有利于吸收营养。

申时（15：00—17：00）膀胱经旺，有利于泻掉小肠下注的水液及周身的"火气"。

酉时（17：00—19：00）肾经旺，有利于贮藏一日的脏腑之精华。

戌时（19：00 — 21：00）心包经旺，清理心脏周围的病邪，以利于进入睡眠，百脉休养生息。

亥时（21：00 — 23：00）三焦通百脉，人应该进入睡眠，百脉休养生息。

从亥时（21：00）开始到寅时（5：00）结束，是人体细胞休养生息、推陈出新的时间，也是人随地球旋转到背向太阳的一面，阴主静，是人睡眠的良辰，此时休息，才会有良好的身体和精神状态。这和睡觉多的婴儿长得胖、长得快，而爱闹觉的孩子发育不良是一样的道理。

植物白天吸取阳光的能量，夜里生长，所以夜晚在农村的庄稼地里可听到拔节的声音。人类和植物同属于生物，细胞分裂的时间段大致相同，错过夜里睡觉的良辰，细胞的新生远赶不上消亡，人就会过早地衰老或者患病。人要顺其自然，就应跟着太阳走，即天醒我醒，天睡我睡。人在太阳面前小如微尘，"与太阳对着干"是愚蠢的选择，迟早会被太阳巨大的引力摧垮。

二、适应证

1. 内科病：感受外邪引起的感冒发热、头痛、咳嗽、呕吐、腹泻、急慢性支气管炎、心脑血管疾病、中风后遗症、前列腺炎、前列腺肥大、泌尿系感染、阳痿、急慢性胃炎、肠炎、便秘、腹泻、水肿、各种神经痛、脏腑痉挛性疼痛，如神经性头痛、血管性头痛、三叉神经痛、胆绞痛、胃肠痉挛等各种病症。

2. 外科病：以疼痛为主要症状的各种外科病症，如急性扭伤，感受风寒湿邪导致各种软组织疼痛，各种骨关节疾病，坐骨神经痛，肩周炎，落枕，慢性腰痛，颈椎、腰椎、膝关节骨质增生等病症。

3. 五官科病：面瘫、面肌痉挛、面瘫后遗症、牙痛、鼻炎、鼻窦炎、耳聋、耳鸣等病症。

4. 妇科病：痛经、闭经、月经不调、乳腺增生、子宫肌瘤、产后病等多种妇科病。

5. 保健：预防疾病、病后恢复、强身健体、美容等。

三、禁忌证

1. 有出血倾向的疾病，如血小板减少症、白血病、过敏性紫癜等宜用补法或平补法，如出血倾向严重者应暂不用5维全息疗法。

2. 发生骨折患部禁用，需待骨折愈合后方可在患部治疗。外科手术应在2个月以后方可局部治疗。恶性肿瘤患者手术后，局部疤痕处慎用。

3. 原因不明的肿块及恶性肿瘤部位禁用，可在肿瘤部位周围进行治疗。

4. 妇女经期、妊娠期下腹部禁用。

5. 未成年男孩阴部禁用。

四、注意事项

1. 治疗时应避风和注意保暖。

2. 每次只治疗一种病症。

3. 不可片面追求效果。

4. 治疗后饮温水一杯以补充消耗的水分，还能促进新陈代谢，加速代谢产物的排泄。

5. 洗浴的时间，治疗后2小时左右方可洗浴。

第四章 三体一康论

生命是非常宝贵的，它属于我们只有一次。宇宙中有生命的物种有3种，即动物、植物和微生物，人类是高级动物。人的生命是怎样起源的呢？蛋白质的生成奠定了生命的基础，生命是由细胞组成的，每个细胞在生长过程中都需要一分为二，成年人的体内有数十亿个细胞，人体在1秒钟内约有400万个细胞产生，同时也将会有上百万个细胞死亡。生物为了生存必须进行一定的过程，能量是这个过程所必要的，通常这些能量从食物中获得，生物有了可利用的能量就能完成它的活动。这些活动也称之为生命过程，这个过程基本上发生在细胞之中。生命是靠繁殖延续下来的，对于一个物种来说遗传起到了重要作用。遗传将有代表特征的信号——基因，由生殖细胞带到子代去了，子代的每个细胞都带有这种"信号"，因此，子代也就表现出亲代的某些特性，这种"信号"叫作基因。

基因存在于细胞核内的长链分子脱氧核糖核酸（DNA）上，基因带有遗传信息，需要由染色体来负载。染色体上有很多基因，而上代所传递的遗传信息是运载于生殖细胞核中的染色体上的。基因是DNA分子的一个片段，带有遗传信息，可以准确复制，也可突变，经过转录翻译控制着蛋白的合成。其实是DNA利用细胞内的原材料和酶的帮助，自己仿照自己复制同样的DNA，这就是生命，基因决定生命特性。

概括地说，人的生命是由两部分组成的，先天禀赋于父母，后天靠水谷之精微来养护，生、长、壮、老、已是生命的整个过程。实际上当生命刚刚出现，便开始向死亡过渡。这是一个永恒的规律，也是世界上最公正的、对于任何物种都适用的规律。

一、寿命

"长命百岁""健康长寿""延年益寿"是人们共同的心愿。从古至今为了达到长生不老的目的，人们苦苦地追寻着、探索着。那么，人的寿命究竟应该有多长呢？科学家是这样阐述的。

1. 细胞学说：人体是由细胞组成的，细胞总是一分为二，不断地完成这一过程。细胞分裂次数越多，机体寿命就会越长。但细胞分裂不是永无止境的，正常情况下细胞分裂40～60次就会终止。美国学者海弗利克（Hayflic）用人肺的成纤维细胞体外培养进行细胞分裂实验，结果细胞分裂50次以后便停止而死亡。同时实验还观察到每一次分裂的周期为2～4年的时间。那么我们按每个成纤维细胞平均分裂50次来计算，人的寿命应该是120年。

2. 生长期学说：动物的自然寿命是以生长期的长短来推算的，一般规律，寿命是生长期的5~7倍。例如：狗的生长期为2年，其寿命则是10~15年；牛的生长期是4年，其寿命应是20~30年；马的生长期为5年，其寿命应是30~40年；骆驼的生长期为8年，其寿命应该是40年。而人的生长期为20~25年，那么人的自然寿命应该是100~175年。

3. 性成熟学说：《黄帝内经》曰："女子二七天癸至，任脉通，太冲脉盛，月事以时下，故有子。""男子二八肾气盛，天癸至，精气溢泄。"可见人的性成熟年龄应在14~16岁。人的自然寿命应是性成熟期的8~10倍，那么人的自然寿命应该是120~160岁。

4. 胚胎内外学说：俄罗斯著名生物学家弗拉基米尔·沃尔科夫教授认为，人的发育周期其实就是两个对立面——胎内期和胎外期的统一与斗争，胎内期一般是280个昼夜，所谓的提前和延后也差不了几天；胎外期是生命活动期的这个阶段，根据对立统一的法则，统一的对立面都在竭力争取平等，仅仅因为这个道理，人的生命应该是280岁，不能再少，胚胎内的一天应等于胚胎外的一年。

无论哪种学说，都不难看出人的生命最短也应在120岁或160岁左右，绝不止于100岁。所以，理论上人的寿命与现实中人的寿命相差很远，从中不难看出人们大多没有走完自己的生命历程。

二、健康

健康应具有三大要素：机体、心理、社会能力，如果这三方面都没有问题，都符合标准，那才是真正的健康。

1. 身体健康

（1）从医学科学的角度看，身体健康首先要具备标准的体格指数，五官端正。

（2）心、肝、脾、肺、肾等各个脏器及各个系统的功能要正常，五官的功能，视、听、声音等功能必须正常。

（3）步态稳健，肢体运动灵活。

（4）生理功能存在，病理现象未发生，也就是说没有任何疾病。

2. 心理健康

（1）充分的安全感。

（2）对自己有自知之明，对自己的能力有恰如其分的评价，能保持良好和适度的个性，能在身体允许的范围内做出适度的个性发挥。

（3）生活目标切合实际，能现实地对待和处理周围所发生的问题，能与周围环境保持良好的接触，并能经常保持兴趣。

（4）能保持自己人格的完整与和谐，胸襟豁达与控制适度。

（5）具有从经验中学习的能力。

（6）能在社会规范之内对个人要求做出恰如其分的反应。

注：心理不健康会产生很多疾病，是药物所不能及的。必须靠思想教育、心理疏通才能调治好，有时心理疾病更危害人的健康。

3. 社会能力

（1）有良好的社会适应能力。

（2）有良好的社会交往能力。

（3）有适度的人际交往关系。

（4）有高尚的道德水准。

三、三体一康论

从我们的理念来看，所谓的健康，应该是肉体上、情体上、灵体上三方面都健康，才能完成整个生命历程，创造美好的人生价值，我们将其称为"三体一康论"。

1. 肉体：就是人的机体、身体。肉体没有疾病应该是：望之神采奕奕，精神焕发，面色华润，形体端庄匀称；听之语言准确，声音清晰、洪亮；动态矫健有力灵活，神、色、形、态均符合标准，经络通畅、阴阳平衡，五脏六腑、五官九窍均未有疾病，各种功能正常。

怎样才能使肉体健康？我们提倡预防为主的观点，防患于未然，有了疾病尽早发现、尽快治疗；加强保健、均衡营养、增加免疫力；要有充足的睡眠、劳逸结合，一张一弛才是文武之道；坚持锻炼，提高身体素质，例如换手操作、退着走、倒立、后踢腿、适当爬行、五禽戏等对人类的健康都是有益处的。

根据天人相应的理论，我们必须掌握自然界的变化规律、顺应自然界运动变化来进行养护和调摄，与天地阴阳保持协调与平衡，这样才有益于身心健康。

人的本身是一个小宇宙，我们也必须维持内在环境的阴阳平衡。大家都知道一年有四季，四季有二十四节气，而一天有24小时，人体有十二条经络，经络内联五脏六腑，外联五官九窍，不同经络在不同时间内的作用不同，这就是子午流注理论。

2. 情体：是指人的精神和情绪，包括现代医学的心理素质。人有爱情、亲情和友情，这三情缺一不可，也不可互相替代，这是人的正常情感，也是人生过程中不可缺无的，这三情要正常。人有七情六欲，这也是正常人应该有的，但一定要适度。例如：过怒伤肝，肝气郁滞，气滞血瘀，瘀则胸胁疼痛。肝木克脾土，则会出现食少、纳呆、倦怠无力、四肢沉重、大便溏泻等症状。这说明情绪的变化能导致人体的疾病。七情六欲不可太过、不可不及，太过不及均非所宜。

我们主张七情六欲要适度；为人处世要豁达宽容；情绪郁闷时要适度地发泄和自我调解；要善于与人交往和适当地交流；对待事物要培养自己的兴趣，并且要有追求；对人要坦诚，处事要谦虚谨慎，要真心实意重友情讲情意；不要孤芳自赏，要提倡群芳共赏。

3. 灵体：指人的"灵魂"，人的世界观，也就是说人的生存目的。人为什么要活着？人怎么活着？

茫茫宇宙浩瀚无比，人类只是宇宙中的一个物种，对于一个人来说，只是几十亿人口中的一员，所以在这个世界中人是很渺小的。但人类有思维、有语言、有智慧，人类用双手能改造世界，所以人类又是很伟大的。人类已有几千年的文明史，它还将无穷尽地延续下去。在历史的长河中一个人的生命只是一瞬间，这一瞬间来得很不容易，这一瞬间又是非常宝贵的，所以我们应该珍惜自己的生命，应该让生命活得有价值。

人生的价值取决于人的世界观。人的世界观是人生中最为重要的，所以我们提倡公而忘私、大公无私的精神，舍小我为大我，要做到忘我无我，平时不以恶小而为之，不以善小而不为。在自身的精神文明修养方面，我们要做到过五关：钱、权、色、舍、得；斩三魔：嫉妒、多疑和虚荣心。这才是一个灵体健康的人。

人之初，性本善。我们提倡善心、善良、善待。做事从善心出发，与人善良相处，善待自己周围的人，也要善待自己。

我们提倡爱的奉献，对世界要献出一片爱心。要热爱祖国、热爱人类、热爱动物、热爱植物、热爱自然环境、热爱你周围的一切，让世界充满爱，只有奉献爱才能得到爱。

我们提倡感激的心态。感谢天给了我们空间，感谢地给了我们立足之地，感谢阳光给了我们温暖，感谢父母给了我们生命，感谢子女给了我们希望，感谢老师给了我们知识，感谢！感谢！感谢我们拥有的一切！只有感谢你才心甘情愿，你才心满意足，你才无怨无悔，你才无所畏惧。

肉体是载体，情体是表现，灵体是关键。世界观是人的灵魂，只有先天下之忧而忧、后天下之乐而乐的人，只有具备横眉冷对千夫指、俯首甘为孺子牛的精神，只有具备我为人人、大公无私的精神，只有具备无为无不为的精神，只有具备为全人类的生命健康而奋斗的精神，才会成为一位高尚的人，一个脱离低级趣味的人，一个有益于人民的人，一个幸福快乐的人，一个不虚度年华的人，一个有价值的人，一个不枉生存一生的人。我们要热爱祖国，热爱人民，要爱惜生命，爱护自然，保护环境。愿我们了解生命的精髓，尽展个人魅力，自主人生，活得潇洒，活得灿烂，活得像条龙。人生存于大自然，人要遵循大自然，人要适应大自然，人要回归大自然，人要融于大自然，人要保护大自然，这种人与自然的统一、和谐、完美才是最美好的人生。我们应为肉体、情体、灵体三体结合于一体努力奋斗，用毕生的精力创造完美的人生，这就是我们提倡的三体一康论。人法地，地法天，天法道，道法自然。一切顺其自然，那才是最美好的。

跋　无药奇医

在中华数千年的文化积淀中，"固本"为各家学说所共识！中医文化源远流长，包罗万象，而针灸在我国传统医学中独树一帜，堪称"返本修迹，无药医学"。

早就听人说过，定州有个"王一针"，看病针灸一针见效。本人多年来有个慢性湿疹的毛病，严重起来痛不欲生，恨不得将痒处抓破，背部够不到的地方，要到门框或粗糙的墙上去蹭。听人如是说，既不信，也想见识见识。直到让他亲自针了数次，大有效果；亲眼见过几个案例，却也信了。

亲身体验，是七八年前的一个春节朋友聚会，气氛很好，自我控制不住，喝了点小酒，引起病症发作。在座的一位文化界老师说，他认识一位善扎针灸的医生，定州人，在北京行医，人称"王一针"，春节回来了，朋友多，比较忙，一般人不给看。不行斗胆问问？病急乱投医，听人说得这么神奇，求之不得。朋友问过之后，传过话来，第二天上午上门针灸。

病症发作当时瘙痒剧烈，渗出明显，寝夜难眠。看过之后，王教授说，此病症是"正气"与"邪气"互相作用的结果，风热之邪入侵，当时给我采用了针刺及穴位放血疗法。当天痒感减轻，晚上睡了个好觉。

本人爱好文学，王教授竟有共同爱好，因此有了许多的共同语言。短短春节假期过去，王教授要回北京，约我到北京治疗。在北京的我看到了他为国内很多名人治病的照片。连续针灸几次下来，病症发作次数减少，症状减轻了。由于经常到北京，时间耗不起，王教授教给我自我治疗，每天按摩灵骨等4个穴位，1个月下来，症状全无，从地狱回到了人间。

按时取穴。在北京治疗期间，与我同时接受针灸的还有一个河南小伙子，大约两年时间里，他每天下午6点左右就感到头痛头晕、腰酸腿软、神疲乏力，并且逐渐加重。做了脑电图检查，没有发现异常；服用了几种止痛药，也无效果。无奈之下打算试试王教授的针灸。

王教授让他每天上午10点接受针灸，针灸也得看时辰！"患者头痛在每天18点左右，一昼夜气血流注十二经脉，18点为酉时，酉时流注为肾，辨证属肾虚头痛。上午10点针灸，取其相应穴位补肾治疗，直达根本。"果然针灸3次之后，小伙子的头痛症状消失，再治疗3次后，头疼病就此告愈。听起来确实有些玄妙，其实这就是中医讲的"时间针法"，按时取穴，即通过寻求最佳时间针灸，达到最佳治疗效果。

自然疗法。王教授随身携带的医疗箱里有一块犀牛角制作的刮痧板，一次在王教授处针灸时，一位中年的妇女来就诊，说是刚从老家回来，胃胀、恶心、呕吐，痛苦不堪。王教授见此状况，便询问其缘由，原来是因为一路疲劳过度，又加之天气较热才导致的。王教授用刮痧板点揉她头部双侧的两个穴位，数分钟后症状很快消失，精神状态也好了。王教授介绍说，犀牛角本身是寒性药物，具有清心安神、凉血止血、泻火解毒之功效，用它做的刮痧板对人体具有活血化瘀、调整阴阳或舒筋通络、排除毒素等作用，是既可保健又可治疗的一种自然疗法。

王教授每次回到定州都是来去匆匆，跟父母也说不上几句话，等待就诊的患者催赶着他省亲的行程。他嘴里常说的一句话是："医不敬佛者，不可为医。"

河北长安集团综合部总监　张奋勇

编后语

　　《董氏奇穴精要整理》《董氏奇穴精要整理挂图》《便携式董氏奇穴、经穴对照挂图》《中华董氏奇穴临床整理》《董氏奇穴速查手册》《董氏奇穴与经穴对照挂图》《董氏奇穴按摩刮痧法》《中国针术——董氏奇穴秘要整理》出版后，深得广大读者的支持和厚爱，笔者每天都会接到很多中医爱好者、针灸爱好者、董针爱好者和董针弘扬者的电话。应广大读者的要求，笔者为了更好地弘扬董氏奇穴，为了让读者及中医爱好者更好地理解、学习和使用董氏奇穴，使董氏奇穴人人会用，更好地服务于人类的健康，笔者再次提笔，编写了《董氏奇穴医案整理》，还望广大读者再次给予支持并指出不足，笔者诚挚地说声谢谢，谢谢你们对中医的支持，谢谢你们为弘扬董氏奇穴所做出的贡献。

　　本书得以出版，还要感谢"世界针灸学会联合会主席"邓良月、沈志联，"中国针灸学会会长"李维衡，"国际亚健康协会""中国老年保健协会"会长李深，"北京玉林院长国务院津贴专家"史玉林教授，文化部副部长潘震宙，中国工程院院士、国家人事部常务副部长、全国政协委员程连昌，开国大典中南海接待处处长、国家经贸委副主任郭英，最高人民检察院行政厅厅长孙佩生，第二炮兵司令员万忠林，中央办公厅老干部局主任魏润生，著名传记人物作家杨道金，武警总部副政委张玉堂，总参副部长戴清民，中央党校研究会副主任王伟华，总参政治部副主任姜迪生，国家人事部办公厅副主任齐国章等多位领导的支持和关爱。感谢董氏奇穴传人赖金雄老师、杨维杰老师、胡文智老师、胡丙权老师、郑全雄老师、胡光老师为笔者提供董氏奇穴的珍贵资料及对笔者的帮助。感谢"5维全息疗法"弘扬人史大程、史大鹏、周凯华、孟燕、李玉梅、刘俊、张瑞、刘彩玲、孙相国、孙国兰、吴春良、张凤英、李荣用、张邈、陈叔俊、杨小华。感谢多年来支持帮助我的良师益友谢飞、赵一辉、许元庆、王子庐、杨宏生、李永泽、李少山、赫连玉龙、王平、王怀民、王静、马会敏、张旭龙、王凯、崔勇、吴松、邓德凯、吴幸强、张建国、蓝世敏、曹立杰、梁亚辉、冯建恒、贾亮军、王占成、耿得联、陈先庆、李明旭、孟志安、李贤明、韩建厂、张宏亮、张自雷、刘维亮、李海燕、万年勇、钱虎、著名导演王景光及提供董氏奇穴素材的所有老师。本书如有不足之处还望业内人士指正。谢谢！

　　作者电话：13717956948　QQ：30812333（请发短信）
　　邮箱：13717956948@139.com
　　北京四惠工作室联系方式：17319104141崔老师
　　南京方山工作室联系方式：13912957690袁老师

2019年7月7日写于工作室

参考文献

[1] 杨维杰. 董氏奇穴针灸学[M]. 北京：中医古籍出版社，2002.

[2] 刘公望. 现代针灸全书[M]. 北京：华夏出版社，1998.

[3] 王启才. 王启才新针灸学[M]. 北京：中医古籍出版社，2008.

[4] 石学敏. 针灸治疗学[M]. 上海：上海科学技术出版社，1998.

[5] 王冰. 黄帝内经[M]. 北京：中医古籍出版社，2003.

[6] 杨继洲. 针灸大成[M]. 北京：人民卫生出版社，2006.

[7] 王敏. 董氏奇穴精要整理[M]. 沈阳：辽宁科学技术出版社，2011.

[8] 王敏. 董氏奇穴精要整理挂图[M]. 沈阳：辽宁科学技术出版社，2012.

[9] 王敏. 便携式董氏奇穴、经穴对照挂图[M]. 沈阳：辽宁科学技术出版社，2012.

[10] 王敏. 中华董氏奇穴临床整理[M]. 沈阳：辽宁科学技术出版社，2012.

[11] 张秀勤. 全息经络刮痧法[M]. 北京：北京科学技术出版社，2008.

[12] 王敏. 董氏奇穴按摩刮痧法[M]. 沈阳：辽宁科学技术出版社，2013.

[13] 王敏. 中国针术：董氏奇穴秘要整理[M]. 沈阳：辽宁科学技术出版社，2016.